여성 심리 치료

Harriet Goldhor Lerner, Ph. D.

한인영 · 박영희 옮김

圖書出版 하나醫學社

Women in Therapy

by Harriet Goldhor Lerner

역자의 말

이 책은 메닝거 클리닉의 임상심리학자로 있는 Harriet Goldhor Lerner가 여러 학술지에 수록되었던 자신의 논문을 모으고 새로운 논문을 추가하여 〈Women in Therapy〉라는 제목의 단행본으로 발간한 책이다.

Lerner는 〈The Dance of Anger〉, 〈The Dance of Deception〉등의 저서도 출간한 바 있으며 전자의 책은 이대 출판부에서 "무엇이 여성을 분노하게 하는가?"라는 제목으로 번역된 바 있다. 특히 〈Women in Therapy〉는 그녀의 저서 중에서 가장 아카데믹한 책으로 알려져 있다. 그러면서도 각 장마다 임상 사례를 제시하면서 여성심리와 관련된 각 이슈가 실제 임상에서 구체적으로 어떻게 드러나며 어떻게 개입해야 하는가에 대하여 잘 설명해주고 있어서, 많은 이론가들과 임상가들에게 이론적, 실천적 측면에서 각각 효용성이 있음을 보여준다.

여성 심리 치료와 관련된 다른 서적에 비하여 본 책은 특히 대상관계 이론을 중심으로 한 정신분석이론에 기반하여 기존 사회에 뿌리박혀 있는 여성에 대한 고정관념-의식의 차원을 넘어 무의식에 이르기까지 관련된 여러 현상을 이론적이면서도 실천적으로 깊이 있게 잘 분석해주고 있다. 특히 여성주의운동과 정신분석이론의 결합이라는 새로운 움직임 즉 Chodorow, Miller의 여성의 발달과정에 대한 입장과 최근의 "The Self-in-Relation Theory" 라는 새로운 모델의 기여점과 문제점을 침착하게 비판함으로써 심리치료자로서의 시각을 정립하는 데 있어서 다른 어떤 책보다 풍부하고 깊이 있는 도움을 제공한 것이라고 확신한다.

이 책은 총 14장으로 구성되어 있으며 제1부에서는 여성의 평가절하는 출생초기부터 시작되는데 특히 여성의 해부학적 특성 즉 남성과 다른 성기에 대해 부모들이 잘못된 인식과 반응을 보이면서 시작된다는 점과, 여성이 남성과는 다른 대상관계를 초기에 경험함으로써 비롯되는 분노의 억제 현상을 설명하고 있다. 제2부에서는 '여성심리와 정신치료' 라는 제목으로 성 역할 고정관념에서 비롯되는 긍정적, 부정적 측면을 객관적으로 보여주는 한편 여성을 지칭하는 언어선택에 내재된 문제점, 여성의 정신치료에 있어서의 특별한 문제들, 양육자인 어머니와 자녀들 사이의 관계가 가족에게 어떠한 영향을 미치는지 등을 다루고 있다. 또 여성의 의존성, 성공에 대한 두려움, 우울증 등 익히 우리가 많이 거론하고 있는 주제들을 다루면서도 흔히 찾아 보기 힘든 임상사례와 이론적 해석을 체계적으로 곁들이고 있다는 점에서 이론가들과 임상가들에게 깊이 있는 통찰을 제공할 것이다. 이 책을 통하여 자녀를 양육하는 과정에서 초기부터 부모가 취하여야 할 성에 대한 올바른 태도는 물론 현재와 같이 성 교육이 남녀의 해부학적 차이를 중심으로 한 성 관계 교육으로 이루어지고 있는 상황에서 성 교육을 위한 기본 지침도 제공받을 수 있다.

사회의 다른 측면에서는 성에 대한 편견을 많이 찾아내고 극복하려고 노력하면서도 다른 어떤 분야보다도 임상 현장에서는 수많은 여성클라이언트를 대할 때 여성치료자 자신들도 무의식적으로 기존의 사회관념을 그대로 적용하게 되는 것이 오늘의 현실이 아닌가 생각된다. 그 이유는 그와 같은 성에 대한 고정관념이 의식이 아닌 무의식에까지 뿌리 깊이 자리하고 있기 때문에 그 부분까지 파헤치지 않고는 성에 대한 고정관념을 이해할 수도 해결할 수가 없기 때문이다.

이러한 관점에서 역자들은 Lerner의 〈Women in Therapy〉를 번역하여 저자의 탁월한 생각을 독자들과 공유하고자 한다. 이 책의 출간을 흔쾌히 맡아주신 하나의학사 사장님께 심심한 감사를 드리며, 책의 번역과정에서 원고의 수정작업을 도와준 이화여대의 이혜경, 이영선양의 노고에 감사한다.

2006년 9월 역자 일동

차 례

역자의 말 3
감사의 말 11
저자의 말 15

제 I 부 – 초기의 경향

제1장 여성들의 선망과 평가절하의 기원 23
여성의 선망 27
선망과 평가절하 : 초기 모계사회의 반전 29
성 역할 고정관념 34
성 역할 고정관념의 중요성 39
참고문헌 44

제2장 여성생식기에 대한 오명 47
임상 사례 48
논의 53
참고문헌 62

제3장 남근선망 65
해부학적 차이의 역할 66
실제적인 해부학적 현실을 반영하는 남근 선망 67
무의식적 갈등 표현으로서의 남근 선망 69
치료에 주는 시사점 72
남근 선망과 "남성적 투쟁" 73
참고문헌 77

제4장 여성성의 분노를 억압하는 내적 금지 ············ 79
전능한 파괴력에 대한 두려움들 ············ 82
분노에서 상처까지 : 분리불안 ············ 84
어머니로부터의 분리-개별화 : 성 차이 ············ 87
치료에 주는 시사점 ············ 92
참고문헌 ············ 94

제Ⅱ부 - 여성 심리학과 심리치료

제5장 성 역할 고정관념의 적응적 · 병리적 측면 ············ 99
병리적 · 적응적 결과 ············ 100
양육의 의미 ············ 103
심리치료의 의미 ············ 106
참고문헌 ············ 111

제6장 소녀, 숙녀, 여성/언어 선택의 무의식적 역동성 ··· 113
금지된 단어로서의 여성 ············ 114
성 역할 억압으로서의 언어 ············ 116
정신적 억압의 반영으로서의 언어 ············ 117
치료에 주는 시사점 ············ 119
참고문헌 ············ 120

제7장 히스테리성 성격 ············ 123
히스테리의 진단적 지표 ············ 124
히스테리 성격 대 여성적 성격 ············ 127
히스테리성 성격 : 억압과 역할 강요 ············ 130
진단에 있어 최근의 경향 ············ 132
이후의 전망 ············ 133
저자 노트 ············ 135
참고문헌 ············ 136

제8장 여성 심리치료에 있어 특별한 이슈 ············ 139
여성들과의 심리치료 : 다양한 이데올로기적 관점들 ············ 141
여성성 남성성의 이분법 : 치료적 실천에 있어서의 의미 ··········· 145
전통적 여성주의 관점과의 유사성 분석에 대한 실패 ············ 145
여성환자–남성치료자 이인체계 : 가부장적 관계의 반복 ··········· 151
치료자의 성 / 여성 치료자의 이점 ···························· 155
참고문헌 ··· 160

제9장 "주는" 치료자와 여성 환자 ························ 163
"주는" 치료자의 역전이 효과들 ································ 163
참고문헌 ··· 173

제10장 수유모–영아 관계의 가족에 대한 영향 ·········· 175
남성 선망과 두려움 ··· 178
어머니–영아 이인체계에 대한 남성의 반응 ······················ 181
자율에 대한 갈등 ·· 182
부부 균형의 변천 ·· 183
아내의 반응 ··· 185
참고문헌 ··· 190

제11장 여성 의존성 ·· 193
여성 의존성의 보호적 측면 ···································· 195
남성 보호하기 ··· 196
치료에 주는 시사점 ··· 201
참고문헌 ··· 205

제12장 일과 성공을 방해하는 것 ························ 207
부부체계 ·· 210
상황 안에서의 어머니–딸의 이인체계 ··························· 218

다세대적 죄의식 ········ 221
어머니의 가족 ········ 225
상황 안에서의 아버지-딸의 이인체계 ········ 232
아버지의 가족 ········ 234
참고문헌 ········ 237

제13장 우울증 ········ 239
원가족 안에서의 자기희생 ········ 243
R부인의 원가족 ········ 244
원가족 실천 ········ 255
경제적 의존성의 영향 ········ 258
우울과 분노 ········ 262
우울증과 여성들의 관계지향성 ········ 265
추신 : 개인적인 것은 정치적인 것이다 ········ 266
참고문헌 ········ 268

제14장 여성주의 정신분석의 공헌에 대한 비평 ········ 271
여성주의 정신분석이론에서의 모성 중심 ········ 272
정신내적, 체계적 이론들 ········ 274
선형적 사고와 인과관계로의 귀속 ········ 275
Chernin의 "배고픈 자아"/역사적 맥락에서의 모녀 이인체계 ········ 279
"관계 속의 자아 치료"-여성 발달의 새로운 모델 ········ 286
모성 초점과 성 이분법 ········ 289
양극성에 대한 덧붙이는 글 ········ 292
참고문헌 ········ 299

찾아보기 ········ 303

감사의 말

이 책은 내가 메닝거 재단에 박사 후 과정 연구자로 있을 때 (1972-1974)부터 시작해서 지금까지 15년 넘게 써온 논설의 합작이다. 이 기간 동안, 나는 정신분석 이론과 실천에서 많은 훌륭한 선생님들을 만나왔다. 너무 많아서 모든 이름을 거론하기 힘들지만, 내가 전문가로 발전하는데 큰 힘이 되어주시고 내 글을 격려해 주신 그 분들에게 감사의 말을 전하고 싶다.

메닝거 재단은 "당신이 뭔가를 하기 원하면, 바쁜 사람에게 물어보아라."는 옛 명언을 그대로 증명한다. 나의 동료들은 항상 해박하고 사려 깊은 비판을 해주었다. 특히 이 책이 나오기까지 성의 있는 제안과 비평을 해준 Otto Kernberg, Paul Pruyser, Peter Novotny, Meredith Titus, Arthur Mandelbaum, Tobias Brocher, Leonard Horwitz, Sydney Smith, Donald Colson, Mariaane Ault-Riche께 감사드린다. 재단 외부에서는 Robert Seidenberg와 Marie Badaracoo가 초안에 귀한 도움을 주었다. 또한 14장을 비판적으로 읽어 준 Jean Baker Miller, Rachel Hare-Mustin, Michelle Bograd, Patricia Klein Frithiof, Virginia Goldner, Ellen Safier, Jane Hirschman, Jeanne Marecek, Nancy Chodorow께 감사드린다. 융통성 있게 일을 조정해주고 내가 추구하는 바를 가능하게 해 준 메닝거 재단의 회장인 Roy Menninger, 성인외래환자부서의 팀장인

Irwin Rogen에게 또한 감사드린다.

메닝거 재단의 다른 사람들도 수년 동안 이 책을 쓰는데 도움을 주었다. Virginia Eicholtz씨는 나의 글 쓰는 작업 전반에 걸쳐 꼼꼼히 편집해주고 관대한 도움을 주었다. 또한 의무적인 요청 외에도 참고문헌을 찾아내주고 이 프로젝트 마지막 단계 동안 막바지 세부적인 일들을 도와 준 Alice Brand와 도서관 직원들의 수고에 감사드린다. Betty Hoppes는 뛰어난 비서 역할을 수행했으며, 내 일을 전반적으로 조정하고, 진행시키는데 중요한 도움을 주었다. Mary McLin과 Sue Spicer는 상황이 순조롭게 진행되도록 하는데 특출한 능력을 보여주었다. Jeannine Riddle과 Aleta Pennington은 문서 작성에서, 짧은 시간에 원고를 타이프 하였는데, 또한 깊은 감사를 드린다.

Teresa Bernardez는 내가 떠나기 전에 메닝거 재단을 떠났지만, 우리는 계속 연락하였고, 나는 그녀가 내 삶을 격려하고 힘을 주는 존재라는 것에 감사한다. Anthony Kowalski, Dennis Farrell, Estela Beale, Shahla Chehrazi, Sherry Levy-Reiner, Diana Hartley, Deborah Levy, 그리고 Sally Davis는 재단에서 함께한 시간 동안 나에게 매우 소중하였으며, 내가 집에서 일을 하는 것을 지지해 주었다. 그들 모두에게 감사드린다.

이 책을 함께 완성하자고 제안하고, 보이지 않는 곳에서 주요한 역할을 수행한, 출판 담당인 Jason Aronson에게 특별히 감사한다. 또한 편집 담당자인, Rachel Witty를 만난 것은 나에게 행운이었다. 그녀는 책 출판을 시작할 때부터 지속적으로 분명하고 중요한 충고를 주었으며, 그것은 내가 그녀와 일하는 기쁨이었다. Nancy Morgan Andreola는 원고를 복사-편집하는 마지막 임무를 훌륭하게 수행하였다.

내 남편인 Stephen Lerner는 이 책의 거의 모든 장을 신중하게 비판해 주었고, 두 아들 Matthew와 Benjamin은 내가 글을 쓸 수 있도록 애정을 보여주었다. 또한 무한한 사랑과 감사를 친정 식구들에게 드린다.-내 모든 작업에 부모님과 여자형제들의 영향이 반영되었다.

나는 Katherine Glenn Kent로 부터 체계에 대한 생각(특히 보웬의 가족체계이론)에 관하여 대부분 배웠고, 이 책의 마지막 세 장은 그녀의 영향을 반영한다. 그녀는 나의 전문적 업적에서 유일하고 가장 중요한 멘토였다. 그녀가 나에게 가르쳤던 모든 것과 10년 이상의 관대한 우정에 감사한다.

마지막으로, 나는 여성주의 운동은 내가 더욱 자유롭게 생각하고 더욱 대담하게 질문하도록 했으며, 나의 경험을 더욱 확실하게 이끌어 주었다. 여성주의 운동에 특별한 빚을 지고 있다. 나는 내 경력의 초창기부터 여성주의자 동료들과 훌륭한 네트워크를 형성해 왔는데, 이것은 나에게 큰 축복이었다. 그 친구들은 거리상 멀리 떨어져 있었음에도 불구하고, 내가 아려움을 겪고 있었던 시기에 나를 지지해 주었을 뿐만아니라 지적 공동체의 중요성과 여성간 동료애의 의미를 알게해 주었다.

나는 특별히 Teresa Bernardez와 Jean Baker Miller에게 감사드린다. 지난 15년 동안 나에게 개혁적인 의견을 제공해주고 그 수많은 여성분들의 이름을 다 열거할 수는 없지만 그분들에게 또한 특별히 감사드린다. 이책을 모든 여성주의자들에게 바친다.

저자의 말

아직은 부족한 여성심리학의 미래

만약 오늘날 여성들이 10명의 서로 다른 정신건강전문가에게 증상과 불만족을 이야기한다면, 그 전문가들은 아마도 10가지의 서로 다른 관점들을 보일 것이다. 이러한 10가지 관점 모두가 잘못된 것이거나, 혹은 거대한 전체 중 각각 다른 일부를 나타내면서, 모두 다 옳은 것일 수도 있다. 치료적 개입에서 도출된 수많은 이론이 계속해서 생겨나고 있지만, 여성 심리학에 있어 상당한 부분은 알려지지 않은 채 남아있다. 나의 이론을 포함한 이러한 이론들은 일시적이고 불완전한 확신에 의한 것이라기 보다는, 오늘날의 과학적인 증거들을 기반으로 공식화 한 것이다. 여성 세대들이 그들의 성을 위해 무엇이 옳고 적절한지에 대한 사회적 통념에 따랐을 때, 그 심리적 대가는 엄청난 것이었다.

여성 심리학 이론들이 마치 진실인 것처럼 보이면서도 여성 자신의 구체적 삶의 현장과 동떨어져 있는 것은 사실 불행한 일이다. 우리의 연구 방법이 아무리 정교하고, 혹은 중립성과 객관성을 위한 우리의 노력이 아무리 진실할지라도, 우리의 틀은 기껏해야 상호작용이 어떻게 드러나는지, 정신적 구조가 가부장적 역사의 특정한 시점에서 어떻게 특정한 가족형태로 발전하였는지를 보여줄 뿐이다. 게다가, 여성 발달이나 행동에 관한 유용한 이론은 성차별화된 가족과 역할과업 간의 깊은 충돌, 지배적인 집단과 종속적인 집단의 심리학 등 두 가지를 모두 설명해야 한다. 결국 우리가 연구 주제를 정립하고, 이론을 만들고, 심리치료를 실행하는 것은 여성에 관한 무의식적인 두려움, 소망, 가설을 포함하는 우리 고유의 성, 가족 경험과 절대 분리될 수 없다. 가족치료사인 Betty Carter[1]는 우리가 성, 학급, 형제 순위, 민족적 배경, 개인력, 이론적 판단, 경험, 지혜가 있거나 부족한 것 등에 반응하지 않을 수 없음을 지적한다. 우리의 선택은 의식적일 수도 있고, 무의식적일 수도 있으며, 또한 이론을 더 대단한 진실인 것처럼 추앙할 것인지, 아니면 단순히 우리가 믿는 것을 진술할지에 대한 선택인 것이다.

따라서 정확히 말하자면 여성치료의 주제에 관해 우리가 어떻게 생각하는지가 우리가 무엇을 생각하는가 보다 더 중요한 것이다. 우리는 아직 답을 찾고 있으며 적절한 질문을 명확히 하는 과정에 있고, 성 이슈를 논의하는데 적절한 언어를 찾고 있는 상황이다. 이를 인식할 때, 여성심리학에 대한 더욱 실질적인 이해를 발전시킬 수 있을 것이다. 이에 비추어 10년 이상 쌓아온 나의 경력은 사실 보잘 것 없는 경험들이었다. 누군가 나의 초기 글과 이 책의 마지막 부분을 비교해본다면, 현재의 생각이 초기 생각과 중요한 측면에서 매우 다름을 알 수 있을 것이다. 이러한 차이점은 나의 임상 실천의 변화를 명백히 하는 것이다. 오랜 시간에 걸친 나의 경험 속에서 이러한 변화를 직면하는 것은 중요한 시점마다 "유레카!"를 외치는 나의 버릇들을 없애준다.

이 책도 그렇지만, 여성 심리학은 진행 중인 작업이다. 오랜 시간에 걸쳐 계속해서 변화되고 확대될 것이다. 이 책은 모든 것을 포함

1) Carter, B. (1985). Ms. intervention's guide to "correct" feminist family therapy. The family Therapy Networker 9(6):78-79.

하고 있지도 않고, 최종적인 것도 아니다. 오히려 이것은 여성주의 이론들 중 일부의 변화된 생각들이 진전한 것이며, 나의 정신분석학적 관점을 풍부하게 하고, 새롭게 도전하는 가족체계 이론에 대한 기록이다. 또한 나는 이 책이 여권주의자들의 목소리에 개방적이고, 여성주의적 연구질문들을 반영할 수 있기를 희망한다.

상황 속의 여성

이 책의 첫 부분은 여성다움에 관한 정신분석학적 가정을 수정하고, 여성 기능을 병리화하는 남성 중심적 관점을 새로 정립하면서, 더 광범위한 맥락을 보지 못하는 편협한 심리내적 초점을 지속시키는 남성 중심적 시각을 바로 잡으려는 나의 시도를 반영한다. 더 넓은 시각을 통해 여성 행동을 바라보려는 노력에도 불구하고, 1970년대 나의 초점은 어머니-아이 양자관계에 맞추어져 있었고 아버지와 다른 가족 구성원들의 역할은 가깝지만, 중요하지 않은 대상으로 여겼다. 이와 대조적으로, 이 책의 마지막 장은 모성의 힘과 어머니-아이 양자관계의 정신분석적 편향을 비평하였고, 이러한 관계 혹은 오이디푸스 컴플렉스적 어머니, 아버지, 아이 세 명의 연합이, 독점적이지 않더라도, 관찰을 위한 틀과 이론을 세우는데 더 관심을 가져야 할 문제로 보고 있다. 여기서 나는 여성발달과 자기차별에 대한 이해를 위해서는 관찰과 연구가 보완되어야 하고, 모든 가족 구성원들에 의해 유지되는 순환적 패턴에 대한 체계적 관점이 필요함을 주장한다. 이 관점에서 여성 심리치료의 함축적 의의는 심오하다.

이 책에서 기록된 변화와 변동의 통합은 광범위한 상황 내에서 여성 행동을 바라보는데 있어 내가 지속적으로 전념해온 주제이다. 먼저 여성주의 이론은 나에게 문화적 배경 안에서 어머니-딸 양자관계를 이해하도록 하였고, 또한 이론이 어머니 양육의 배경이 되는 보다 큰 사회와 분리되어 이해될 수 없음을 보여주었다. 가족체계이론은 나에게 어떻게 어머니-딸의 양자관계가 아버지-딸의 관계, 부부관계, 그리고 그 외의 가족관계와 종종 몇 세대에 걸친 삼각관계와 복잡하게 엮어져 있는지를 관찰할 수 있게 하는 새로운 인식론상의 틀을 제공했다. 가족 과정의 추적과 개인, 가족과 문화가 순환적으로 상호 연결된 복잡성을 이해하는 것은 결코 쉬운 일이 아니다. 사실상, 나는 여성주의 이론, 정신분석적 이론, 가족체계 이론을 분리하려는 시도를 계속하고 있다.

이 책의 장들은 이러한 분리작업, 즉, 정신분석학적 조사에 있어 문화를 중시하지 않는 전통적인 관점이나 가족변화에 대한 연구에서 전이와 내재된 대상 표상 등에 대해 관심 갖지 않고 전통적 관점을 거부하는 작업들에 반대하는 나의 노력들을 보여주고 있다. 심리치료사로서 나는 여성들에게 그들 자신의 차별을 줄이고, 사랑하고 일을 하는 능력을 방해하는 심리 내적, 가족적, 문화적 요인을 확인할 수 있는 눈을 가진, 가장 넓게 볼 수 있는 렌즈를 통해 그들의 문제와 행동을 볼 수 있도록 하고자 한다.

모든 좋은 의도에도 불구하고, 정신건강분야의 다른 학문적인 책들처럼 이 책은 작가의 개인적이고 전문적인 경험으로 인한 제한된 관점을 견지하고 있음을 인정한다. 나의 이론을 체계화하는 임상적인 연구는 주로(결코 모두 그렇지는 않지만) 백인, 중산층 개인과 가족으로 이루어져 왔다. 그렇다고, 이러한 연구들이 모든 여성 사이에서의 경험에 대한 공통점을 부정하는 것은 아니며, 다른 집단에의 적용가능성을 최소화 하는 것도 아니다. 오히려, 나는 우리가 사실 "여성의 심리학"을 실제와 다르게 설명해왔음을 잘 알고 있다. 여성들의 차이점과 다양성을 명확하게 인식하지 못하고, 다른 인종, 계층, 성적 편애의 여성을 좋게는 "특별한 이슈"로 분류하고, 나쁘게는 정상이 아니거나 눈에 띄지 않는 하위그룹으로 분류해왔다. 우리가 인종, 계층, 성적 편애, 성의 상호작용을 조사할 경우에만, 여성 심리의 복잡하고 포괄적인 분석에 접근할 수 있다. 따라서 나는 나의 노력이 큰 모자이크의 매우 작은 조각이라는 것과 우리가 더 많은 노력을 해나가야 한다는 사실을 강조하고 싶다.

궁극적으로, 심리치료에서 우리가 보는 각각의 개별여성은 자기 자신에 대한 가장 최고의 전문가이다. 계속해서 우리의 이론을 알리고 구체화하는 것은 다른 주변의 통로가 아니라, 바로 여성의 목소리를 통해서 가능할 것이다. 또한 미래에는 가족과 대중의 영역 내에서 더욱 평등한 힘을 가진 성으로 발전해 나갈 것이다. 여성만의 특별한 강점과 취약점에 대한 현재 수준의 인식만으로 심리적 기능 분리는 불가능하다.

우리의 가부장적인 편견-성차별(sexism)은 어쩔 수 없다는 편견-의 복잡성과 깊은 뿌리를 조사하는 과업은 초기단계에 필요한 것 중 하나이다. 사실 가부장제의 영향이 너무 깊고 널리 퍼져있기 때문에 우리의 이론적 가정과 심리치료 실천을 형성해 가는 방법을 충분히 이해하는 것이 불가능하다. 가부장적인 구조(언어와 사고의 구조를 포함한)에 이의가 제기되고 변화가 된 이후만이 우리가 기존의 관점에 대한 문제점을 파악할 수 있을 것이다.

여성이 남성과 동등하게 문화를 만들고 형성하는 사람으로서 참여하고, 여성이 대중의 모든 면에서 가치있고 대표가 되는 문화적 상황에서 여성의 심리치료는 어떤 모습으로 보여질 것인가? 그 시점에서 우리는 여전히 성이슈에 초점을 둔 채로 있을 것인가, 아니면 여성만의 특별한 심리에 대해 추구해 나갈 것인가?

우리 중 가장 대담하고 가장 급진적 생각을 하는 사람만이 이런 질문에 답을 찾아갈 수 있을 것이다.

Harriet Goldhor Lerner, Ph. D.
Staff Psychologist
The Menninger Foundation
Topeka, Kansas
January 1988

제 I 부

초기의 경향

여성들의 선망과 평가절하의 기원[2)]

CHAPTER 1

정신분석학자들은 남근선망이 여성을 이해하는 데 핵심적인 것인 것으로 보았다. 남편과 자녀에 대한 바람에서부터 전통적으로 남성들의 일로 생각되어 오던 영역에서 일하고 경쟁하는 노력을 하는 것에 이르기까지 모든 것을 설명하기 위하여 이 개념을 끌어들였다. 그러나 정신분석학파 외의 집단에서는 별로 관심을 갖지 않았으며, 특히 여성주의자들은 남성이 남근을 소유했기 때문이라기보다 다른 이유 때문에 사회적인 남성의 지위를 부러워한다고 보았다. 반면에 일부 정신분석학자들은 여성 해방 운동은 그 자체가 남근 선망의 표현이며, 여성 역할에 대한 불만은 정신병적인 문제라고 주장해왔다.

사회 속에서의 여성의 적절한 지위를 정형화하여 제한된 것으로 보는 관점은 단순히 소수의 정신분석학자들만의 생각은 아니다. 권위 있는 정신분석학자들은 여성의 "참된" 특성을 전통적인 아내와

2) 이 장은 Bulletin of the Menninger Clinic 38(6):538-553 내 "Early origins of Envy and Devaluation of Women : Implication for Sex-Role Stereotypes"이란 제목으로 1974년에 처음 출판되었고, 이것은 Dorothy Dinnerstein의 고전문헌인 The Mermaid and the Minotaur : Sexual Arrangements and Human Malaise(New Work: Harper & Row, 1976)보다도 이전이다.

어머니로서의 역할에서 성취감을 발견하는 것이라고 생각해왔다(Chesler 1972).

Jung(1928)은 Freud의 오이디푸스 컴플렉스와 남근 선망의 개념에 동의하지 않았지만, "여성이 남성적 방식으로 남성적 소명, 공부, 일에 종사하게 된다면 비록 여성적 속성에 직접 해가 되는 것은 아니라 하더라도 여성적 속성과 완전히 부합된 것은 아니다"(p.169)고 하였다. Bettelheim(1965)은 "여성은 훌륭한 과학자나 기술자가 되기를 원하는 동시에 무엇보다도 남성의 여성다운 친구가 되고, 또 어머니가 되고 싶어 한다"(p.15)고 하였다. Freud에 의하면 전통적 여성역할에 만족하지 않는 여성은 성적 열등감을 적응적인 방식으로 해결하려고 노력하지 않고, 언젠가는 남근을 얻게될 것이라는 희망을 가지고 있다고 하였다(p.191).

나는 남근 선망을 부정하는 관점에 동의하는 것은 아니지만 여성성의 부정적 측면을, 피할 수 없는 생물학적 필연성으로 합리화하는 남근선망은 정신분석학자로부터 극단적으로 강조됨으로써 비난을 자초하고 있다고 본다. Chesler(1972)가 지적하였듯이, Freud 학파의 관점은 여성을 근본적으로 훈육자(breeder)와 잉태자(bearer)로 보고 따뜻한 가슴을 가진 존재로 본다. 그러나 남성성의 생물학적 기관과 남성 정체감의 상실을 영원히 애도하는 자궁을 가진 '변덕스러운 아이' 로 보는 경우가 더 많다(p.79).

그러나 여성주의자들이 분노와 오해로 인하여 기존의 다른 치료양식에 대해서 정확하게 비판하지 못하고, 정신분석적인 모든 관점에 대해 총체적으로 비난하는 것은 사실 매우 불행한 일이다. 여성에 대한 Freud의 관점은 잘못된 "남근 중심적(phallocentric)" 편견이었음이 알려지고, 또 여성다움(femininity)과 여성성(female sexuality)이 잘못 이해되었음이 널리 수용되면서 많은 부분 수정되었다(David 1970, Torok 1970). Freud 조차도 자신의 이론이 불완전하고 잠정적인 특성을 강조한 여성다움(femininity)이라는 "검은 대륙"에 대하여 유보와 불확실성을 갖고 있음을 인정했다. 최근의 정신분석학자들은 사실상 여성주의자들의 항의를 상당히 받아들이고 있으며, "여성이 자신의 삶 속에서 신경증적으로 의존적이고 자기를 내세우지 않은 해결책을 받아들이도록" 조장하는 심리내적 요인들과 관련된 강력한 문화적 압력들을 인정하고 있다 (Symonds 1971~1972, p.224).

그러나 현재의 여성주의 운동 이전에 많은 문화에서 여성다움은 평가 절하되어 왔으며, 여성을 자주 칭찬하고 이상화한다고 해서 여성에 대한 기본적인 경멸을 감출 수 있는 것은 아니라는 인식이 널리 존재해 왔다(Horney 1932). 여러 분야의 저술가들, 그 중에서도 정신분석학자들은 여성에게 불리하게 존재하는 유사-인종 차별(quasiracial discrimination)의 개념을 설명해왔다. 예를 들면 David(1970)는 여성을 "말할 자격이 없는 종족"(p.50)으로 간주하던 원시 부족에 대하여 언급했다. 그리고 인류학자들은 많은 문화에서 여성에 대한 평가절하가 소수 인종이나 민족의 억압만큼이나 강하다는 것을 관찰하였다.

그러나 여성에 대한 탄압은 매우 특이하다. 여성들은 남성들이 여성들에게 하듯이 여성 자신을 경시하는데 적극적이다. 많은 여성들의 "피학적 태도(masochistic attitude)"가 쉽게 인식되고, 여싱이 자신들의 성을 하찮게 보고 있음이 일상적으로 상담실과 실험실에서 관찰된다(Goldberg 1968). 그리고 그것은 도처에 문화적 관습으로 내재되어 있다.

여성의 평가절하는 쉽게 드러나지만 남성과 여성의 관계 이면에 숨겨진 이유들은 명확하지 않다.

스스로를 평가절하하는 여성들은 강력한 문화적 압력 외에 강한 내적 압력을 받는다. 왜냐하면 관련된 모든 사람들에게 이득이 없다면 관습적 패턴은 그렇게 쉽게 형성되어 유지될 수 없기 때문이다. 남성들의 경우도 마찬가지로 성차별에 대한 해결책이 복잡한 이유가 분명하지 않다. 남성들은 매우 빈번하게 "지배계층"의 힘과 이득을 소유하는 것으로 묘사되어 왔다. 그러나 실제로는 남성들이 가진 소득은 많은 비용을 지불한 것이다. 한 정신분석학자는 다음과 같이 썼다.

> *...질문을 더욱 자세히 탐색해 보면, 남성들이 정복(mastery)의 관계를 저절로 원한 것인지는 분명하지 않다. 그런 관계가 감추고 있는 기만, 양가감정, 동일시의 거부는 남성에게 스스로 전체적이고 확실한 성취가 슬픔에 이르게 만드는 많은 장애물로 나타날 것은 확실하다.... 흥미로운 것은 그가 스스로를 이해하고, 그를 이해할 수 있는 존재를 통하여 지배하려는 욕구에 굴복하게 된다는 것이다. 반대 성을 통하여 자신을 발견함으로써 자신의 인간성을 참되게 충족시킬 수 있게 될 것이다. 그러나 이것은 바로 우리 대부분이 회피하고 있는 것이다(Torok 1970, pp.168~169).*

많은 정신분석학자들에게 여성의 평가절하는 여성의 성기의 결핍(실제로이든 상상으로든)에서 비롯된 필연적인 문제이다. 자신에게 남근이 없다는 사실 때문에 어머니에 대한 강한 증오를 갖게 되는 것, 그로 인해 자신뿐 아니라 모든 여성들에 대해 경멸을 갖는 여아(거세 컴플렉스 때문에)와 남아(거세불안 때문에)의 피할 수 없는 운명이다. 남성들이 남근을 가지고 있고 여성이 질을 가지고 있는 한 제도화된 성차별은 해부학적 운명으로 인한 불가피한 징후이다. 왜냐하면 계통학(phylogenesis)으로만 해결이 가능한 문제이기 때문이다.

그러나 여성의 평가절하에 대한 설명에서 성기적 열등감의 개념을 지나치게 확대시킴으로써 우리는 다른 중요한 요인들을 평가할 수 없게 되었다. 나의 의견은 적절한 "남성적인" 행동과 "여성적인" 행동에 대한 정의뿐만 아니라 여성을 평가절하 하는 것은, 주로 초기 영아-어머니 관계의 강력하고 끈질긴 영향에 대하여 방어적으로 대처한 데서 비롯된 것이다. 전적으로 강력한 어머니의 존재에 대한 아이의 무력한 의존성에서 생기는 깊은 정서(부러움, 두려움, 분노, 수치심)들은 실제로 인정받아 왔다. 그러나 그런 정서들이 성인의 삶에 미치는 영향은 계속해서 소극적으로 다루어졌고 불충분하게 설명되어 왔다. Lederer(1968)가 언급하였듯이 "여성에 대한 우리들의 두려움과 부러움으로 인해 우리처럼 정신분석학적인 글을 쓰는 사람들은 그럴듯한 형제적 침묵을 유지하려고 노력해왔다" (p.153).

여성의 선망

남근 선망의 개념은 보통 사람들에게도 익숙하지만 이와 달리 유방 선망에 대한 정신분석적 고찰은 찾아보기 힘들다. 이러한 사실은 놀랍다. 왜냐하면 사회가 유방에 대하여 강하게 이상화, 평가절하하고, 문자 그대로에 사로잡혀 있다는 것은 역으로 그만큼 중요함을 뜻하기 때문이다. 또 관계가 있는 것은 초기 영아기에 어머니의 유방이 아주 중요하다는 점이다. 즉 유방은 최초의 친밀한 사회적 접촉의 매개체일 뿐만 아니라 최초의 만족과 좌절, 사랑과 미움의 근원지이다(Fairbairn 1952). 예를 들면 Klein(1957)은 어머니의 유방과 영아의 초기 관계를 강조해 왔다. 즉 "환자를 분석하면서… 좋은 측면에서 유방은 창의성뿐만 아니라 모성적 선, 끝없는 인내와 관용의 원형"이다(pp.5~6).

비록 유방선망의 개념이 정신분석적 이론에서 공식적인 개념적 위치에 있지는 않지만, Klein의 이론적 작업에서는 핵심적인 중요성을 가지고 있다. 선망을 "다른 사람이 바람직한 어떤 것을 소유하고 누리고 있다는 분노의 감정, 그것을 없애버리거나 망가뜨리려는, 질투가 섞인 충동"으로 정의하면서(1957, p.6), Klein은 다음과 같이 썼다. "내 전문 경험을 통하여 선망이 되는 최초의 대상은 음식을 제공해주는 유방이라는 것을 배우게 되었다. 왜냐하면 그것이 자신이 원하는 모든 것을 소유하고 있으며, 끝없이 모유와 유방 자체의 만족감을 제공하는 사랑을 가지고 있다고 느끼기 때문이다" (1957, p.10). Klein에게 있어서, 유방을 내면화하고 소유하려는, 따라서 영아가 유방에 부여하는 힘과 신비는 자신의 것이며, 대단히 중요한 것이다. 그녀는 여자 환자들을 분석하는 데에 있어서 남근선망조차도 어머니의 유방(혹은 그 상징적 표상인 우유병)에 대한 부러움과 연결될 수 있다고 이야기 한다.

Freud(1909, 1918)도 남성들 안에 임신 환상과 아이에 대한 바람은 남근선망에 대응되는 것임을 인식하였다. 정신분석 문헌에서 우리는 남성과 어린 사내아이들 안에서 임신 환상과 진행 중인 임신들을 기술하고 있는 사례 연구들을 발견할 수 있다. Brunswick (1940) 같은 사람들은 여아에 나타나는 아이에 대한 소망은 남근에 대한 소망 이전에 존재하며 남근 선망 자체는 전능한 어머니와 어머니의 속성들을 소유하려는 바람으로 이해될 수 있다고 언급하면서 이 주제를 구체화해 왔다.

나의 의도는 유방선망의 개념을 퍼뜨리려는 것이 아니라 여성의 성적 특성과 재생산에 대한 남성들의 선망이 널리 인식되어 왔으면서도 의식적으로 그 역동성은 무시되어 왔음을 지적하고자 하는 것이다. 더 중요한 것은 선망은 남근과 유방 같은 부분적인 대상물에 제한된 것이 아니라 남녀 모두에 있어서 보다 광범위한 현상이라는 사실이다. Torok(1970)이 지적했듯이 그러한 심각한 선망, 실망, 자기증오의 감정들을 일으키는 것은 어떤 것(남근, 유방)이 없어서가 아니라 객관적인 해부학적 현실과는 관계가 없는 무의식적 바램, 소망, 두려움의 증상 때문이다. 예를 들면 남근 선망은 어머니와 딸의 양자관계(dyadic relationship)에 그 기원이 있으며, 질투가 많고 파괴적, 강제적으로 인식되는 어머니와 동일시하는 동시에 분화에 어려움을 겪는데 따른 증후이다(chaseguet-smirgel 1970, Torok 1970). 남성의 경우 여성에 대한 부러움은, 단순히 음식을 제공하는 유방과 재생산 능력에서 비롯되는 것이 아니라 어머니가 모든 고통과 악을 물리치고, 막아줄 뿐만 아니라 끝없는 음식물을 소유하고 있는 전능한 대상으로 경험되는 영아기와 초기 아동기의 다양한 느낌들로부터 비롯된다.

선망과 평가절하 : 초기 모계사회의 반전

방어적 성차별주의의 역동적 이해에서 가장 중요한 것은 선망과 평가절하 사이의 밀접한 관계이다. 부러운 대상을 평가절하 하는 것은 전형적인 방어적 책략인데 그것은 대상이 평가 절하되는 한 그것을 부러워할 필요가 없기 때문이다. Klein은 못쓰게 만들거나 평가절하하는 것은 선망에 내재된 측면들이며, 최초이면서 아주 중요한 선망과 평가절하의 대상은 어머니와 어머니의 유방이라고 주장해왔다. Kernberg(1972)도 경계선과 자기애적 환자들과의 작업에서 여성에 대한 강렬한 선망과 증오는 사랑의 관계를 형성하는 능력을 손상시키는 역동이 있음을 분명히 밝혔다. 그는 선망과 증오가 여성을 멸시하고 평가절하 함으로써 방어적으로 처리되어지고 있다는 것을 알게 되었다.

여성에 대한 선망과 평가절하가 심각한 정신병리를 가진 사람에게만 한정되는 것인지 혹은 보편적이지는 않더라도 비교적 흔한 역동인지에 대한 의문이 생긴다. Kernberg는 장애가 아주 심한 환자의 경우 매우 심각할 수 있지만, 그것이 한정된 임상적 문제만은 아니라는 점에 주목하였다. 즉 "우리는 많은 남성 환자들에게서 여성에 대한 강렬한 선망과 증오를 발견하게 된다. 사실 임상적으로 볼 때 남성 안의 이러한 역동적 형태의 강렬함은 여성 안의 남근 선망과 비교 된다--" (1972, p.14)는 것이다.

나는 여성에 대한 평가절하는 "---최종분석에서 일차 의존대상으로서의 어머니에 대한 평가절하"라는 Kernberg의 입장에 동의한다(1972, p.14). 그러나 나는 또한 이러한 역동은 전세계적으로 문화 속에서 성에 대한 제도화된 가치와 규범이 표현된 것으로 보고자 한다. 예를 들면 나는 우리 문화에서 선망-평가절하는 어떤 특성, 자질, 행동, 역할들이 각각의 성에 적절하다고 생각되는가를 선별하는 과정에서 드러난다고 생각한다. 현재의 남성다움과 여성다움의 관점은 여성에게 공격성, 자기주장, 경쟁성, 지적 용기의 직접적 표현을 피하고, 또한 리더 · 주도자가 되려는 바램을 누르고 추종자, 협조자가 되어 "남성이 이기도록 두라"는 거대한 압력을 여성에게 강요하는 것과 같다(Lerner 1974, Lynn 1972). 나는 이러한 성 규정(gender definitions)과 성 역할 고정관념(sex-role stereotypes)

들이 바로 방어적 여성의 평가절하에 대한 표현이며, 따라서 어머니와의 초기 의존적 관계를 표현하는 것이라고 생각한다.

우리의 성에 대한 규정과 성역할 고정관념들은 성인관계에서 "좋은 어머니"의 양육적 속성들을 회복, 존속시키려는 노력을 나타낸다. 따라서 대부분의 문화적 전형에 의하면 바람직하고 "여성적"인 여성은 좋은 어머니의 모든 측면(청소, 급식, 정서적 이해력 제공, 위로, 부드러움, 따뜻함)들을 구체화시키면서 전능하고 선망의 대상이 되는 어머니의 이미지와 관련된 힘, 지배, 통제의 요소들은 가지고 있지 않은 여성이다. 달리 이야기하면, 전통적인 성인 관계에서 남성은 전형적으로 초기 모계사회의, 좋은 어머니의 양육적 기능들을 가지고 있는 방어적인 반전(defensive reversal)을 경험한다. 성인 남성은 어머니의 좋은 측면을 가지고 있었지만, 지금은 처음 그가 의존했던 어머니처럼 여성 대상을 마치 아이처럼 통제하고, 지배하는 정신적, 사회적 상황을 형성한다. 즉 그의 아내(여성 동료)는 남성 자신의 아이가 된다. 초기 의존상황의 방어적 반전이 계속되는 한 여성에 대한 선망과 평가절하는 줄어들거나 표면적으로는 제거된다. 오히려 여성의 평가절하는 반전되는 상태에 이르게 되는 것이다.

그러나 이 체계에 여성이 적극 가담하는 것은 어떻게 이해해야 할까? 여성들은 어머니 역할을 통해서 영아가 무력하게 의존하도록 하지만 남성과의 동료관계에서 자주 의존적인 아이로 남아있는 것을 "선택한다." Kernberg(1972)의 지적대로 의존성의 원초적 근원지로서의 어머니에 대한 선망과 평가절하는 남성과 마찬가지로 여성에게도 강하다. 따라서 여성이 남성과 남근을 이상화할 뿐만 아니라 여성다움에 대한 고정관념을 수용하고 지속하는 것은 모성적 존재에 대한 전능함과 힘을 평가절하하려는 노력이다. 이러한 생각은 Chasseguet-Smirgel(1970)의, 거세되고 결핍된 존재로서 여성의 이미지는 원초적 어머니의 이미지(훌륭하고 전능한 어머니는 풍부한 유방, 생식력 있는 자궁, 전체성, 풍성함으로 상징된다. 또 나쁜 전능한 어머니는 좌절, 침입, 강제, 사악함으로 상징된다)를 부인하려는 것이라는 언급과 일치한다.[3)]

한편, 특별히 선망에 초점을 두지 않는 다른 이론가들도 여성을 경시하는 것과 초기 모성적 힘의 관계를 연결지어왔다. David(1970)는 전능한 어머니에 의하여 영아에게 가해지는 심각한 자기애적 손상은 보복에 대한 강력한 욕구를 일으킨다고 추측하였다. 그는 여성다움과 여성성에 대한 우리의 왜곡된 개념, 여성이 차별로 인하여 남성과 여성 모두에 의하여 고통 받는 것, 여성의 특징인 피학적 태도, 이 모든 것들은 젖먹이 남 · 여아에게 가해진 근본적인 자기애적 손상에 대한 "보복"의 결과들이다. Horney(1932)는 여성의 이상화와 경시를 어머니의 지배와 힘, 그리고 어린 아이의 약하다는 느낌, 무능함, 굴종에서 비롯된 보복에 대한 공격적인 소망과 연결시켰다. Brunswick(1940)는 원초적인 모성 이미지의 강한 특징에 주목하고 전능한 어머니에 대한 아이의 의존성에서 비롯된 초기 자기애적 손상을 강조하였다. "-- -무엇이든지 할 수 있는 사람은 누구이며 가치 있는 속성을 무엇이든 소유하고 있는 사람은 누구인가"(p.304).

Chasseguet-Smirgel(1970)은 영아의 의존적 상황을 역전시키려는 욕구의 또 다른 결정요인-즉 여성에 대한 두려움과 공포심-을 언급하였다.

---

3) 여성의 남근 선망과 거세에 대한 염려는 원초적 어머니의 모습에 대한 가치를 감소하기 위한 방어적인 욕구를 반영한다. 그러나 그러한 증상은 특히 어머니가 아버지와의 관계에서 강하고, 악하며, 거세의 상징으로서 경험될 때 또한 이러한 모습을 동일시하는데 깊은 죄책감과 불안을 반영하기도 한다. 그러므로 여성의 "거세의" 경험(그리고 남성과 그 남근에 대한 이상화)는 종종 그들만의 두려운 "거세"와 공격적인 희망에 방어하는 반응 구조이다. 이 이슈의 훌륭한 논의를 위해서는 Chasseguet-Smirgel(1970)를 보도록 하라.

나는 남자아이든 여자아이든, 어머니를 아주 좋아하고 상냥한 아이조차도 아이 자신의 일차적 무력감인 자신의 무능함에서 비롯된 투사된 적대감 때문에 무서운 모성적 이미지를 자신의 무의식 안에 가지고 있으며, 훈육에 따를 수 밖에 없는 좌절로 인하여 좋은 전능한 어머니의 이미지가, 무섭고 전능하며 나쁜 어머니의 이미지를 가릴 수 없는 상태라고 생각한다(pp.112~113).

Horney(1932)와 Lederer(1968)는 각각 남성이 여성에 대하여 갖는 공포에 대한 임상적, 신화적, 인류학적 증거를 많이 제시하였다. 두 저자는 이 주제에 대한 인식과 관심이 결여되어 왔음을 언급하고 있지만, 나는 여성에 대한 두려움이 인식되지 못한 것이 아니라 사회의 가부장적 특징에 대한 두려움의 결과가 충분히 인식되지 않았다고 생각한다. 여성이 자기추구, 공격적, 경쟁적 야심적 노력을 인식하고 표현하지 못하도록 좌절시키려는 욕구에 의하여 여성다움의 개념은 얼마나 왜곡되었는가? 성인기에 원초적인 모성적 이미지가 마침내 통제되고 지배되며 보복당할 수 있음을 확인하기 위해 이렇듯 여성다움의 개념을 왜곡하고 있는가? 마찬가지로 만일 남성들이 소위, 여성다움의 속성(의존성, 수동성, 취약성)들을 경험하고 표현하도록 고무 받는다면 초기 모성적 전능함의 두려운 상태로(비록 원한다 하더라도) 되돌아가는 두려움을 느끼게 될까? 이러한 주제에 맞추어 Chasseguet-Smirgel(1970)은 종교적 신화를 모성적 지배와 전능함으로 인하여 남성과 여성에게 나타나는 어려움들과 연결시켰다.

남성과 여성은 여성에게서 태어났다. 그리고 다른 모든 것 이전에 우리는 우리 어머니의 자식이다. 그러나 우리 모두의

욕구들은 이 사실을 부인하도록 계획된 것 같고, 따라서 갈등과 원초적 의존성으로 꽉차 있다. 창세기의 신화는 우리 스스로를 어머니로부터 자유로와지려는 소망을 표현하는 것 같다. 즉 남성은 신—이상화된 아버지 형상—으로부터 태어났다. 여성은 남성의 몸에서 태어났다. 만일 이 신화가 어머니와 여성에 대한 남성의 승리를 나타내는 것이라면, 그것은 또한 여성이 아담의 딸인 만큼 여성에 대한 어떤 해결책을 제공해주기도 한다. 즉 그녀는 남성에게 속하고 그를 위하여 창조되었으며 자신의 어머니에 대한 "애착"을 연장시키기 보다는 여성 자신이 아닌 남성의 일부, 즉 아담의 갈비뼈가 되기를 선택했다는 것이다(pp.133~134).

성 역할 고정관념

지나치게 단순화시키는 위험이 있지만, 우리사회에서 전통적인 남녀의 가치와 규범이 어떻게 기존의 이론적 틀 안에서 이해될 수 있는가를 살펴보는 것은 가치 있는 일이다. 좋은 어머니의 양육적 기능들(급식, 청소, 정서적 위안과 지지의 제공)이 결혼과 동시에 여성에 의하여 행하여진다는 사실은 더 이상 상세한 설명이 필요없다. 다음은 성인의 양성끼리의 상호작용(양육적 기능들과는 별도로)에 대한 문화적 고정관념이 남성들의 초기 무력감과, 강력한 여성 대상에 대한 의존성을 뒤바꾸고 있다는 사실을 지지한다.

1. 여성들은 의존적이 되도록 조장되고 또 남성 파트너 없이는 상실감을 느끼고 무력하다고 생각한다. "어린 여자아이" 속성이 전형적으로 여성을 더 매력적으로 만든다. 그리고 여성은 '소녀, 계집애, 아기, 인형' 등으로 정감있게 불린다. 어머니들은

여자아이에게 더 의존성을 조장하고 있으며(Lynn 1972), 한 연구에서 성인 남성과 여성들은 여성과 여자아이들의 주장적, 독립적 노력들을 여성다움의 상실과 같은 것으로 보는 경향이 있다고 보고하였다(Baumrind 1972).

남성이 의존적 욕구를 표현하는 것은 매력적이지 않고 약하거나 사내답지 못하다고 생각되어 왔으며 고무되기보다는 자주 부인되어왔다. 남성에게 있어서 독립적이어야 한다는 생각은, 강력한 모성적 인물에 무력하게 의존하고 있다는 영아-어머니 패러다임이 뒤바뀐 것이다.

2. 남성-여성 관계에서 지적 능력과 유능함은 주로 남성의 영역으로 간주된다. 여아의 지적 숙련과 기술은 점점 그녀가 "여성답도록" 교육받음에 따라 좌절된다. 여성은 남성을 이해할 정도로는 똑똑해져야하지만 남성을 능가해서는 안 된다(Baumrind 1972, Lerner 1974). 매스컴에서 아내들은 종종 어리석고, 변덕스러우며, 수다스럽고 비논리적이고 지적으로 무력하게 표현된다. 그리고 여성의 논리적이고 비판적으로 생각하는 능력을 조롱하는 것이 아주 보편적인 유머가 되고 있다. 비록 여성들이 "여성다운 직관"이라는 명목으로 일컫는 지혜가 있다고 인정되지만 여성은 조직화된 일련의 논리적 사고와는 별로 관련이 없다는 암시가 끈질기게 존재한다. 연구결과에 의하면 남성과 여성 모두가 지적 성취를 "여성적이지 않은 것"으로 보며, 여자대학생들은 학업에서 성공할 경우 사회적으로는 해로운 결과를 가져오게 될 것이라고 보는 경향이 있다고 한다(Baumrind 1972).

비록 많은 남성들이 "백치미 흐르는 금발"을 가치 있게 보는 것은 아니지만, 지적으로 동등하거나 더 우월하다고 수긍할만한 여성배우자와의 사랑의 관계를 마음 편히 추구하는 사람은 거의 없다. 마찬가지로 지적으로 공격적, 비판적이거나 지배적인 위치에 있는 여성들은 자주 "남성적"이거나 "거세된" 존재로 불리운다. 또 이러한 사회적 상황은 지적으로 무력한 아동이 아주 유능하고 현명한 존재로 생각하는 모성적 인물을 통해 서서히 자신의 환경을 통제하도록 이끌고, 이러한 영아기의 남아의 지위 전도에 있어 초기 교사(좌절시키는 사람)의 역할은 어머니로부터 여러 인물들(통치자, 보모, 초등학교 교사)로 계속하여 체계적으로 이동되는데 이들은 거의 전적으로 여성들이다.

3. 남성의 자랑인 신체적 강건함과 용맹이 여성에게서는 매력적이지 않은 것으로 여겨진다. 강력하고 강건한 여성이나 운동선수는 일반적으로 아주 매력적인 배우자로 생각되지는 않는다. 남성들은 아주 고통스러울 정도로까지 육체미 조형에 고무되지만 여성들은 "여성다움"을 위해서 약함을 과장하고 심지어는 가장까지도 하도록 가르쳐진다. 남성들은 여성들을 약하고, 스스로 문을 열거나 자신들의 짐을 운반할 수 없는 가냘픈 존재로 대하고 싶어한다. 마찬가지로 남성들이 그들 배우자들보다 신체적으로 키가 더 크다는 것이 일반적으로 중요하다. 키가 작거나 왜소한 남성들은 평가절하 된다. 남성에게 있어서 이러한 패러다임은 강력한 어머니의 팔로 쉽게 안을 수 있을 만큼 작고 약한 아이로서의 영아 시기의 경험과는 반대이다. Horney(1932)는 어머니와 비교했을 때 작고 약한 존재로서 어린 남아가 느끼는 수치심과 고통을 강조하였다.

4. 사랑의 관계에서 일반적으로 남성들이 여성 배우자보다 나이가 더 많다. 35세 남성과 23세 여성의 결혼은 흔한 반면 그 반대 상황은 비록 병리적이지는 않다 하더라도 특이한 것으로 평가된다. 마찬가지로 한 남성이 자기 딸 나이 정도의 어린 여성과 결혼할 때 그 결혼은 사회에 의하여 비난을 받을지라도, 두 사람의 바람은 이해할 만한 것으로 받아들여진다. 만일 여성이 자기 아들 나이 정도의 어린 남성과 결혼한다면 사회는 경멸과 충격으로 반응할 것이다. 다시 말하지만 남성에게 있어서 "더 나이 많은 여성"은 어머니와 같은 존재이다. 따라서 "나이 많은 여성과의 결혼은 모자관계를 역행하는 것이다. 어린아이의 리비도적 욕구의 유일한 대상이며, 영아–어머니 관계와는 반대가 되는 것이다. 더 나아가 우리는 영원히 청소년기 여아처럼("어머니"처럼 보다는) 보이도록 여성에게 강한 압력을 가하는 것은 부분적으로 무력한 의존 상태로 되돌아가는 데에 대한 불안 섞인 소망을 자극하는 동시에, 끊임없이 젖을 주는 유방에 대한 영아적 선망을 불러 일으키는 여성의 능력 때문이라고 생각할 수 있다.

5. 여성에게만 영아기 · 아동기와 연관된 성격특징과 속성들이 지속되도록 강요된다. 예를 들면, 울고 흐느끼고, 유혹적으로 교묘하며 까다로운 행동은 여성들이 자신들의 요구를 드러내도 수용될만한 방법들이며 매스컴에서 전형적인 여성적 속성들로 그려지는 특성들이다. 자주 여성들은 정서적으로, 남성들은 지적으로 묘사된다. 이 고정관념에 의하면 아내들은 지나치게 흥분을 잘하며 너무 정서적이어서 논리의 법칙과 침착한 이성으로 판단한다고 일컬어지는 남성에 의하여 저지된다. 다시 말하

자면 남성은 아동기 상황과는 반대 상황을 경험하게 되는데, 아동기 때는 상당한 감정적 불안정과 정서적인 특성을 가지고 있는 아동에게 지적 통제력을 제공하는 대상은 바로 어머니였다.

6. 구애, 성적 관계에서 전형적으로 여성은 수동적 입장, 남성은 지나치게 적극적 입장을 취하게 된다. 남성은 그들이 원하는 것을 적극 추구하도록 배우게 되는 반면 여성은 추구의 대상이 될 수 있도록 자신들을 예쁘게 보이는 방법을 배우게 된다. 여성들은 자신들이 선택한 남성들의 환심을 사기 위한 "여성다운 계략"을 배우지만, 개방적으로 직접 남성을 찾아가지는 않도록 억제된다. 남성에게 있어서 이러한 사랑 관계는 아기가 유방을 찾거나 혹은 어머니의 애정을 찾는 것과 같이 적극적으로 결정할 수 없는 영아기 상황과는 반대된다. 아기는 여러 가지 방법(울거나 예쁘게 보임으로써)으로 어머니의 환심을 사려고 적극 노력한다. 그러나 아이와 접촉할지, 하지 않을지에 대한 결정은 어머니에게 달려있다.

7. 여성다움에 대한 고정관념들은 순진함과 무구함을 칭송하는 경향이 있는 반면, 남성은 성적 경험이 많을수록 성적매력을 강화시키는 경향이 있다("노련한 남성"과 "헤픈"여성의 차이를 생각할 수 있다). 마찬가지로 공격적인 충동의 표현에 관하여, Symonds(1971~1972)는 남아들에 있어서 "성격의 장점"으로 불리는 것이 여아들에 있어서는 "여성적이지 않은 것"으로 보인다고 지적했다. 여성은 성적 · 공격적 표현을 억압하고 남성은 충동적 생활을 솔직하게 표현하도록 고무시키는 고정관념들도 역시 남성에게 있어서는 영아-어머니 패러다임과 반대되

는 것이다. 초기 아동기 삶에서 "허용될 수 없는" 충동들의 표현을 금지시킨 것은 바로 어머니이다. Horney, Klein과 Freud를 포함한 많은 정신분석학자들은 어머니가 아동의 본능적 활동을 금지시킨 최초의 인물이기 때문에 처벌적인 존재로 경험된다는 것을 강조해왔다.

물론 여성에 대한 평가절하와, 전통적인 성 역할 고정관념의 형성과 유지를 오이디푸스적 삼각관계에 내재된 복잡함과는 무관하게 어머니와 아이 사이의 초기 구순기에서의 양자관계를 강조하는 이론적 틀로 이해하는 것은 순진한 생각이다. 그 외의 사회경제적, 생물학적, 정신 역동적 요인들이 관련이 된다. 또한 이러한 결론들은 복잡한 현상에 대한 포괄적 설명들이라기보다는 부분적인 것이다.

성 역할 고정관념의 중요성

나는 많은 일반화들이 우리 문화에서 개인간의 많은 차이들을 설명하지 못하고 지나치게 단순화된 진부한 표현이라고 본다. 분명히 임상적 지식과 인간적 경험은 성공적인 남녀 관계를 위한 다양한 기초들이 존재한다는 것과 일반적인 주제들을 완전히 수정하지는 않는다 하더라도 안정되고 만족스러운 결혼들은 다양한 형태라는 것을 보여준다. Sydney Smith[4]는 통속적인 미국인의 진부한 표현에 의하면 '남성들은 자신이 우두머리라고 믿고 있음에도 불구하고 사실상 여성이 가정 내에서는 실질적인 결정자이다.' 라고 지적하였

4) 개인적 대화

다. 두 성의 힘의 관계에 대한 이해는 잘 알려져 있으며, '남성은 가정의 머리이지만 여성은 그 머리의 방향을 결정하는 목이다' 라는 유럽 속담을 통하여 잘 드러난다. 책임자인 남편으로서의 일정한 권위를 가지고 있음에도 불구하고 여성이 마음대로 한다는 생각 밑에는 여성들이 남성 스스로 자신이 책임지고 있다는 환상들을 유지할 수 있도록 미묘하고도 교묘한 방법으로 힘을 행사하고 있다는 생각이 깔려있다. 많은 가족들에서 힘의 조화는 사실상 모계적이다. 그러나 문화적 이상은 남성이 굴종적, 수동적(그래서 "남성답지 못한")존재라기보다 가정의 머리라는 것이다. 우리가 아내가 가정 안에서 "남자의 역할을 한다"고 말할 때 우리는 여성이 마땅히 남성에게 속하고 있음을 나타내는 것이다.

여성이 은근히 힘을 휘두른다는 것은 영화, 소설, 연극 등에서 나타나는데 거기서 우리는 자주 아주 합리적이고 실천적인 여성 호적수를 만나는 자기중심적이고 비현실적인 남성에 관한 주제를 접하게 된다. Smith는 남성들을 성격적으로 나약, 무력하고 불감증으로 묘사하거나 혹은 신체적으로 불구이고 세상과 외롭게 관계를 유지해야 하며 유능한 아내가 지탱시켜 주어야만 하는 것으로 묘사한 미국 라디오나 텔레비전의 연속 드라마에 관한 A. J. Leibling의 심리적이고 사회적 연구를 언급하였다.

나는 아주 다양하고 복잡한 남녀 관계에 있을 수 있는 모든 것을 사실적으로 기술하는 것이 목적은 아니다. 오히려 내가 의도하는 것은 널리 퍼져있는 문화적 가치와 이상적 유형에 대한 대체적 개요이다–두 배우자가 적절한 남성적, 여성적 행동 기준을 충족시켜왔을 경우, 그 관계들은 "어떠한 형태여야 하는가"에 관한 사회적 규정이다. 따라서 약하고 의존적이며 지적으로 무능한 남성은 강하고 자기 주장적이며 유능한 여성이 자신을 보호하고 보살펴주기를 원한다. 그리고 그 두 사람들의 욕구와 역동성은 안정되고 만족스러운 결혼을 위해 딱 맞아떨어지게 된다. 그러나 그러한 남성은 성공적인 남성의 원형은 되지 못하며, 그는 비록 병리적이지는 않으나, 그의 아들에 대하여 좋은 역할 모델은 되지 못할 것이다. 마찬가지로 그러한 남성과 결혼한 여성은 "더 잘하는 것"을 방해하는 어떤 신경적인 문제를 가졌다는 추론을 동반하는 나쁜 속성을 가진 것으로 인식된다. 남성들은 실제로 수동적이고, 순응적이며, 어린아이 같고, 비현실적으로 의존적일 수 있으나, Chesler(1972)는 남성들은 남성다움의 본질적인 측면으로서 이러한 자질을 낭만화하는 법을 거의 배우지 않았다고 지적한다.

더욱이 내가 기술한 성역할 고정관념은 문화에서 중요하지 않은 부분이 아니라, 오히려 가장 "해방된"사람에게 조차 영향을 주는 강력하고 널리 퍼져있는 힘이다. 일부 저자들은(Baumrind 1972, Symonds 1971~1972) 남자들이 여성적이지 않고, 애교가 없고, "거세된" 특성이 있는 것보다는 더욱 적극적이고, 자기주장이 강하거나 지적으로 유능해야 한다는 모델을 가지고 있다고 주장한다. 마찬가지로 남아들의 그러한 특성은 힘, 지배, 지적 기술 등은 칭찬하고, 두려움, 의존성, 어린아이 같음, 약함은 현실적으로 표현하지도 못하게 하는 현대사회의 고정 관념들에 의하여 깊이 영향을 받는다. 비록 지적인 분야에서 그러한 고정관념들을 구시대적이고 오늘날의 변화하는 관계패턴에 적용될 수 없는 것으로 보려는 경향이 있지만 정신적, 사회적 역동은 지속된다. 최근 사회변화들이 끝없이 이어지고 있음에도 세계적 현상으로 여성에 대한 강한 복종성과 평가절하를 이해하는 것은 중요한 과제로 남아있다. 남-녀 성역할 고정관념들의 구체적 부분들은 시대와 장소에 따라 다르지만 남성지배와 남성중심 편견은 인간 자체만큼이나 오래되었다.

어떻게 남성다움과 여성다움에 대한 우리의 왜곡된 생각들을 형성, 유지해왔는가를 이해하기 위하여 정신분석적 원리들을 적용하지 않고 이러한 고정관념들을 우리 자신의 이론과 언어로 설명하고자 한다. 이는 결국 신비와 불안이 과학적 사고를 지배하도록 만드는 것이다. 정신분석 문헌들을 개관하면, 실천가와 이론가들이 경쟁, 공격, 지적, 야심 등의 특성을 여성들이 적극적으로 보일 경우 어떻게 "성기적" 혹은 "남성적"이라고 명명했는지, 또한 남성의 수동성, 굴종성, 어린아이같음, 정서성, 의존성을 어떻게 "사내답지 못한", "여성다운" 것으로 명명해왔는가를 알 수 있다(Young 1973).

예를 들면 원초적 어머니 이미지의 특성(여성의 거세적이고 파괴적 잠재력에 대한 두려움)은 여성의 성을 상대적으로 공격적이고, 경쟁적이며, 야심적 투쟁성을 가진 것으로 인정하고 표현하는 데에 한계가 있다. 이러한 속성들을 남성적이라고 명명하는 것은 여성의 죄의식과 금지들을 더 키우고, 피학적 위치를 강화한다. 마찬가지로 거세불안과 연관된 초기 모계사회를 다시 재현하는 데 대한 불안이 남성으로 하여 자신의 수동적, 의존적, 퇴행적 갈망을 인정하는 것을 더욱 어렵게 한다. 그러나 이 갈망들이 당연히 여성적인 것만은 아니다. 사실 양성이 해부학적 차이에 기초하여 해결해야 할 발달과제는 서로 다르다. 그러나 오늘날 우리의 성에 대한 규정은 해부학적 현실의 표현이라기보다 원초적 어머니의 이미지에 대한 방어적 반응의 표현이라고 나는 생각한다. 구체적 특질과 행동들을 남성다움 혹은 여성다움으로 명명할 기본적인 이론적 근거와 치료의 함의들에 대하여 보다 개념적으로 명확하게 하는 것이 필요하다.[5)]

원초적 모성 이미지의 특징을 막고 여성에 대한 과도한 부러움과 두려움을 막기 위하여 나는 양육을 공유하는 것이 중요하다고 생각한다. 정신의학 문헌은 불충분한 모성역할의 위험만 반복할 뿐 영아–아버지 관계에 대해서는 거의 관심이 없다. 아이들의 정신건강은 "---항상 존재하고 주의 깊으며 자녀의 욕구에 반응적인---" (Mandelbaum 1973, p.6) 어머니와 초기 수년 간을 보내는 것과, 부차적이면서 어머니와의 상호작용의 질에 따라 달라지는 아버지와의 이후의 관계와 관련이 있는 듯하다. 많은 정신 건강 전문가들이 여성의 성장과 발달을 심각하게 희생하면서 이러한 모성 모델을 지지해왔다고 주장하지만 성장하는 영아와 아이에게 이 모델이 끼칠 수 있는 해악에 대해서는 별로 강조하지 않았다. 여성에 대한 방어적 이상화, 평가절하는 아이들의 충동과 소망을 만족시키고 좌절시키는 강력한 인물들이 주로 여성인 모계 사회의 병리적 결과가 아닌가? 우리는 아직 정교한 정신분석적 원리들을 남녀가 함께 하는 부모역할의 결과를 이해하거나 어떻게 그러한 체계가 각 성이 숙달해야 하는 발달 과제에 영향을 주는 지를 탐색하는 데에 적용하지는 않았다. 분명히 남녀가 부모역할을 공유함으로써 아이가 내면화하는 모성적, 부성적 이미지들에 영향을 줄 것이며, 이로써 성인 여성과 남성이 서로 보다 평등, 개방적, 상호 존중하는 위치에서 관계 맺을 수 있는 능력이 생길 것이다.

---

5) 어떤 특성에 따라 성 차이를 증명하는 연구결과(예, 남자 신생아에게 비교적 더 큰 행동과 공격성)는 종종 특별한 특성이 남성적이거나 여성적인 것이라고 하는 논쟁을 하기 위해 사용된다. 사실과 동떨어지게, 성별 사이에 항상 상당한 중복되는 부분이 있고, 그러한 결론은 자의적이다. 예를 들어 여자아이들은 남자아이들보다 더 말을 잘하고 계산적이다; 그러나, 우리는 "여성다움"으로서 말을 잘하는 기술을 "여성다움"으로 라벨을 붙이지 않고 여아들 사이에서 이런 기술을 계속적으로 활발히 격려하지 않으며 남아들 사이에서 그들의 기세를 꺾기 위해 남아에 대하여 "여성적인 것"으로 부른다. 집단 성차이는 특정 특성이나 질이 어느 한 성에만 건강하고, 다른 쪽은 덜 적응하거나 덜 중요하다는 것을 결코 의미하지 않는다.

참고문헌

Baumrind, D. (1972). From each according to her ability. *School Review* 80(2):161-197.

Bettelheim, B. (1965). The commitment required of a woman entering a scientific profession in present-day American society. In *Women and the Scientific Professions: The M.I.T. Symposium on American Women in Science and Engineering*, ed. J. A. Mattfeld and C. G. Van Aken, pp. 3-19. Cambridge, Mass.: M.I.T. Press.

Brunswick, R. M. (1940). The preoedipal phase of the libido development. *Psychoanalytic Quarterly* 9:293-319.

Chasseguet-Smirgel, J. (1970). Feminine guilt and the Oedipus complex. In *Female Sexuality: New Psychoanalytic Views*, ed. J. Chasseguet-Smirgel et al., pp. 94-134. Ann Arbor: University of Michigan Press.

Chesler, P. (1972). *Women and Madness*. Garden City, N.Y.: Doubleday.

David, C. (1970). A masculine mythology of femininity. In *Female Sexuality: New Psychoanalytic Views*, ed. J. Chasseguet-Smirgel et al., pp. 47-67. Ann Arbor: University of Michigan Press.

Fairbairn, W. R. D. (1952). *An Object-Relations Theory of the Personality*. New York: Basic Books.

Freud, S. (1909). Analysis of a phobia in a five-year-old boy. *Standard Edition* 10:3-149, 1955.

——— (1918). From the history of an infantile neurosis. *Standard Edition* 17:3-122, 1955.

——— (1925). Some psychological consequences of the anatomical distinction between the sexes. In *Collected Papers*, vol. 5, ed. J. Strachey. London: Hogarth Press, 1950.

Goldberg, P. (1968). Are women prejudiced against women? *Trans-action* 5(5):28-30.

Horney, K. (1932). The dread of women. *International Journal of Psychoanalysis* 13:348–360.

Jung, C. G. (1928). *Contributions to Analytical Psychology*, trans. H. G. and C. F. Baynes. London: Routledge and Kegan Paul.

Kernberg, O. (1971). Barriers to falling and remaining in love. In *Object Relations Theory and Clinical Psychoanalysis*, pp. 185–213. New York: Jason Aronson.

Klein, M. (1957). *Envy and Gratitude*. New York: Basic Books.

Lederer, W. (1968). *The Fear of Women*. New York: Grune & Stratton.

Lerner, H. G. (1974). The hysterical personality: a "woman's disease." *Comprehensive Psychiatry* 15(2):157–164.

Lynn, D. B. (1972). Determinants of intellectual growth in women. *School Review* 80(2):241–260.

Mandelbaum, A. (1973). Separation. *Menninger Perspective* 4(5):5–9, 27.

Symonds, A. (1971–1972). Discussion (of Ruth Moulton's paper, "Psychoanalytic reflections on women's liberation"). *Contemporary Psychoanalysis* 8:224–228.

Torok, M. (1970). The significance of penis envy in women. In *Female Sexuality: New Psychoanalytic Views*, ed. J. Chasseguet-Smirgel et al., pp. 135–170. Ann Arbor: University of Michigan Press.

Young, E. (1973). A review of feminine psychology. Unpublished manuscript, University of California at Berkeley.

CHAPTER 2

여성생식기에 대한 오명[6)]

아이들이 성장해감에 따라 남아들은 남근을 가지고 있고 여아들은 질을 가지고 있다는 것을 배우게 된다. 어린 여아는 자신이 직접 탐색하기 어려운 내부 기관인 질을 가지고 있다는 것은 배우지만 클리토리스(clitoris)와 음순(labia)이 들어있는 음문(vulva)을 가지고 있다는 것은 배우지 못한다. 이러한 사실은 여성의 심리성적 발달에 있어서 아주 중요한 요인이 된다. 의미심장하게도 여아의 성기에 대한 이와 같은 불완전한 명명은 도처에 편재되어 있다. 만일 우리가 부모들을 면담하거나 성교육에 대한 문헌을 읽을 경우 여아는 자신이 질 외에는 아무 것도 가지고 있지 않다고 배울 것이다. 심지어 청소년 집단을 대상으로 하는 교육 자료에서 조차도 여성의 성기들에 대하여 이와 같이 설명하는 것이 일반적이다. "여아는 두 개의 난소, 자궁과 성 기관인 질을 가지고 있다. 남아의 성 기관은 남근과 고환을 가지고 있다. 최초의 변화(사춘기) 중의 한 가지는 소녀의 질 주변의 음모의 성장일 것이다."(Taylor 1972, p.47)

6) 이 장은 Journal of the American Psychoanalytic Association 24(5):269-283내 "Parental Mislabeling of Female Genitals as a Determinant of Penis Envy and Learning Inhibitions in Women"로 1976년 처음 출판되었다.

이와 같이 불완전하고 잘 분화되지 않았으며, 자신의 인체에 대한 해부학적으로 부정확한 양상은 여아가 자신의 클리토리스를 성적 자극과 만족의 주요 출처로 발견하게 되는 전오이디푸스기와 초기 오이디푸스 단계동안 아주 중요한 영향을 미친다. 여아는 쾌감을 주는 기관을 발견하게 되는데, 이러한 행동은 흔히 부모들에 의하여 인정받거나 이름 붙여지지 못하고 타당성도 인정받지 못하며, 그 결과 "여성적이지 못한 것(남아들만이 "외부에" 무엇인가를 가지고 있다)"으로 경험하게 된다는 것은 아이들에게 있어서 심각한 심리적 결과를 가져오게 된다. 구체적으로 이러한 잘못된 교육은 여성에게 남근선망을 가져오는 원인이 된다. 나는 남근선망이 단순히 남근에 대한 바람(남아들이 가지고 있는 것을 가지고 싶어하는 것)이라기보다는 오히려 민감한 외적 성기들을 포함하여 여성의 성기관들을 인정받고 싶어 하는 것을 나타낸다고 생각한다. 보다 깊은 수준에서 볼 때, 남근선망은 확실히 여성에게 있어서 성적으로 반응적인 여성이라는 것을 어머니로부터 인정받고 싶어하는 충족되지 않은 소망을 나타내는 증후라고 생각한다. 이러한 생각은 남근선망은 여아가 성기적 성취감도 갖지 못하고 어머니를 위하여 남근에 대한 쾌감도 단념해야 하는, 질투가 섞이고 소유욕이 강한 모성적 이미지에 대한 여아의 무의식적 서약이라는 Torok(1970)의 주장과도 일치한다.

임상 사례

다음의 사례는 여성의 성기를 잘못 명명함으로써 어떻게 학습금지(learning inhibition) 증후 뿐 아니라 남근선망을 가져오는가를 나타낸다.

앤은 자녀들을 둔 기혼 전문직 여성인데, 내적, 외적 긴장들이 계속 쌓여감에 따라 집중적인 정신치료를 시작하기로 결정하였다. 그녀의 증후들 중 역동적으로 서로 얽혀있는 것으로 드러난 세 가지 증후가 치료의 초점을 형성한다.

앤의 이야기 중 첫 번째 증후는 남편과의 성관계에 있어서 금지 사항들에 관한 것이었다. 그녀는 성관계 동안 질 감각들을 경험하고 자신의 질을 "좋아 한다"고 느낀 반면 자신의 외적 성기들에 대하여는 혐오감, 수치심과 불안을 느낌으로써 성적 쾌감을 심하게 손상시키고 있었다. 그녀는 남편이 자신의 질 부위를 바라보는 것을 견딜 수 없었고 또 스스로도 만져볼 수 없음으로써 자신의 해부학적 실체에 대해서 매우 불확실한 상태에 있었다. 그녀는 자신의 외음부들(external genitals)을 "나의 외적 물건(external stuff)"으로 칭하였고, 치료 초기에는 클리토리스(clitoris), 음순(labia), 음문(vulva)이라는 단어를 이야기할 때마다 심한 불안감과 굴종감을 경험하였다.

앤의 두 번째 증후는 스스로 "시간과 공간"이라고 한 것과 관련하여 혼동되고 "어리석게"되려는 경향이 있었다. 예를 들면 지적 능력이 대단히 뛰어남에도 불구하고 그녀는 시간 순서에 대한 방향을 혼란스러워 하였다.–"가을(fall)이 가을(autumn) 앞인가요? 혹은 그것들은 같은 것인가요? 기억할 수가 없어요." "오늘이 월요일 일 수도 있고 금요일 일 수도 있어요. 지금으로서는 그것을 알아내는 것을 그만두지 않고는 오늘이 무슨 요일인지는 말할 수 없어요." "누군가가 내게 '내가 지난 봄에 갔다' 고 이야기 하면 나는 혼란스러워져요. 계절을 파악하기 위해 혼자 속으로 여러 달과 계절들을 읊어야만 하죠." 또 앤은 지형과 공간 관계에 있어서도 사고에 어려움을 겪었다. 한 나라의 위치와 여러 나라들이나 대륙들 사이의 관계를 묘사하는 데에도 어려움이 있었다. 자신이 오랫동

안 살아온 도시에 대한 "내적 지도(internal map)"를 가지고 있지 않은 것에 대하여 불평하였고 또 방향들에 대하여서도 혼동하고 있었다. 사실 그녀는 자주 왼쪽과 오른쪽의 차이를 확실히 구분하기 위하여 자신의 결혼반지를 쳐다보곤 하였다. 이러한 기능 영역들에서 그녀가 경험하는 무력감과 혼동은 평소의 풍부하고 대단히 분화된 인지양식과 현저하게 대조를 이루었다.

앤의 세 번째 증후는 남근선망이었다. 즉 남성 성기관에 대한 그녀의 선망과 이상화는 약하게 감추어져 있다. 그녀는 성관계에서 쉽게 적극적인 태도를 취할 수 없었다—후에 그녀는 이것이 "누가 남근을 가지고 있는가"에 관하여 경험했던 혼동과 그녀 자신이 남근을 소유하고 싶은 갈등적 소원을 반영하는 것이었음을 이해했다.

앤의 치료 동안 구체화된 중요한 주제는 자신의 성기관들이 어떻게 보이는가에 대한 그녀의 혼돈이었다—후에 그녀가 시간적이고 공간적인 구조나 관계들을 이해하지 못하는 것과 관련된 혼돈이었다. 그녀는 자신의 외적 성기들의 이해할 수 없는 복잡함에 관하여 이야기 하였다. 즉 내 다리 사이에 있는 것은 시계 같다. 시계는 외적으로는 간단하다. 시계는 숫자들과 두 개의 바늘을 가지고 있다. 그러나 표면 이상을 보게 되면 시계는 대단히 미묘하여 이해하기 어렵다. 그것은 나와 같다. 피상적으로 볼 때, 조각들처럼 금이 나 있는 것 같다. 그러나 만일 정말 실제를 보게 되면 거기에는 혼동스러운 부분들이 많이 존재할 것이다. 너무 혼동스러워서 이해하기 어려울 것 같다. 자주 일련의 연상들 속에서 그녀는 자신의 성기들을 이해하는 데에 대한 무력감을 나타내었고, 그 다음에는 자신의 신체적 환경을 이해할 수 없는 것에 대해 비슷한 무력감을 나타내었다. 즉 "미치겠다. 그것들(자신의 성기관들)이 어디에 있는지 전혀 모르겠다. 남자들도 역시 모를 것이라고 생각한다. 그들은 항상 더듬거린다. 가끔 내 남편은 내 클리토리스를 찾지 못한다. 위치를 가르쳐 주고 나면 내가 마치 교통경관인 것처럼 느껴진다. 나도 역시 주변의 길을 확실히 알지 못한다." 앤은 도시의 길을 찾는 데 있어서의 자신의 혼동을 나타내기 위하여 같은 단어를 많이 사용하였다. 즉 아무리 많이 내가 보아왔고 가보았어도 내 머리에 지도는 없는 것 같다. 모든 것이 어떻게 위치해 있는가를 알아내려고 하는 것은 너무도 혼동스럽고 거의 무력해지기까지 하는 것 같다.

앤은 자신의 인체에 대하여 느끼는 혼동과 시간적, 공간적인 측면에서 느끼는 혼란을 연결시키기 시작함에 따라 남성기관이 "깔끔하고 간단"하며, "파악하기도 쉽고", "혼동스럽거나 숨겨진 부분들이 없다"는 사실을 남근선망과 연결시키기 시작하였다. 그것은 다른 사람들에 의해서도 "인정"되었다. 반면 그녀의 외음부들은 "입에 담을 수 없었다." "남성들이 남근을 가지고 있다는 것은 모두가 알고 있으며 모두가 그 단어를 말로 할 수 있다—심지어 여러 부분 부분들에 대하여서 조차도 말할 수 있었다. 그러나 사람들이 여성들이 가지고 있는 것을 나타내기 위하여 말로 나타내는 단어는 유일하게 '질(vagina)' 뿐이다."

치료가 진행되면서 "허용"이라는 단어의 독특성을 이해하기 시작함에 따라 이 세 가지 주제(자신의 외부 성기관들에 대한 혐오감과 혼돈, 시간과 장소에 대한 혼란, 남근에 대한 선망)들 사이의 연결성이 보다 명확해졌다. 가끔 앤은 타당성을 인정받지 못하고 부인되고 있다고 주장한 자신의 외음부들에 대하여 "허용되지 않았다"고 느끼면 분노나 우울증이 치솟는 것을 경험하였다. 그녀의 공간적, 시간적 혼동들뿐 아니라 성적 어려움들은 사실 "내가 가지고 있는 것을 가지도록 허용되는 것"을 둘러싼 앤의 갈등의 증후로 드러났다.

앤의 "허용받지 못했다"는 느낌은 나와의 관계에서 여러 가지 표현들로 나타났다. 내가 2주 간 없었을 때 그녀는 자신의 음순에 대한 혐오감을 더 많이 느끼게 되었고, 남편과의 성적 관계를 즐기는 능력이나 심지어 신체적 접촉까지도 감소되었다. 내가 돌아오자 그녀는 치료의 중단이 자신의 성적 어려움들을 얼마나 악화시켰는지를 장황하게 불평하였다. 나중에 그녀는 내가 이러한 것들에 의하여 은근히 만족했다는 환상을 가졌다. 즉 그녀의 성적 금지들은 내게 "선물"이었다는 것이 다—나라는 존재와 내가 제공한 치료가 "제일" 중요하다는 함축적인 표현은 "가장 " 중요한 것이었다. 내가 없는 동안에 성적 쾌감을 경험한다는 것은 허용될 수 없었는데 왜냐하면 나의 부재는 자신이 중요하지 않고 떠밀려지고 있으며 심지어는 불행하다고 느껴지게 하기 때문이었다.

마찬가지로 앤은 그녀가 자신의 클리토리스에서 느끼는 쾌감을 내가 부인하기를 원한다고 주장하였다. 앤은 화가난 상태로 내가 "프로이드주의자"라고 하면서 내가 자신이 "완전히 질이 중심"(totally vaginal)이 되기를 원하며, 또 내가 관여하는 한 자신은 내적 성기관들에 대해서만 허용될 뿐이라는 생각에 사로잡혀 있었다. 앤이 "허용되지 않았다"는 감정의 유래를 이해함에 따라 그녀의 증후들은 점차 완화되었다.

두 개의 중요한 발달적 사건들이, 앤의 환상인 "내가 가지고 있는 것을 가지는 것에 대하여 허용 받지 못했다"는 생각과 연결되어 있었다. 하나는 그녀의 자위행위에 대하여 어머니로부터 받았던 초기 처벌이었다. 왜냐하면 앤은 자신의 성기관들로 쾌감을 느낀다는 것(아버지의 남근으로 성적 쾌감을 느끼고자 하는 바램)은 어머니에게 파괴적이라는 것을 의미하였기 때문이다. 두 번째는 "남아들은 남근을 가지고 있고 여아들은 남아가 나오는 구멍을 가지고 있다"는 초기 교육이었다. 앤이 외음부들과, 자신의 클리토리스와 음순으로 쾌감을 느끼게 된다는 것을 알게 된 경험은 자위 금기 사항에 의하여서만 금지되었던 것은 아니었다. 더 중요한 것은 자신의 인체에 대한 불완전한 정보가 그녀에게는 "내가 가지고 있는 것을 가지지 말아야 했다는 메시지" 였다는 사실이다. "내가 가지고 있는 그 기분좋게 느껴지는 것은 이름이 없다. 아마도 존재하지 않는 것으로 생각되는 것 같다. 남아들만이 외부에 무엇인가를 가지고 있다. 그래서 나는 클리토리스를 가질 수 없

고 여전히 여아로 계속 존재한다. 아무도 남아에게 있어서 남근을 부인할 수는 없다. 모두가 그것의 이름을 말할 수 있으며 그것을 비밀로 하지는 않는다. 남근을 가지는 것은 가지고 있는 것을 가지는 것에 대한 허용을 얻는 것이다." 자신의 성기관들이나 외적 세계의 지형을 이해할 수 없었던 것은 사실 그녀가 "보지 않을 것"이라는 어머니와의 약속때문이다. 본다는 것은 그녀가 어머니를 위하여 거기 존재하지 않을 것(음순, 특히 클리토리스)으로 생각했던 어떤 것을 보려한다는 것을 의미했다. 앤의 말에서 남근선망은 "내가 실제로 가지고 있는, 아기가 태어나는 질 이상의 것에 대하여 허용 받고자 하는 소망"이었다. 남근선망은 앤이 자신의 성을 인정받으려는 소망을 표현한 것일 뿐 아니라 성적 충족을 방해함으로써 금지된 소망을 차단하는 역할을 하기도 하였는데, 이로써 앤이 성적으로 아주 반응적인 여성이 됨으로써 자신의 여성다움에 자긍심을 가지지 못하도록 하는 금지적 모성이미지를 재 확인하게 되었다.

논의

이 단편적인 사례가 여성의 신체 이미지의 복잡함을 설명하려는 것은 아니며 또 남근선망의 증세와 인지 혼란을 포괄적으로 설명하기 위한 것이 아니라는 점을 강조할 필요는 없다. 분명히 남근 선망은, 대단히 초점화되고 분회된 지각과 인지의 붕괴가 심리내적이고 문화적인 광범위한 결정요소들(Shapiro 1965, Lerner 1974a)을 나타내는 것처럼, 앤의 경우에 나타난 것과는 다른 의미들을 갖는 경우가 자주 있다.

여성의 성 기관에 대한 부정확하고 불완전한 명명이 한결같이 여아들에게 그녀가 어머니를 위하여 자신의 성적 쾌감을 부인해야만 한다는 것을 전달할 것이라는 것을 말하려는 것은 아니다. 성적인 잘못된 정보가 전달되는 부모–자녀 관계의 맥락이 상당히 중요하다. 예를 들면 앤의 경우, 그녀가 성 기관의 충족감을 느끼기를 원하지 않았던 질투 섞인 모성적 이미지를 내면화하게 만들었던 그녀의 또 다른 발달상의 측면들이 있었다. 여성의 해부학적 요소들을 명명하지 못하는 부모의 실패가 다른 성적이거나 오이디푸스적 금지들의 맥락에서 일어날 때 아주 병리적 효과를 가져오며 그로 인하여 정상적인 발달이 방해를 받게 된다.

그러나 나는 아주 좋은 부모–자녀 관계들에서 조차도 여아의 외음부들–특히 클리토리스–을 명백히 인정하고 명명하지 못할 경우, 병리적인 결과를 야기할 것이라고 생각한다. 이 생각은 자신의 성과 성적 차이들에 대한 모호한 정보가 현실 검증의 손상과 심각한 정신병리를 야기시키는 원인적 요인이라는 주장과 일치한다(Bellak and Benedict 1958, p.29). 한 가지 결과는 여아가 자신의 성기관들에 대한 정확하고 분화된 정신적 표상이나 "지도"를 발달시킬 능력을 손상시키고, 또 성 기관의 안쪽과 바깥쪽을 구분하는 어려운 발달 과제에 장애를 가져오게 된다는 것이다(Kestenberg 1968). 성 기관들에 대한 여아 스스로의 탐색이 자신의 환경으로부터의 정보에 의하여 실시되거나 그와 같지 않다는 사실은 자신의 성에 대한 불안, 혼동, 수치심을 야기한다. 남녀 모두 클리토리스가 여아들이 가지고 있는 것의 일부라는 것을 알고 있지 못하기 때문에, 이 기관은 여아의 성에 있어서의 타당하고 여성적인 부분으로서보다는 작고 불충분한 남근으로서 부착(cathected)될 것이다.

더 중요한 역동적 중요성은 이 잘못된 명명이 여아에게 묵시적이거나 무의식적인 의사소통을 가져다 준다는 것이다. 앤의 경우, 부모가 외음부들을 명명하지 못하게 함으로써 자신의 성적 쾌감과 성

기관의 충족을 어머니를 위하여 부인해야 한다는 무의식적 메시지로서 인식하였다. 무의식적 메시지는 다양한 대인관계 상황에 따라 서로 다른 반면 다음과 같은 사실들이 전달될 것이다. 즉 음문(vulva, 클리토리스를 포함하여)은 중요하지 않으며 그것에 대하여서는 이야기하거나 생각하지 말아야 한다거나 혹은 존재하지 말아야 한다는 것이다.[7)]

Torok(1970)은 남근 선망의 중요한 결정요인은 자위 금지였음을 강조했다. 여아는 소유욕이 강하고 간섭이 심한 어머니를 안심시키기 위해 남근을 이상화하고 부러워한다고 했다. 여아는 자신의 성기에 대한 충족감을 절대 얻지 못할 것이며, 남근으로 쾌감을 맛보려는 욕구를 포기할 것이며, 손에 넣을 수 없는 대상에 대한 갈망이 충족되지 않은 상태로 살게 될 것이라고 설명하고 있다. Torok에 의하면 자위를 금지하는 어머니는 스스로 쓰라린 공허감에 빠지게 되며, 아이가 어머니 없이도 만족감을 얻을 경우를 부러워하게 된다는 것을 설명하고 있다.

알려지고 인식된 신체 부위로 자위를 하는 것을 금지하는 것은 아마도 "확인하는"것을 무시하고, 여아의 민감한 외음부에 이름을 붙이는 것이기보다 여성의 성을 포기하도록 하는 메시지이다. 또 나는 여아의 "거세 컴플렉스"가 도처에 편재되어 있는 것은 일차적으로 클리토리스가 남근에 비하여 열등한 기관이기 때문은 아니라고 생각한다. 오히려 여아가 기만당하고 있다는 느낌은 음부(특히 클리토리스)가 "여아가 가지고 있는 것"이 중요한 측면이라는 것을 부모가 명백히 인정하지 못하고 있다는 것을 나타낸다. Freud 시대

7) 집중되고 특정한 성기로 특유의 자위행위를 하는 남아들과 달리, 여아들은 불특정하고, 간접적인 자위의 형태를 더욱 일반적으로 행한다고 보고 된다(Clower 1976). 나는 집중된 손을 이용한 클리토리스의 자극을 피하는 것은 어느 정도 여아의 이 기관을 인정하고 낙인을 붙이는데 대한 실패를 보여줄 수 있다고 생각한다.

에 클리토리스(clitoris), 음문(vulva), 음순(labia) 등의 단어들은 사전에 포함되어 있지 않았으며, 미국의 웹스터 사전에 여성의 성기관들을 일컫는 오직 하나의 단어는 질(vagina)이라는 사실은 흥미롭다. 우리는 감각 신경의 말단부에 퍼져있으면서 아무런 기능은 없으나 감각적 쾌감을 느낄 수 있는 여성의 신체 일부에 대하여 어떤 단어도 찾아볼 수 없는 시대에 살면서 우리가 어떻게 여성성에 대한 자긍심을 가질 수 있을지 의문이다. Freud 시대 이후 웹스터 사전에 적절하게 첨가된 부분들은 있으나 변화된 것은 거의 없다. 부모들은 딸들에게 클리토리스를 포함한 음문을 가지고 있다고 이야기 해 주지 못할 뿐만 아니라 나의 면담경험을 통하여 볼 때 그러한 이야기는 부모에게 당황스러움과 불편함이라는 기이한 반응을 불러일으켰다. 게다가 얼마나 많은 교육받은 부모들이 음문(vulva, 많은 사람이 그 단어를 스웨덴 자동차로 생각하는 것을 포함하여)이라는 단어를 들어본 적이 없다고 이야기하는가는 놀라운 사실이다. 이들 많은 부모들은 질(vagina)이라는 단어는 내적, 외적 성 기관들을 의미한다고 생각한다. 우리 전문직 모임에서도 마찬가지로 질이라는 단어를 피하는 것이 현저하며, 그것이 요구되는 구체적인 상황에서조차도 그러한 현상이 생기고 있다. 예를 들면 매닝거 재단에 있는 임상심리학자들이 사용하는 마틴 마이맨 로샤 척도 매뉴얼(Martin Mayman' s Rorschach Scoring Manual)에서 질이라는 단어는 여성의 외음부들에 대한 로샤 지각(Rorschach percepts)에 계속하여 잘못 적용되고 있다. 마찬가지로 이 테스트를 받는 환자들은 잉크로 된 점들이 자극적인 속성과 계속되는 질문을 통해서 지각되는 것이 여성의 외음부임에도 불구하고 자주 "질"을 본다고 보고 하는 경우가 자주 있다. 음문이라는 적절한 용어는 레지던트, 의과대학생과 전문가들이 테스트 받을 때 조차도 사용되는 경우가 아주 드물다.

비록 여성음부들을 부모가 잘못 이름붙이는 것이 얼마나 중요한 의미를 갖는가를 받아들이지는 못한다하더라도, 정신분석이론가들은 여성의 인체가 성장하고 있는 여아에게 의미하는 복잡함과 어려움에 특히 민감해왔다. 남아들은 "소변보면서 비난받지 않고 만질 수 있는 깨끗하고 눈에 보이는 기관을 가진 명백한 이점"(p.213)을 가지고 있는 반면 여아의 생식기는 눈에 보이지도 손으로 살펴볼 수도 없다(Moulton 1973)는 사실에 주목하게 되었다. 또 여아나 여성이 질과 입을 같은 것으로 무의식적으로 여기게 됨으로써 거세, 구순기적 탐식의 파괴적인 가능성 때문에 이 기관을 두려워하게 만든다는 것에 관심을 가지게 되었다. 게다가 외음부들은 상처 난 부위와 닮은 것으로 인식되고 또 이러한 인식이 생리 때의 출혈로 인하여 강화된다고 생각되기 때문에 두려워지게 된다(Abraham 1920). De Beauvoir(1953)는 다음과 같이 쓰고 있다:

> *남성의 성 기관은 손가락처럼 단순하고 깨끗하다. 즉 그것은 눈에 잘 보이고 또 자주 자랑스럽게 경쟁적으로 친구들에게 보일 수도 있다. 그러나 여성의 성 기관은 여성 자신에게조차도 신비롭고 감추어져 있으며 끈적 끈적하고 습기에 젖어 있다. 그리고 그것은 매달 출혈을 하고 몸에서 나오는 액체로 자주 더럽혀지고 비밀스럽고 위험스러운 자신의 삶을 산다.*
> *——(p.386)*

그러나 여성 인체의 "신비롭고" 감추어진 특성 때문에 반드시 여아가 자신의 성기들의 요소들을 발견하지 못하는 것은 아니라는 것이 강조되어야 한다. 여성은 자위와 어머니의 보살핌 과정에서 불가피하게 클리토리스 등 자신의 외음부를 발견하게 될 것이다. 더

구나 영아기와 아동기 동안 질행동과 쾌감을 느낄 수 있다. 질 자극은 젖을 빨고(Brierley 1936) 배변훈련(Greenacre 1950, Moulton 1973)을 하는 초기 영아기에 아동을 보살피는 동안 다양하게 간접적인 방식(Kestenberg 1968)으로 일어날 수 있다. 또 아동의 클리토리스 자위는 신경과 혈관이 연결됨으로써 외음부 내부에 강한 자극을 일으킬 수 있다. 질이 사춘기까지는 존재하지 않는다(1905)는 Freud의 신념과는 대조적으로 소아과 의사는 어린 여아들이 아주 이른 시기에 질 자위를 시작한다고 주장하고 있다. 더욱 중요한 것은 탐색될 수 있는 눈에 보이는 기관으로서의 질을 모르는 어린 아이들은 내적 감각으로 자신들의 질을 발견할 것이라는 것이다.

그러나 모든 사실들을 고려해볼 때, 여아가 자신의 성기관들에 대하여 편안하고 정확하며 분화된 인식을 하는 것이 상대적으로 보다 어려운 과제로 생각된다. 여아의 문제가 인체학적 실재 때문인지 혹은 그것이 주로 부모가 여아의 성적 탐색과 성기 감각들을 확인시키지 못하기 때문인지 이 점들을 주의 깊게 탐색해 볼만하다. 분명히 심리내적이고 문화적인 많은 요인들이 연결되어 여아들이 성장하는 과정 중에 자신의 성(sexuality)에 대하여 충분하게 이해하고 인식할 수 있도록 하지 못하고 있다는 것이다.

Masters와 Johnson(1966)의 연구 결과들이 발표되기 전에 클리토리스는 말 그대로 성인의 성에서 퇴화한 기관으로 여겨졌었다. 그리고 클리토리스의 자극은 "남성적인" 혹은 "남근적인"으로 생각되었고 남근 선망이나 성적 미숙함의 표현으로 쓰여졌다. 정신분석적으로 볼 때, 성인 여성에게도 어린 여아와 같은 메시지가 주어진다. 감각적인 쾌감 외의 어떤 기능도 하지 않으며 여성의 인체 중에서 가장 신체적으로 민감한 부분이 "남성적인 특성"을 지녔으며 "여성적이지 않은 부분"으로 부인되어져야만 했다. 즉 그것은 존재하지 않거나 존재하지 말아야한다는 것이다. 클리토리스 자극의 강렬함이 절대 중단되지 않는다는 것이 인식되는 한편 최근에 와서야 우리는 클리토리스가 타당하고 성인의 성에 있어서 중요한 기관이라는 것을 받아들이게 되었다.

부분적으로는 최근의 여성 운동의 영향으로 정신분석 집단도 여성성(Lerner 1974b)과 여성의 성(Chasseguet-Smirgel 1970)에 대한 잘못된 개념들을 수정하려는 시도로서 우리의 이론화 작업에 존재하는 가부장적 편견들에 점점 관심을 가지게 되었다. 여성에 관한 프로이드의 이론들을 재평가하고자 하는 강한 바램 때문에, 우리는 실제로 형성되고 유지되어온 왜곡과 잘못된 개념들에 대한 역동성을 이해하려는 중요한 이론적 과제를 간과할 수 있다. 여성의 성에 있어서 클리토리스에 정당한 역할을 부여한다는 것은 왜 클리토리스와 외음부들이 처음부터 "부인되어져" 왔는가를 역동적으로 이해하는 것만큼 중요하다. 이 부인은 현재와 같은 부모들의 가르침, 우리 자신이 과거에 했던 이론화 작업 그리고 가장 극단적으로는 어떤 문화에서는 수백 만 여성들에게 실시되어져온 클리토리스와 음순을 제거하는 관습에 의하여 잘 드러나고 있다(Ploss, Bartels, and Bartels 1965). 이와 같은 부인은 모두 여성의 성과 여성의 외부 성기에 대하여 양성이 느끼는 강력한 불안감에서 비롯되는 것이 명백하다. 아마도 그렇게 많은 정신분석적 관심이 내부 성기인 질에 대한 두려움으로 향하여 졌던 것은 바로 이 불안의 증후일 것이다.

그러나 정신분석이 여성의 외부 성기와 연관된 불안을 무시해왔다고 이야기하는 것은 정확하지 않다. 전문적으로 이야기하면 남성에게 있어서의 거세불안은 질(시각적으로는 거의 살펴볼 수 없는)을 보는 데에서 생기는 것이라기보다는 어머니의 털이 많이 난 음문(Lederer 1968, p.3)과 여자아이의 음문을 봄으로써 생기는 것이다. "상처"와 같은 외관을 가지는 것은 음문이지 보이지 않는 질이 아니다. 그리고 남근을 상실하거나 크기가 작아지고 몸 안으로 빨려 들어갈지도 모른다는 두려움을 남아에게 야기하거나 강화시킬 수 있는 것은 클리토리스이다. Freud(1940) 스스로도 여성의 음문을 보면 악마가 도망간다는 Rabelais(프랑스 풍자작가)의 글귀를 시사하고 상기시키는 불안을 인정하였다.

음문에 대한 두려움이 정신분석이론가들에 의하여 무시되어져 왔다기보다는 이 두려움의 결과가 충분히 인정되지 못하였다. 비록 이 무시가 여성 성기의 해부학적 구조로 인한 불안에서만 비롯된 것 같지는 않다하더라도 여아의 외부 성기를 부모가 이름붙이지 못하는 것은 이러한 두려움을 의미하는 중요한 증후 혹은 양상이다. 부모들과 면담을 해보면 또 다른 요인들 즉 여아를 자신의 성기를 통해 쾌감을 느끼는 성적인 개인으로 인정하는 것에 대한 부모의 불안과 같은 요인들도 작용하고 있음을 알게 된다(한 어머니는 "질은 재생산 기관이기 때문에 질에 대하여 이야기하기는 쉽다. 그러나 딸아이의 클리토리스에 대하여 이야기 하는 것은 딸에게 자위를 하라고 이야기하는 것 같다"고 설명하였다). 그러한 부모의 불편함에 깔린 역동성과 여아의 민감한 외부 성기를 인정하고 이름붙이지 못하는 것을 더욱 분명히 하기 위해서 좀 더 조심스럽고 체계적인 탐색이 필요하다.

클리토리스는 "남성적"이라고 이름 붙이거나, 인정해주지 않음으로써 부인하거나 정당성을 부인해온 여성 경험의 한 측면일 뿐이라는 사실에 유념하는 것이 타당하다. 여성들은 야심, 경쟁, 자기추구 노력들이 "남성적"이라는 스스로의 의식, 무의식적 두려움들에 의하여 개인적인 발달과 성취의 많은 측면들을 금지당해 왔다. 스스로의 경험들의 가치 있는 측면들을 자신의 성에 부적당한 것으로 명명함으로써 갈등과 금지를 경험하게 되었을 뿐만 아니라 인지적, 지적으로도 손상을 받게 되었다. 정신분석이 여성다움의 무의식적 의미와, 특정 특성, 노력, 행동들을 "남성적" 혹은 "여성적"으로 명명하는 것의 무의식적 의미를 더욱 잘 이해하기 위하여 노력하고 또 이러한 명명들이 성장 중인 자녀에게 주는 적응적이고 병리적인 의미들을 계속적으로 평가하는 것은 해볼만한 과제이다.

결국 성교육 문헌을 개관해 볼 때 부모의 성지식에 대한 자기보고가 자녀들에게 전달된다는 것이 확실하다. 거의 예외 없이 어린 아이들은(십대조차도) 여자 아이의 민감한 외성기에 대한 다른 언어적 구분은 없이 "남자아이들은 남근을 가지고 있고 여자아이들은 질을 가지고 있다"고 배운다. 여성 성기관들에 대한 이와 같이 불완전하고 미분화되고 자주 부정확하기까지 한 묘사 때문에 성장하는 여자아이들이 여성다움에 자긍심을 가질 수 없게 되고 또 자신의 성에 대하여 불안과 혼동을 유발시키게 된다. 이 장에서 제시된 사례에서 여아의 외성기들을 이름붙이지 못하는 것이 "보는 것"에 대한 갈등(이것은 학습금지라는 증후를 야기함)뿐만 아니라 남근선망을 야기하는 요인이었다.

"거세컴플렉스"가 거의 모든 여아들에게 펴져있다는 것이 클리토리스가 남근에 비하여 작은(따라서 열등한) 기관이라는 사실에서 일차적으로 비롯된 것은 이니다. 오히려 "속임을 당한다"는 여아의 느낌은 음문(특히 클리토리스)이 여아들이 가지고 있는 중요한 측면이라는 것을 부모가 명백하게 인정하지 못한다는 사실을 나타낼 수 있다. 여아의 성기관들의 볼 수 있고 민감한 측면들을 여아에게 이름 붙여 주지 않기 때문에 여아는 자신이 성적으로 반응적이고 완전한 여성으로 발달하는 것에 대한 "허락"을 받지 못하고 있다고 느낄 수 있다. 제시된 사례에서처럼 남근선망은 자신의 여성으로서의 성을 “인정받고” 싶어하는 증후일 수 있다. 그러나 그것은 또 성적 반응과 여성다움에 대한 자긍심을 억제함으로써 금지된 소망을 차단시키는 역할도 한다.

참고문헌

Abraham, K. (1920). Manifestation of the female castration complex. In *Selected Papers of Karl Abraham, M.D.*, trans. D. Bryan and A. Strachey, pp. 338–369. London: Hogarth Press, 1927.

Beauvoir, S. de (1953). *The Second Sex*. New York: Knopf.

Bellak, S., and Benedict, P. K., eds. (1958). *Schizophrenia: A Review of the Syndrome*. New York: Grune & Stratton, 1966.

Brierley, M. (1936). Specific determinants in feminine development. *International Journal of Psycho-Analysis* 17:163–180.

Chasseguet-Smirgel, J. (1970). *Female Sexuality: New Psychoanalytic Views*, ed. J. Chasseguet-Smirgel et al. Ann Arbor: University of Michigan Press.

Clower, V. L. (1976). Theoretical implications in current views of masturbation in latency girls. *Journal of the American Psychoanalytic Association* 24(5):109–125.

Freud, S. (1905). Three essays on the theory of sexuality. *Standard Edition* 7:125–244, 1953.

——— (1940). Medusa's head. *Standard Edition* 18:273–275, 1955.

Greenacre, P. (1950). Special problems of early female development. In *Trauma, Growth, and Personality*, pp. 234–258. New York: International Universities Press, 1969.

Kestenberg, J. S. (1968). Outside and inside, male and female. *Journal of the American Psychoanalytic Association* 16:457–520.

Lederer, W. (1968). *The Fear of Women.* New York: Grune & Stratton.

Lerner, H. G. (1974a). The hysterical personality: a "women's disease." *Comprehensive Psychiatry* 15:157–164.

——— (1974b). Early origins of envy and devaluation of women: implications for sex role stereotypes. *Bulletin of the Menninger Clinic* 38:538–553.

Masters, W. H. and Johnson, V. E. (1966). *Human Sexual Response.* Boston: Little, Brown.

Moulton, R. (1973). A survey and reevaluation of the concept of penis envy. In *Psychoanalysis and Women*, ed. J. D. Miller, pp. 207–230. New York: Brunner/Mazel.

Ploss, P., Bartels, M., and Bartels, P. (1965). *Femina Libido Sexualis.* New York: The Medical Press.

Shapiro, D. (1965). *Neurotic Styles.* New York: Basic Books.

Taylor, K. (1972). *Almost Twelve.* Wheaton, Ill.: Tyndale House.

Torok, M. (1970). The significance of penis envy in women. In *Female Sexuality*, ed. J. Chasseguet-Smirgel, et al., pp. 135–170. Ann Arbor: University of Michigan.

남근선망[8]

CHAPTER 3

남근선망의 개념은 계속해서 수정되어 왔으며 오늘날 남근선망은 여성의 발달에 있어서 특별한 영향력을 갖고 있지 않는 것으로 여겨진다. 여성이 어머니 역할을 통해서나 전문적 발달을 위해서, 자기실현과 성장에 대한 기대를 갖는 것은 이제 실질적이거나 상상적인 성기 열등감에 대한 방어적 반응이라기보다는 여성으로서의 노력으로 여겨지고 있다. 오늘날의 분석은 여성의 공격적, 야심적, 경쟁적 노력을 "남성적"인 것으로 명명하거나 남근선망의 양상으로 성급하게 해석하기 보다는 어떤 성이든 자기애적 상처와 손상의 느낌을 보상하기 위한 수단으로서 야심적이고 경쟁적이며 생산지향적 입장을 취한다고 해석하는 경향이 강하다. 결론적으로 남근선망이 여성성에 있어서 초기 저자들의 주장만큼 보편적이고 필수적 부분을 담당하는 것은 아닌 것으로 생각되고 있다(Blum 1977).

여성다움이 사춘기까지는 나타나지 않는다는 Freud 견해와는 대

8) 이 장은 Bulletin of the Menninger Clinic 44(1):39-48 내 "Penis Envy: Alternatives in Conceptualization"이란 제목으로 1980년에 처음 출판되었다.

조적으로(Kleeman 1977) 여아의 여성다움은 이제 원초적인 것으로 이해되고 있다. 동시에 남근선망과 거세 컴플렉스는 여성의 발달에 중요한 영향을 미치며, 남근선망은 일부 여성들 사이에 있어서 특징적인 증세가 되고 있다는 데에 폭넓은 합의가 이루어지고 있다. 사실 남성의 성기관을 탐하는 것이 대단히 강력하고 보편적인 역동성을 가지고 있어서 사회문화적 타당성으로 여성들이 자신의 성에 대하여 느끼는 심각한 결핍감과 열등감을 설명하기에는 충분한 것 같지 않다. 증후적 남근선망의 존재는 임상적으로 나타나는 사실인 반면, 그 증세의 원인과 의미에 대해서는 정신분석적 합의가 부족한 상황이다. 이 장의 과제는 그 증후에 대한 중요한 이론적 차이들을 분명히 하고, 임상 실천에 있어서 그것이 가지는 의미에 주목하는 것이다.

해부학적 차이의 역할

정신분석 문헌을 고찰해 볼 때 남근선망의 원인에 있어서 실제 인체의 차이들이 얼마나 중요한가에 대해서는 거의 일치하지 못함을 알 수 있다. Freud(1905)에 의하면 남근선망은 여성의 성기 열등감(실제든 상상으로든)에서 비롯되며, 여아가 성적 차이를 관찰하면서 상처를 받은 결과로서 일어난다. 한편 보편화된 이러한 관점과는 대조적으로 점점 많은 정신분석문헌들이 "남근자체는 남근선망과 관계가 없다"(p.138)는 Torok(1970)의 역설적인 주장에 동의하고 있다. 이러한 문헌들에서는 객관적인 인체의 차이에 대한 인식이 남아의 성기를 이상화하는 것을 설명해주지는 못하며, 더 나아가 남근 같은 신체의 한 부분이 없다는 것이 그 자체로 병리적 시샘이나 자기 멸시를 가져오지는 않는다고 주장하고 있다. 이 두 가지 이론적 입장을 상세히 살펴보는 것은 가치가 있을 것이다.

실제적인 해부학적 현실을 반영하는 남근 선망

많은 여성 환자들은 자신들의 결핍감을 구체적으로 남성의 성기가 없다는 사실과 연결시킨다. Torok(1970)은 주목하였듯이 "많은 여성들은 남성의 성 기관이 우수한 특성을 가지고 있다는 환상적인 생각을 가지고 있다. 즉 좋고 나쁨에 대한 끝없는 갈등, 그것을 소유한 사람이 확실히 보장받게 되는 안정감, 절대적 자유, 불안과 죄의식에 대한 면역, 즐거움, 사랑의 약속, 남성의 모든 소망들을 성취할 수 있게 된다는 것이다"(p.139). 논리적으로 볼 때 남근선망은 실질적이거나 인식상의 인체 차이들에 대한 반응에서 비롯되는 것 같다. Freud에 의하여 제기된 이러한 관점은 Stoller(1973)에 의하여 다음과 같이 요약된다.

> *그것은 볼 수 있고 크기가 변할 수 있으며 무기 같은 형태를 갖추고 있고 뚫고 들어갈 수 있으며 여성을 두렵게 만들 수 있으며, 영아기부터 강한 자극원이기 때문에 그것은(남근) 우월성을 보여준다. 여성의 성기와 비교해 볼 때, 이와 같은 사실이 타당하다. 여성의 음핵인 클리토리스는 훨씬 작고 보이지 않고 뚫고 들어갈 수 없으며 남성의 상상력을 빼앗을 수 없으며 절대 상징화되거나 고상할 수 없다. 그리고 Freud는 클리토리스가 즐거움을 줄만한 능력도 가지고 있지 못하다고 생각했다. 클리토리스의 중요성은 그것이 다른 기관, 즉 Freud가—숨겨져 있고 어둡고 신비스럽고 불확실하며 깨끗하지 않으며 즐거움을 주지 못하는—열등한 기관이라고 생각*

한 질과 그 운명을 함께 해야 하므로 더 약화된다(pp.244 ~245).

마찬가지로 여성의 거세 컴플렉스에 대한 그의 고전 논문에서 Abraham(1920)은 "여성의 성기는 하나의 상처로 여겨지며 또 그것은 거세로 인한 결과를 나타낸다"(p.340)고 주장한다. 이러한 관점은 남근선망의 원인이 여아의 관찰에 달려있거나 혹은 최소한 자신에게 우월한 성기가 결여되어있거나 상실했다고 믿는 신념으로 생긴 현상이라는 것이다.

해부학적 현실이 증후적 남근선망에서 어떤 역할을 하는가에 대하여 또 다르게 개념화하는 방법이 있다. 이 또 다른 관점은 여아가 남근을 부러워하게 하는 것은 실제로 혹은 인식상으로 남근을 탁월한 것으로 여기기 때문이 아니라 남근을 선망하게 만드는 자신의 성기의 불안 유발 속성이라고 주장하고 있다. 실제로 여아 성기의 해부학적 구조로 인하여 자신의 성적 해부학에 대하여 정확하고 편안하고 분화된 인식을 하는 것을 남아보다 훨씬 더 어려워하여 여아에게 특별히 문제가 제기될 수 있다는 데에 의문의 여지는 없다(Kesterberg 1968, Lerner 1977). 남성과 여성이 질과 음문에 대하여 공통으로 가지게 되는 원초적 불안은 문헌에서 상당한 관심을 받아왔으므로(Lederer 1968), 여기서 상세히 설명할 필요는 없다. 중요한 것은 모호함, 혼돈, 어린 여아가 자신의 성기에 대하여 경험하게 되는 불안이 자신의 성기 대신 남아의 성기를 가지면 정신내적 생활을 보다 잘 관리할 수 있을 것이라는 환상을 가지게 할 것이라는 것이다.

언급된 개념적 차이는 미묘하지만 중요하다. 첫 번째 견해는 남근선망에 있어서의 중요한 결정요인은 여아의 마음이 실제 혹은 인식상으로 남근을 우월하게 여긴다는 점이라고 전제한다(남근은 보다 크고 볼 수 있으며 보다 강력한 쾌감의 원천이다). 두 번째 견해는 남근에 대한 여아의 선망은 자신의 성기에 대한 불안(관통이나 침투에 대한 두려움, 강력하고 산만하고 내적인 성기 감각에 대한 두려움, 거세되고 구순적-파괴적 기관으로서의 질에 대한 두려움)에 대한 간접적인 반응이라고 전제한다. 비록 이 두 가지 견해가 상호 배타적일 필요는 없지만, 임상개입이 각각 달라지기 때문에, 개념적 차이는 중요하다. 첫 번째의 경우 해석 작업은 구체적으로 환자가 남아/남성이 되고 싶어하며 자신의 성기 대신 남성의 성기를 가지고 싶어 하는 점에 초점을 둔다. 두 번째 경우, 해석 작업은 여성이 실제로 가지고 있는 것에 대한 불안과 갈등 때문에 이것을 할 수 없다는 것을 인정하는 한편, 환자가 여아/여성이 되고 싶어하고 자신의 성기에 대한 충분한 인정을 받고 싶어하는 점에 초점을 둔다. 남자 성기에 대한 부러움은 근본적인 경험이라기보다 이차적이거나 방어적인 노력에 의한 것이다. 내 견해로는 처음과 같은 임상개입은 환자의 여성성 평가절하를 강화시킬 위험에 부딪치게 되며, 그 문제를 계속적으로 분석하는 데에 방해가 된다.

무의식적 갈등 표현으로서의 남근선망

위에서 언급된 두 가지 견해들과는 대조적으로 점점 많은 정신분석가들이 실제 해부학적 차이는 남근선망에 있어서 거의 혹은 일차적인 원인으로서의 역할을 하지 못한다고 믿고 있다. 예를 들면, Torok(1970)은 객관적인 생물학적 기관으로의 남근은 남근선망을 이해하는 데 있어서 중요하지 않다고 이야기 한다. 즉 "남근이라는 물체의 속성을 중시하지 않는 질문을 통해서만 남근선망의 일반적인 중요성과 증후를 통하여 해결하려고 하는 갈등과 해결을 위하여 노력하는 방식이 드러난다."(p.183) 분석가의 과제는 하나의 해결책으로서 남근선망을 야기시킨 무의식적 바램, 두려움, 소망을 드러내기 위하여 남근선망을 벗어나 그 이상의 탐색을 하는 것이다.

이 개념적 틀 안에서 Grossman & Stewart(1977)는 남근선망을 자기애적 상처와 모든 심리성적 발달 수준에서의 선망의 문제들을 고찰하고 표현하려는 "은유(metaphor)"라고 주장한다. 잃어버리고 얻을 수 없는 기관에 대해 초점을 두는 것은 불만족과 부러움을 구체적이고 이해할 수 있도록 설명해 주는 반면, 그들 자신의 해부학적 차이는 원인론적으로 중요하지 않다. 이들 저자들은 특히 많은 심리적 요인들 중에서도 성적 차이들을 발견하기 이전에 존재하는 심각한 손상감, 박탈감, 부러움은 많은 박탈 경험 등, 이 중의 하나인 성기적 차이를 발견할 때 외상적 상처를 야기시킬 수 있는 많은 심리적 요인들 중의 하나라는 사실에 주목하고 있다.

다른 저자들(Chasseguet-Smirgel 1970, Torok 1970)은 남근선망은 남근이라는 물체의 특성과 무관할 뿐 아니라 더 나아가서 그 증후는 선망과는 거의 무관하다고 주장한다. 내가 생각하기로는 남근선망에 대한 가장 임상적으로 타당하고 유용한 이해는 증후를 대상관계(그것은 어머니일 경우가 많다)에 혼란을 나타내는 것으로 보는 입장이다.

만일 여아나 여성이 여성성을 평가절하하고 남근을 원한다면 우리는 "그녀가 왜 그렇게 원하는가?" "이러한 바램은 부모 형상을 갖춘 어떤 무의식적 드라마가 내면화되어 있음을 뜻하는 것인가?" 등 많은 가능한 해결책들이 제시되어 왔다. 즉 여아는 어머니에 대한 자신의 증오를 더 잘 표현하기 위하여 혹은 부러움의 대상인 전능한 어머니와 어머니의 마술적 속성을 소유하는 의미로서 또 어머니와의 의존적이고 좌절된 관계에서 벗어나기 위한 수단(즉 분리와 분화되려는 필사적인 시도)으로서 남근을 원한다는 것이다. 남근선망은 전능한 어머니에 의하여 고통받은 자기애적 상처들에 대한 반격 혹은 딸이 성기적 성취를 이루지 못할 것이라는 것을 어머니에게 무의식적으로 "충성스럽게 맹세"를 함으로써 시샘 많고 침해적이며 모성적 이미지를 보호하려는 여아의 노력일수도 있다 (Chasseguet-Smirgel 1970, Torok 1970, Lerner 1977).

Chasseguet-Smirgel(1976)은 이후에 증후적 남근선망은 어머니가 지배적이고 통제적이며, 아버지는 약하고 수동적으로 경험하는 가족 안에서 가장 심각하다는 사실을 관찰하게 되었다. 이러한 발견은 나 자신의 임상적 관찰과 일치하는데, 그것은 남성에 대한 선망과 이상화는 자주 여아/여성이 어머니의 지나친 통제로부터 스스로를 분리하고 또 파괴적이고 거세적인 "나쁜 어머니"와의 두려운 동일시를 피하기 위한 시도와 연결되는 경우가 많다는 사실이다. 즉 "거세시키는(castrating) 것"으로부터 "거세되기(castrated)"까지 자기경험에 있어서의 방어적 변환(defensive shift)이 여성들 사이에는 흔하다. Chasseguet-Smirgel(1970)은 여성의 이미지들이 거세되었거나 결함이 있다고 보는 것은 여성과 남성이 원초적 어머니의 이미지를 부인하는 것이라는 점에 주목하였다.

앞의 요약이 남근선망의 증후가 특정 여성에 대하여 가지는 복합적인 의미들에 맞다는 것을 의미하지는 않는다. 오히려 중요한 점은 일부 정신 분석가들이 남근선망을 해부학적 차이점들과 타협하는 데에 있어서 여아의 어려움들을 반영하는 증후로 본다는 점이다. 다른 분석가들은 그 증후를 특별한 무의식적 의미(부러움이나 해부학과는 거의 관계가 없는)가 분석되고 이해되어야 하는 의식적인 정신 내용으로 보기도 한다.

치료에 주는 시사점

Grossman과 Stewart(1977)는 남근선망이 '환자가 남성의 성기들을 부러워하는 것' 을 나타내는 것으로 구체적으로 개념화 될 때, 해부학적 차이와 남자가 되고 싶어하는 환자의 바램에 대한 최종적이고 변화될 수 없는 진실로서 임상적으로 다루어질 수 있다는 점에 주목한다. 그와 같은 불만족의 원인이 복합적인 것을 한 가지로 만들어 증후의 기본적인 의미들을 분석하지 못하게 한다는 점을 지적한다. 더구나 그러한 개입들의 임상적 효과는 환자의 자기 열등감에 대한 최악의 두려움을 확실시 하고 "실제" 박탈감을 강화시킬 수 있다. 마찬가지로 그러한 해석들은 환자의 해부학적 혹은 성기적 결핍에 대한 방어적 초점을 강화시키며, 환자와 분석가가 기본적으로 불안을 많이 유발시키며, 고통스러운 소원이나 증후로 표현되는 갈등들을 탐색하지 못하게 한다.

나는 여성 환자에게 분석가/치료자가 "사실 당신은 남자가 되고 싶어 한다"고 말하고 있다고 생각한다면 남근선망에 대한 해석은 항상 치료적이지 못할 것이라고 생각한다. 이러한 이야기는 환자의 여성성과 여성다움을 경멸하는 회복할 수 없는 결과를 낳게된다. 여성이 오해받고 있다고 느끼게 만드는 의사소통법이다. 왜냐하면 비록 그녀의 갈등과 증후들이 그녀가 이 목표를 성취하지 못하게 막는다 하더라도 그녀가 원하는 것은 더욱 여성적이 되고 싶어 하는 것이기 때문이다. 증후적 남근선망은 흔히 정신분석 실천에서 자주 부딪치게 된다. 그러나 실제로 남성이 되고 싶어하는 많은 여성 환자들(방어적으로보다는 일차적 경험으로서)은 사실 거의 없으며, 단지 성 도착(transsexual)에 한한 경우일 것이라고 생각된다.

관련하여 중요한 점은 여성 환자들이 자주 그들이 복합적이고, 방어적 이유들 때문에 "남근 선망을 가지고 있다"(구체적인 해부학적 측면에서)는 생각에 신속히 동의하는 경우가 많다. 그런데 이러한 동의가 그 개념을 타당한 것으로 받아들인다는 의미는 아니다. Grossman과 Stewart(1977)는 남근선망에 대한 해석들은 그것들이 조직적 효과를 가지고 있기 때문에 환자에 의하여 사실로 선뜻 받아들여져 왔다고 관찰해 왔다. 즉 남근선망이 여성성에 대한 막연한 선망이나 모호한 불만족을 논리적으로 바꾸어 놓는 일종의 망상처럼 기능한다는 것이다. 앞에서 주목한 것처럼 어떤 환자들은 탐색을 통하여 증후와 연결되어 있는 기본적인 정서와 불안들이 드러날 때 더 불안해질 것을 차단하기 위하여 무의식적으로 해부학적이고 성기적 결핍의 문제에 초점을 둔다. 비공식적으로 나는 남근선망으로 해석하는 것에 대하여 오랫동안 동조해 왔다고 말하는 여성들을 매우 많이 인터뷰해 왔다. 그것은 그 당시에는 "사실처럼 느껴지지만" 이후에는(치료 이후에 혹은 치료가 계속되는 동안) 모욕적이고 금지적이며 잘못된 것으로 경험된다. 나는 환자가 남근선망이라는 분석적 해석들(특히 분석가가 남성일 때)에 동조하도록 이끄는 무의식적 동기들이 복잡하고도 더 많은 관심을 가져야 할 부분이라고 생각한다.

남근선망과 "남성적 투쟁"

남근선망이 여성의 실제 성적 · 사회적 · 지적 욕구들에 대한 사회적 방임과 왜곡에서 비롯되는 증후라는 생각은 오늘날의 임상가들 사이에 상당한 논쟁을 불러 일으켰다. 많은 정신분석가들이 이 관점에 동조적이지 않은 반면 소수(Seidenberg 1970)는 남근선망은 힘을 가진 사람들에 대하여 박탈되어 있고 종속된 집단이 취하는 태도를 의미한다는 견해(아주 오래 전의 Thompson(1943)의 견해)에 동의한다.

이 문제에 대한 자신의 견해와는 상관없이 그 논쟁은 여성다움에 대한 사회적 정의에 반하거나 남성적 특권에 대한 부러움을 표현하는 모든 여성에게 남근선망이라고 명명하는 많은 이론가와 실무자들에게 있어서는 개념적 명확성이 부족하다는 것을 밝히는 데에 도움이 되었다. 어떤 분석가들은 그러한 “반항”이 고정관념적인 “여성적인” 자매들(Bem 1976, Kaplan and Bean 1976)보다 더 건강할 수 있음을 보여주는 심리적 연구가 증가함에도 불구하고, 남근선망을 “여성적인 역할”(문화적으로 규정된)을 잘 받아들이지 못하는 것과 유사하게 취급한다. 남근선망과 소위 남성적인 투쟁을 등치시키는 것은 개념적으로 건강하지 못하며 성격적으로도 치료에 도움이 되지 못하는 결과를 가져온다.

나는 남성들에 대한 부러움과 분노를 표현할 뿐 아니라, 문화적으로 여성성으로 규정된 것을 거부하는 여성들이 건강과 적응적 이유들 때문만이 아닌 복잡한 신경증 때문에 그렇게 한다는 것을 발견하였다. “남성적 노력들”을 드러내는 상당수의 여성들은 남근선망을 가지고 있는 것이 아니라 여성성에 대한 깊은 자신감과 즐거움을 가지고 있다. 그러나 이 여성들은 가정 밖의 세계에서 정복과 성공에 대한 자신의 야심적이고 경쟁적인 노력들로 생기는 무의식적 불안이나 죄의식과 투쟁하고 있는 것이다. 이들 여성들이 모두 가지고 있는 금지들은 지적 숙달이나 전문적 성공과 관련된 자율적 기능을 경험하는 것을 용인하지 않는 자신들의 어머니와 분화되지 않은 관계에서 발생한다. 덧붙여 그러한 노력들은 무의식적으로 "너무 남성적인" 혹은 "성기적인 것(phallic)"으로 경험된다--그것은 문화적 압력에 의하여 강화된 지각이다.

환자의 "성기적" 노력이 치료에서 남성적인 것으로 해석되거나 남근선망의 표현으로 보일 때, 야심적이고 경쟁적인 노력에 대한 죄의식은 증가한다. 여성의 금지들을 강조하는 데에 덧붙여 그러한 해석들은 여성이 자신의 성 정체감에 대한 의문 없이 성공적으로 경쟁적이어도 좋다고 허락을 받았다고 느끼는, 남성들에 대한 여성의 분노를 불가피하게 심화시킨다. 나는 자주 증후적 남근선망이 역설적으로 그 와해를 목적으로 하는 해석에 의하여 오히려 역설적으로 강화된다는 Kronsky(1971)의 관찰에 동의한다. 많은 경우 남성에 대한 선망과 분노는 여성이 폭넓고 다양한 기능 측면들 안에서 스스로를 충족시킬 수 있을 때 저절로 사라진다.

남근선망이 구체적인 해부학적 용어로 개념화될 때 분석적 해석은 일종의 터무니없는 환원주의(Reductionism)에 도움을 줄 수 있다. 마음과 남근을 등치시키는 것은 마음의 훌륭한 기능이 여성들에게 자신감과 만족의 근원이 된다는 Ritvo(1977)의 이야기를 예로 들어보자. 그는 "남근선망을 성공적이고 만족스럽게 승화시킨 한 경우는 특히 대학생들에 있어서 보여지는 지적 기능과 성취를 통해서 찾을 수 있다(p.132)."라고 썼다. 여기서 저자가 의미하는 바는 정말 여성적인 여성은(남근선망으로부터 자유로운) 지적 기능과 성취 부분에서 자신감과 즐거움이 부족하다는 것인가? 혹은 총명하고 야심적인 여성들이 무의식적 해부학적 결함을 무의식적으로 깨닫게 됨으로써 동기부여가 되는 것인가? 혹은 자신의 마음을 창조적으로 사용하는 것이 "남성적인" 추구라고 하는 것인가? 아마도 아닐 것이다. 왜냐하면 우리는 한 개인이 성취하고 지적인 유능함을 통하여 느끼는 즐거움은 남녀 모두에게 똑같이 풍부한 심리적 의미를 가지는 것임을 알고 있기 때문이다. 이러한 노력들은 적응적인 승화 능력, 한 쪽 혹은 양쪽 부모들과의 건강한 동일시, 숙달과 학습을 통하여 자아가 갖게 되는 자연스러운 즐거움, 다른 사람들로부터 칭송을 얻는 데에서 비롯되는 자기애적 만족, 자신이 유능하고 잘 경쟁하고 있다는 것을 알게 되는 데에 따른 자기존중감과 안녕감 등을 나타낸다. 비록 분석 작업을 통하여 경쟁, 성취, 서로 겨루는 것은 병리적 토대를 가지고 있으며, 기본적인 결함이나 불완전함을 보충하는 역할을 보여 왔다 하더라도 이러한 발견은 남성과 마찬가지로 여성에게 있어서도 사실이 아니다.

그러나 그들의 의도에도 불구하고 Ritvo의 언급은 여성의 경쟁적, 지적, 야심적 노력이 "전적으로 여성적"인 것 그리고 숙녀다운 것이 아니며 따라서 이것들이 즐겁고 자아 동조적으로 환자의 자기경험 속에 통합될 수 있을 것 같지 않다는 것을 암시하는 것으로 들릴 수 있다. 때로 정신분석은 여성의 자기경험에 대한 몇 가지 가치 있는 측면이 "남성적인 것"으로 명명될 때 여성이 경험하는 깊은 죄의식과 불안을 충분히 인정해주지 못했다. 예를 들면 나에게 온 한 정신치료 환자는 자신이 보물로 지극히 귀하게 생각하는 가죽 가방-자산을 끔찍히 사랑했던 고인이 된 아버지의 유품이었다-을 가지고 있었다. 그녀는 이전 치료자가 그 가방에 그녀가 애착을 보이는 것을 남근에 대한 선망으로 해석했을 때 "영원히" 옷장에 가방을 넣어두었다. 그러나 이후에 나와의 작업에서 그녀는 마음을 바꾸어 다시 가치 있는 물품으로 경험할 수 있게 되었다.

남근선망에 대한 정신분석적 해석은 그 증후가 특정 여성에게 하는 특이하고 다양하며 복잡한 의미들을 탐색하는 분석가의 능력에 따라 치료적이지 못할 수도 있고 혹 유용할 수도 있다. 비록 의견불 일치가 항상 명백하게 언급되지는 않지만 남근선망의 의미에 대한 정신분석적 의견은 상당히 다양하다. 정신분석적 해석은 남근선망이 개념화되는 방식에서 비롯되기 때문에 개념적으로 명확하게 하는 것은 특별히 임상적으로, 그리고 이론적으로 중요하다.

참고문헌

Abraham, K. (1920). Manifestation of the female castration complex. In *Selected Papers of Karl Abraham, M.D.*, trans.

D. Bryan and A. Strachey, pp. 338–369. London: Hogarth Press, 1927.

Bem, S. L. (1976). Probing the promise of androgyny. In *Beyond Sex-role Stereotypes: Readings Toward a Psychology of Androgyny*, ed. A. G. Kaplan and J. P. Bean, pp. 47–62. Boston: Little, Brown.

Blum, H. P., ed. (1977). *Female Psychology: Contemporary Psychoanalytic Views*. New York: International Universities Press.

Chasseguet-Smirgel, J. (1970). Feminine guilt and the Oedipus complex. In *Female Sexuality: New Psychoanalytic Views*, ed. J. Chasseguet-Smirgel et al., pp. 94–134. Ann Arbor: University of Michigan Press.

—— (1976). Freud and female sexuality: the consideration of some blind spots in the exploration of the "dark continent." *International Journal of Psychoanalysis* 57(3): 275–287.

Freud, S. (1905). Three essays on the theory of sexuality. *Standard Edition* 7:130–243, 1953.

Grossman, W. I. and Stewart, W. A. (1977). Penis envy: from childhood wish to developmental metaphor. In *Female Psychology: Contemporary Psychoanalytic Views*, ed. H. P. Blum, pp. 193–212. New York: International Universities Press.

Kaplan, A. G. and Bean, J. P., eds. (1976). *Beyond Sex-role Stereotypes: Readings Toward a Psychology of Androgyny*. Boston: Little, Brown.

Kestenberg, J. S. (1968). Outside and inside, male and female. *Journal of the American Psychoanalytic Association* 16(3): 457–520.

Kleeman, J. A. (1977). Freud's views on early female sexuality in the light of direct child observation. In *Female Psychology: Contemporary Psychoanalytic Views*, ed. H. P. Blum, pp. 3–27. New York: International Universities Press.

Kronsky, B. J. (1971). Feminism and psychotherapy. *Journal of Contemporary Psychotherapy* 3(2):89–98.

Lederer, W. W. (1968). *The Fear of Women*. New York: Grune & Stratton.

Lerner, H. G. (1977). Parental mislabeling of female genitals as a determinant of penis envy and learning inhibitions in women. In *Female Psychology: Contemporary Psychoanalytic Views*, ed. H. P. Blum, pp. 269–283. New York: International Universities Press.

Ritvo, S. (1977). Adolescent to woman. In *Female Psychology: Contemporary Psychoanalytic Views*. ed. H. P. Blum, pp. 127–137. New York: International Universities Press.

Seidenberg, R. (1970). *Marriage in Life and Literature*. New York: Philosophical Library.

Stoller, R. J. (1973). Overview: the impact of new advances in sex research on psychoanalytic theory. *American Journal of Psychiatry* 130(3):241–251.

Thompson, C. (1943). "Penis envy" in women. *Psychiatry* 6(2):123–125.

Torok, M. (1970). The significance of penis envy in women. In *Female Sexuality: New Psychoanalytic Views*, ed. J. Chasseguet-Smirgel et al., pp. 135–170. Ann Arbor: University of Michigan Press.

4 CHAPTER

여성성의 분노를 억압하는 내적 금지[9)]

분노와 공격성을 잘 관리하지 못하는 것이 절대적으로 여성의 문제만은 아니다. 임상현장에서 현실적인 분노를 직접 표현하지 못하거나 충동적으로 잘 조절하지 못하고, 공격적 폭발을 하는 남녀를 보게 된다. 분노와 공격성은 우리가 일하고 사랑하는 것을 방해하는 심리내적 어려움이다.

분노와 공격성의 표현에는 양성간에 비슷한 점은 물론 명백한 차이점도 있다. 단적으로 볼 때 여성은 분노와 공격성을 직접적으로 표현하는 것에 위축된 반면 남성은 그렇지 않다. 비록 예외가 있기는 하지만 임상연구와 실험연구에서 제시되듯이, 남성의 공격성은 더 흔하게 보고되는 사건이다(Lewis 1976). 임금투쟁과 같은 일은 여성들보다 남성들이 하는 경우가 많으며, 여성들만이 출산을 하고 아이를 키우는 생물학적 현실과는 별도로 Lewin은 공격성을 양 성 사이의 가장 분명하고 확실한 차이점으로 주목하였다.

정신건강전문가들이 각 성별로 따로 분노와 공격성의 변화를 탐

9) Atlanta, Georgia 주에서 열린 미국 정신과 협회의 131회 연례회의에서 1978년 5월 발표된 이 장은, 1980년에 The American Journal of Psychoanalysis 40(2):137-148에서 처음 출판되었다.

색하지 못했다는 것은 놀랍다. Bernardez-Bonesatti의 연구에서는 (1978) 분노와 공격성에 대한 여성들의 어려움들과 관련한 특징적인 심리내적이고 문화적인 요인들을 발견했다. 분명히 이 영역에서 여성들의 문제점들은 특별히 연구할 만하다. 왜냐하면 남성들과 여성들은 서로 다른 발달 과제에 숙달되어야 하고, 부모와 문화로부터 서로 다른 사회화 과정을 겪으며 서로 다른 해부학적 구조들을 가지고 있기 때문이다.

각 성에 있어서 분노와 공격성과 관련된 사회화 과정에 투입되는 것들은 극적인 차이가 있다. 출생부터 부모의 자녀의 성에 대한 인식(우리 아이는 딸이야!)이 아이들이 분노, 반항, 반발을 표현하는 데에 대한 부모의 반응을 조직, 지시하게 된다. 여성운동의 확대에도 불구하고 여성이 화내는 것은 여전히 여성답지 못하다고 생각되며 여성의 분노에 대한 사회적 금지가 너무도 강력하여 화를 내는 여성은 비난받는다. 나는 여러 번 "나는 여성들의 자유 투쟁에 동의하지만 분노하는 여성들은 나를 돌아서게 한다."는 말을 들었다.

자신이 믿는 것을 위해서 싸우고 죽을 수 조차 있는 남성 영웅과는 달리 화가 났거나 공격적인 여성은 우리에게 혐오감을 준다. 어떠한 이미지가 그려지는가? 남성에 대한 분노와 원망을 해소하는, 시샘이 많고 거세적인 "남성증오자"의 이미지인가? 뒤에서 남편을 지배하고 통제하는 수동-공격적인 아내인가? 유아적이고 비합리적이며, "열 받은" 여성들이 부엌에서 그릇과 냄비를 집어던질 때 처럼 히스테리적인 것인가? 이 익숙한 이미지들은 그저 잔인하고 성차별적인 고정관념 이상의 것이다. 그것들은 심리내적이고 문화적 압력 때문에 타당한 분노와 항의를 직접적이고 적절하게 표현하지 못하게 될 때 현실의 여성이 택하는 신경증적 문제이다. 게다가 Brennerdez-Bonesatti(1978)는 이러한 이미지가 분노와 공격성이 없는 특히 남성에 대한 분노와 공격성이 없는 건강하고, 여성다운 여성에 대한 문화적 규정을 강화시키는 역할을 한다는 사실에 주목했다. 여성이 자신들보다 더 무력한 다른 사람들을 위하여 화를 표현한다하더라도 여성을 사납고 시샘이 많으며 복수심에 불타고 혹은 거세시키는 존재로 묘사하면서 남성에 대한 분노는 위험한 것이라는 경고를 통해 억눌려 왔다. 두렵고도 비열한 전형적 유형의 하나가 되는 데에 대한 위험을 계속 경고함으로써 남성에 대한 분노는 저지된다(Bernardez-bonesatti 1978, p.216).

분노에 대한 여성들의 어려움들은 여성주의 저자들에 의하여 여성들의 사회화 과정의 결과로 개념화되어 왔다(Kaplow 1971). 임상현장과 연구결과는 여아들이 분노와 공격성을 표현할 자유를 제한당하며 경쟁적이고 자기 주장적 행동 능력을 금지하도록 양육된다는 것을 알려준다(Gornick and Moran 1971, Kaplan and Bean 1976). 그러나 그러한 문화적 압력이 왜 형성, 유지되어 왔는가? 만일 양성이 여성의 분노라는 깊은 심리내적 두려움을 공유하지 않았다면 여러 세대에 걸쳐 그렇게 끊임없이 분노와 공격성이 없는 여성다운 여성에 대한 신화가 이어져 오지는 않았을 것이다.

본 장에서는 스스로의 분노에 대하여 여성이 가지는 두려움을 이해하는 데 핵심이 되는 두 개의 심리 내적 결정 요소를 설명하고자 한다. 하나는 여성 자신의 전능한 파괴성에 대한 여성의 비합리적 두려움과 관련된 것으로, 많은 학자들이(Lederer 1968, Lerner 1974, Bernardez-Bonesatt 1976) 주목하였다. 둘째는 어머니-딸의 관계에서의 분리-개별화의 문제와 관련된 것으로 여아 · 여성이 화를 내는 경험 속에 내재된 분리와 차이에 대한 인식을 견딜 수 없는 것과 관련된 것이다. 나의 이론적 입장은 공통된 성격 특성들을 보이는 성인 여성 환자들과의 집중적인 임상작업과 진단테스트에서 비롯된 것이다. 그들은 다른 사람들과의 관계에서 양육자의 위치, 또는 다른 사람들의 요구에 비위를 맞추는 "착한 소녀"로서의 위치를 지킨다. 어떤 경우에는 수동성, 약함, 희생당하기 쉬움 등이 두드러진 성격적 특성으로 나타난다. 이러한 성격은 분노를 직접 경험하거나 표현하는 대신 현실적으로 분노나 항의를 불러일으킬 만한 상황에서 상처받았다고 이야기하는 경향이 있다. 분노의 표현 능력을 방해할 뿐만 아니라 적응적으로 자기주장적이고 경쟁적인 능력을 방해하는 다툼에 대한 무의식적인 불안감들을 공유한다.

전능한 파괴력에 대한 두려움들

조절되지 않은 충동적 분노로 인하여 황폐해지는 것에 대한 두려움은 남녀 모두에게 있지만, 여성에게는 더 강력하고 금지적이다(Lederer 1968, Bernardez-Bonesatti 1978). 치료실에서 약하고 거세된 성으로 자신을 표현하는 여성들이 자신의 힘과 파괴력에 대해 상대적으로 더 심한 불안을 가지고 있다는 것은 언뜻 보기엔 역설적일 수 있다. 이러한 외관상의 모순은 보다 두려운 자기경험-원형적 표현이 뻐꾸기 둥지 위로 날아간 새(One flew over the Cuckoo's Nest)의 간호사 래치드의 역할 안에서 아름답게 보여주는 파괴적, 거세된 개인-으로부터의 방어적 철회라는 것을 인식할 때 해결된다.

양 성이 공유하고 있는 여성의 분노에 대한 두려움을 이해하기 위해서, 우리는 신생아와 어린아이의 세상이 여성의 힘 안에서 지배적인 모계 사회라는 것을 알아야 한다(Lerner 1974). 아이들의 욕구를 만족시킬 뿐만 아니라, 또한 그들의 표현을 먼저 금지하는 것도 어머니이다. 여성이 대부분인 가정교사, 보모, 초등학교 선생님들과 같이, 보상과 즐거움만 주는 것이 아니라 아이의 사회화에 있어 일상 속의 피할 수 없는 처벌과 자기애적 상처를 주는 것도 어머니이다. 가장 중요한 것은, 아이들이 의존하는 일차적 대상은 어머니라는 것이다. 아이가 어머니와의 융합, 미분화된 공생에서 개별화, 분리, 자율성이 증가하는 방향으로 나아가도록 하는 것이다. 어머니와의 이 강렬한 갈등–퇴행적인 의존적 바램과 분리와 독립을 향한 투쟁 사이의 갈등–으로 인하여 의존 대상에 대한 공격성, 분노가 야기된다. 원초적 투사에 대한 높은 의존성 때문에 아동기의 가장 합리적인 어른조차도 그의 무의식 안에 끈질기게 초기 어머니의 이미지를 갖고 있다. 그 이미지는 아이의 자율성, 자유, 성장을 제한하는 복수에 불타고, 화나고, 소유적인, 아주 강력한 나쁜 어머니의 이미지이다.

여아가 자신의 어머니와 동일시 할 때 직면하는 한 가지 문제는 나쁘고 전능하며 파괴적인 어머니의 요소들을 포함하는 내면화된 어머니의 이미지에 직면한다는 것이다. 그러한 두려운 동일시를 피하기 위하여 여아/어머니는 거세되고 무기력한 존재로서의 자기경험에 의해 방어적으로 바뀌는 것이다. 이 자기경험과 관련된 남성에 대한 이상화는 자주 그 반대 경험, 특히 남성과의 관계에서, 파괴적이고 거세시키는 존재로서의 자기경험을 은폐한다(Chasseguet–smirgel 1970, Lerner 1974, Bernardez–Bonesatti 1978). 거세하는 것에서 거세당하는 것으로의 방어적인 철회는 구체적인 해부학적 표현으로 나타난다. 예를 들면 증후적 남근선망에 의해 여성의 성기를 절단되고 열등한 것으로 평가하는 것은 성교 동안 남근을 파괴시킬 수 있는 위험한 구순적–함입 기관으로서의 여성의 질에 대한 보다 두려운 무의식적 경험에 대한 방어이다.

여성의 전능한 파괴성에 대한 환상을 두려워하는 것은 실제로 어머니의 "악한" 속성 때문만은 아니다. 비록 임상 경험에서 그러한 두려움들이 수동적이고 접근이 어려운 아버지에 비해 실제로 소유적이고 통제적인 어머니일 때 가장 강력하다 할지라도 어머니가 악하기 때문은 아니다. 그럼에도 불구하고 지금처럼 부모역할이 공유되지 않은 상황에서, 여성의 분노와 힘에 대한 비합리적 불안은 절대적이지는 않더라도, 아이들의 세계가 주로 모계적인 데에서 비롯되는 불가피한 결과이다(Lener 1974, Dinnerstein 1976). 또 여성의 파괴성에 대한 원초적 두려움은 "벙어리 노릇하라", "남성이 이기게 하라" "그가 우두머리인 척하라"고 가르치는 문화적 전형과 혹은 어려운 일을 겪을 때 약한 척하라고 가르치는 다양한 책략에 의하여 심각하게 강화된다. 이러한 문화적 가르침은 여성이 자기 자신이 될 때, "보다 약한 성"이 남성에게 상처를 주고 파괴적일 수 있다는 것에 대한 역설적 경고이다.

분노에서 상처까지 : 분리불안

현실적으로 화를 내야 하는 상황에서 오히려 "상처받는" 여성의 역동성을 이해하기 위해서 분노와 상처의 현상학이 분명히 구분되어야 한다. 분노의 경험은 분리되고, 다르며, 혼자라는 느낌과 관련된 경험이라는 것을 인정하는 것이 중요하다. 분노에 직면하는 것은 사람들 사이의 사로 다른 점에 대해 언급하는 것으로, 이는 인간관계의 전체 맥락으로부터 나 자신이 분리되고 독립해 있다는 인식을 강화시킨다. 분노에 직면하는 순간 여성은 남편의 아내, 어머니의 딸, 아이의 어머니라고 느끼지 못한다. 그녀는 분리되고 외로운 그녀 자신이 된다.[10] Bernardez-Bonesatti는 "분노에서 사람은 자율적인 외로움을 형성하여 스스로를 일시적 분노의 대상으로부터 분리시킨다."라고 말하였다(1978, p.216). 따라서 여성은 유대감의 상실을 대단히 두려워하므로 화를 내고 난 후에는 화를 별 것 아닌 것처럼 만들거나 화를 완전히 무효화시키는 눈물, 죄의식, 슬픔을 표현한다.

상처받는 경험(눈물, 자기비난, 우울증이나 죄의식을 유발하는 말의 표현)은 분노의 경험과는 아주 대조적이다. 분노에 한창 직면했을 때 여성이 분노에서 상처나 눈물로 옮기면 그녀는 분리되고 외로운 존재가 아니다. 상처를 표현하는 것은 대상을 더 가까이 끌어들이고 자아에 대한 대상의 중요성을 강조하는 것이다. 분노와는 반대로 상처는 자율적인 "나"보다는 관계적인 "우리"를 강조하는 것이다.

나는 Bernardez-Bonesatti가 관찰한대로, 특히 여성 환자는 분노 경험에 내재된 분리와 외로움의 감정을 이겨내는 데에 어려움이 있다는 데에 주목해 왔다. 분리되었다는 느낌은 분리불안과 대상상실에 대한 무의식적 두려움을 일깨움으로써 여성이 울고 사과하고 비난하거나 상처나 우울증을 표현함으로써 화를 낸 상대를 되돌아오도록 하는 시도를 하도록 한다. 나는 이 분리불안은 여성이 자신의 공격성이나 상대방에 대한 보복으로 인한 파괴적 결과에 대한 두려움과는 무관하다고 생각한다. 오히려 그것은 대상에 대한 애착의 부족과 독립적 존재가 되는 현상학적 경험에서 비롯되는 것으로서, 그 경험은 분노를 표현한 결과가 아니라 창조적이고 지적 성취 동안에 느끼는 것이다. 일부 여성은 이 "혼자라는 것"을 견딜 수 있으며 심지어 즐기기까지도 하지만, 반면 다른 여성들(그들의 특성들

10) 저자의 책인 The Dance of Anger(New York: Harper & Row, 1985)에서, 저자는 분노의 표현이 항상 다른 사람과의 분리를 야기하지는 않으며, 오히려 분노의 차이점에 대해 생각하고 관계에 있어 융합과 "교착(stuckness)"의 경험을 유지할 수도 있다는 것을 설명한다.

을 나는 기술해 왔다)은 이 외로움을 마치 자신의 딸이 관계 맥락에서 벗어나 스스로 전체적이고 완전하다고 느끼게 될 때, 자기 자신은 공허하고 소멸되어 남겨졌다고 느끼면서, 딸이 어머니와의 유대를 위협하는 것이기 때문에 위험한 것으로 느낀다. 문제의 핵심은 여아들이 자신의 어머니로부터 분리와 자율성을 충분히 성취하는 데에 특별한 어려움이 있다는 것이다.

옛 말에 "아들은 아내를 얻을 때까지만 당신의 아들, 딸은 평생동안 당신의 딸"이라고 이야기 한다. 이 말은 어머니와 딸 사이의 특별한 친밀함을 의미하는 반면, 어머니로부터 딸이 독립하는 데에 있어서의 어려움을 의미하는 것이기도 하다. 내 자신의 임상 작업을 통하여 볼 때, 어머니로부터 자신의 분리와 차이를 표명하는 과제는 남아에 비해 상대적으로 여아에게 보다 어렵고 복잡한 과제라는 것을 확신한다. 특히 딸들은 자율성의 추구를 마치 어머니 없이 분리되고 완전하게 되는 것은 어머니와 딸 사이의 관계를 충성스럽지 못하게 배반하는 것처럼 위험한 것으로 경험한다. 어머니와 딸이 둘 사이의 분리를 충분히 타협하지 못할 때, 너무 소유적이고 취약해서 딸의 자율성이 발달하는 것을 견디지 못하는 어머니와의 무의식적 유대를 보호하기 위하여 딸들은 자신의 성장을 희생하고 자율적 기능을 회피하게 된다. 어머니로부터 자신을 분리하고 어머니와의 차이를 나타내는 것이 안전하지 못할 때 분노를 표현하는 데에 뒤따르는 분리와 차이의 경험도 역시 금기시 된다. 분노와 항의를 건강하게 표현하기보다 피학적 해결책으로 대치시킨다. 즉 딸이 상처받고 의존적인 아동이 됨으로써 어머니와의 무의식적 유대가 유지된다.

다음으로, 나는 일반적으로 분리-개별화의 발달론적 과업에 대해 설명할 것이다. 그리고 나서 왜, 어머니로부터 분리되거나 차이가 발생할 때 아들보다 딸들이 특히 더 죄책감과 불안을 경험하는지에 대해 탐색해 볼 것이다. 많은 문화적이고 정신내적 요인들이 관련이 되어있겠지만, 나는 내가 쉽게 논의할 수 있는 차이점 한 가지를 관심 있게 볼 것이다. 여자 아이들은 스스로 모성의 존재를 자신과 동일시하면서 동시에 차별화한다는 사실이 바로 그것이다. 반면에 남자아이들은 모성의 존재를 "남성답게" 되기 위한 노력을 방해하는 특성과 행동으로 보고 그 존재로부터 구별되고자 노력한다.

어머니로부터의 분리-개별화 : 성 차이

융합(fusion)과 개별화의 문제들은 Bowen(1978), Minuchin(1974)과 같은 가족치료자 뿐만 아니라 Searles(1965, 1973), Fairbairn(1952), Guntrip(1961), Mahler(1963)와 같은 정신분석가들에 의하여 언급되어져 왔다. 개인 이론과 관계 이론들을 근거로 하여 Karpel은 개별화(individuation)란, 한 개인이 과거 혹은 현재의 관계 맥락에서 점차 분화되어지는 과정이라고 정의한다. 개별화는 한 개인이 스스로를 자신이 속한 관계 맥락에서 분리되어 있고 다르다(distinct)고 보게 되는 미묘하지만 중요한 현상학적 변환과 관계된다. 그것은 '우리' 안의 '나' 로 점점 더 규정한다(1976, p.67). 이 분리-개별화 과정은 어머니로부터 시작된다. 그러나 그녀에게서 끝나지는 않고 오히려 평생에 걸쳐 다양한 심리내적, 대인 관계적 관계 속에서 작업된다. 융합에서 개별화된 관계로 나아가는 과정은 "인간성장의 근본적인 조직원리이고 보편적인 발달, 실존적 분투이다"(karpel 1976, p.67).

개별화 노력에 핵심적인 것은 어머니와 아동이 서로 다름에 대한 주장을 어떻게 하고 어머니가 어떠한 반응을 보이는가 하는 점이다. 또한(예를 들면 인정과 사랑, 혹은 인정과 사랑의 철회) 다른 점들을 표현하려는 아동의 노력이 중요하다. 다르다는 것을 주장함으로써 어머니로부터 분리, 개별화하려는 시도는 일생동안 다양한 행동 표현들로 나타난다. 걸음마기 아동은 적극적인 움직임을 통하여 어머니와 자신의 차이점을 주장하고 그렇게 하여 자신이 개인적인 존재이고, 신체적으로 어머니와 분리되어 있으며 다른 존재라는 것을 보여준다. 어린 소년은 자신의 남근을 어머니와의 분리와 분화의 상징으로서 기뻐한다. 여자 청소년은 어머니가 옷을 골라주는 것을 거부함으로써, 남자 청소년은 가족이 놀라도록 머리를 자르거나 가족모임에 가려고 하지 않음으로써 위반한다. 다르다는 것을 주장하는 방법들이 부모에 대한 역의존적이고 적대적인 입장에서 비롯된다고 하더라도 이런 방식들은 자주 어머니와 아버지로부터 자신의 자율성과 독립성을 주장하기 위하여 아동에게 가능한 최선의 수단이 된다. 자녀가 차이를 주장하는 것을 부모가 위협당하는 것으로 받아들이거나 혹은 그들 사이의 유대감에 대한 불충실이나 위반으로 반응할 때, 아동은 위협받은 대상관계를 회복하고 보존하려는 시도로서 만성적인 수동성, 동조와 무력감으로 빠져드는 반응을 보이게 된다(Masterson 1976).

왜 여아는 어머니와 분리되고 다른 존재라고 이야기하는 데에 상대적으로 더 어려움을 겪는가? 왜 남아는 상대적으로 그러한 표명을 더 쉽고 편안하게 하는가? 여성의 사회화 과정의 많은 부분이 자율적이기 보다 의존적인 해결책으로 기운다는 데에 의문의 여지가 없다 하더라도(Kaplan 1976), 이러한 문화적 현실들이 나의 주 관심사는 아니다. 오히려 앞에서 언급되었듯이 나는 어머니로부터의 분리-개별화라는 복합적인 과제 속에서 한 가지 특별하고도 약간 극적인 성차이에 초점을 두고자 한다. 즉 여아는 같은 성의 부모와 발달상의 과업을 성취해야 하는 상황을 경험한다. 그리고 남아는 반대성의 부모와 발달적 과업을 수행하게 된다. 여아는 어머니와 동질성을 동화하고, 남아는 어머니와의 차이를 동화한다. Mead는 오래 전에 남아의 "자아의 최초의 경험은 그가 어머니와 관계 속에서 어머니와는 다른 존재로서 자신을 다르게 인식하게 만드는 경험이다"(Mead 1949, p.167)라고 하였다.

이성의 부모와의 개별화를 위한 남아의 분투는 그가 "나는 남자이다"라는 개념을 이해할 만큼 나이가 든 이후부터 어머니와 분리되고 달라지도록 "허용"을 한다고 생각된다. 또 남아가 어머니와 해부학적으로 다르다는 사실 외에 남성성과 여성성이라는 양극 개념은 어머니가 아들이 자신은 어머니와는 다르다는 것을 주장하도록 도와줄 것을 고무한다. 이것은 분리-개별화 과제가 어머니와 아들 사이에 쉽게 성취된다는 것을 뜻하는 것이 아니다. 많은 가족에서 남아들은 확고한 자율성을 발달시키지 못하고 부모와 밀착된 상태로 남아있어 결국 부모도 모르는 사이에 아들의 성장을 방해하게 되는 강력한 장애물이 된다. 그것은 오히려, 일반적으로 이야기하면, 남성성과 여성성의 양극적 정의들이 어머니에게 그 아들이 분리되고 달라지도록 고무하는 데에 있어서 특별한 도움을 제공한다는 것을 암시한다. 그 어머니 자신이 얼마나 분화되어 있지 못하고 소유적인가에 상관없이, 또한 아들이 어머니를 반영하고 영원히 어머니에게 묶여있을 것을 얼마나 원하는지도 상관없이 어머니들은 자신의 아들이 남성적이 될 것을 원하고 따라서 자신과는 달라질 것을 원한다.

여아는 어머니로부터 자신의 차이점들을 주장하고 독립성을 표명할 수 있도록 "허가"를 받지 못한다. 어머니와 해부학적으로 유사할 뿐 아니라, 어머니로부터 자신을 분화하는 발달과제는 어머니와 동일시하고 "동일성"을 획득하는 과제와 짝지어져 있다. 모든 문화권 내에 존재하는 남성-여성 양극은 딸이 어머니와 분화되려는 시도를 좌절시킨다. 딸이 어머니가 따라온 전통적인 각본을 따르지 않으면 "여성적이지 않은" 혹은 "남성적인"으로 낙인찍힌다. 많은 요인들이 딸이 어머니와의 차이를 나타내는 것에 대하여 어머니들은 거부 혹은 불충성으로 반응한다. 그러한 경우 여아가 소위 여성적 속성(예를 들면 수동성, 동조성과 화를 직접 표현하지 못하게 하는 것)을 보이는 것은, 무의식적으로 자신의 딸이 자율성이 발달해 가는 것을 견딜 수 없는, 어머니에게 충성을 맹세하기 위하여 치러야 하는 대가이다.

비록 여기서의 초점은 아들이 어머니로부터 분리되고 다르다는 것을 표현하기가 더 쉽다는 데에 있지만, 아들의 '반대 성'의 양육자와의 경험은 그에게 특별한 문제를 야기한다는 점에 주목하여야 한다. 보다 구체적으로, 상대적으로 일차적인 남성 양육자가 없음으로 인하여 그는 자신의 성정체감에 대한 불확실성이 더 커질 뿐만 아니라(Lewis 1976) 여성의 전능함에 대하여 끈질기게 따라다니는 원초적 환상들에 취약해진다(Lerner 1974, 1978). 후자의 문제는 특히 심각한 남성 입문 의식(예를 들면 거세와 같은)이 일차적인 여성적 정체감보다 확고한 "남성적" 정체감을 형성하기 위해 필요한 아버지 부재문화에서 특히 분명하다(Burton and Whiting 1961). 성정체감과 관련된 증후들에 대하여 남성이 더 취약하다는 것은 임상적이고 경험적인 연구에 의하여 제시되어왔다(Lewis 1976). 인류학적인 측면에서 볼 때 Chodorow(1972)는 사회화를 여성이 주도하는 경우 남성들이 직면하게 되는 다른 불리한 점들을 논의해 왔다.

어머니와 딸이 충분히 분리되도록 타협하기 어렵게 만드는 다른 심리내적, 문화적 요인들을 모두 논의하기에는 어려움이 있으나,

몇 가지는 간단히 논의할 만하다. 첫째, 여아들은 "대상의 변화"(Chasseguet-Smirgel 1970 참고)--즉 어머니에게서 아버지에게로 일차적 사랑의 대상--에 타협해야 하는 특별히 어려운 발달과제에 직면한다. 이 단계에서의 어려움은 여아들이 특히 실질적, 상상 속의 어머니에 대한 부러움이나 취약함을 경험하기 쉬운데 그것은 딸이 자율적으로 기능하고 이성애적 충족을 향하여 나아가는 것을 방해한다. 더구나 어머니와 딸 사이에 존재하는 강력한 동일시 때문에 어머니, 딸 모두 현실왜곡 투사에 더 많이 의존하게 된다. 어머니는 아들보다 쉽게 딸을 통하여 환상이나 현실 속에서는 부인되었던 즐거움과 만족을 얻고자 한다. 부모는 자녀들을 통하여 대리로 사는 반면 어머니와 딸의 동일시는 어머니가 아들보다는(적어도 무의식적으로) 딸을 부러워하도록 한다. 따라서 그녀는 딸이 자율적이고 자기를 추구하도록 고무하면서도 어머니가 가지지 못한 것을 딸이 스스로 얻으려는 시도는 은밀히 파괴한다. 어머니의 부러움은 특히 딸의 청소년기에 두드러진다. 그때 딸의 활동성, 우쭐댐, 성적 매력의 고조는 어머니의 성적 매력의 상실과 아이들이 자신을 덜 필요로 한다는 인식을 점점 더 강화한다. 오이디푸스적 라이벌의 문제는 여성들이 오늘날 직면하는 위기에 비하면 이차적이다. 현재 문화 속에서 여성들은 자신을 치장하며, 양육적 속성으로 자신의 정체감과 가치감을 형성할 것이다.

어머니-딸 관계에 있어서 이 문제들이 "나쁜 어미니 역힐"을 나타내는 것으로 개념화 할 수 없음을 인식하는 것이 중요하다. 사실 모성역할은 아버지의 역할(자주 그의 부재로 명확해지는)과 분리해서는 이해될 수 없으며, 둘은 부모역할이 존재하는 문화적 맥락 안에서 고려되어야 한다(Seidenberg 1970, Rich 1976). 전통적인 핵가족의 구조뿐만 아니라 여성의 사회화 과정의 많은 부분으로 인하여 어머니와 딸이 밀착, 의존적 관계를 가지게 된다. 딸이 자율성을 위하여 노력하는 것을 제한하는 지나친 소유욕을 가지고 시샘 많은 어머니는 자신의 자녀 외에는 거의 아무 것도 소유하지 않음으로써 사회관계 안에서 왜곡되고 위축된다. 이는 여성의 사회화 과정에 따른 산물이다(Seidenberg 1970). 딸에 대한 어머니 반응의 특징인 강한 양가감정(특히 청소년기 동안)은, 특히 자신의 희생이 필요하고 칭찬받을 만한 일인가 여부에 대하여 의문을 갖는 동시에 최선의 어머니가 되기 위하여 자신의 자아추구 노력을 포기하도록 만드는 오늘날의 사회에서는 특히 이해할 만하다. 마지막 분석에서 분리-개별화 이슈를 타협하는 데에 있어서 어머니와 딸이 직면하는 문제들은 서로 꽉 얽혀있어 상호 강화시킴으로써 서로 분리하기 어려운 심리내적, 문화적 요인들을 고려해야 한다는 것이다.

치료에 주는 시사점

적절한 분노와 항의를 표현한다는 것은 위엄과 자기존중을 표현하는 것 이상이다. 그리고 그것은 또한 다른 사람들로부터 인정받지 못하거나 사랑을 상실할 가능성이 있다 하더라도 자신이 혼자가 될 위험을 감행해야 한다는 말이다. 여성 환자들에게 있어서 이것은 특별한 용기를 필요로 한다. 여성들은, 중요한 가치(정체감 형성에 영향을 미치는 것까지는 아니라 할지라도)란 사랑을 하고 사랑을 받는 것이라고 배워왔지만, 보다 중요한 것은 많은 여성들이 그들이 화를 냄으로써 분리되고 혼자일 수 있을 정도로 자율적 기능을 성취해오지 못했다는 것이다(Lerner 1977, Bernardez-Bonesatti 1978).

치료의 핵심과제는 여성이 타당한 화와 항의를 직접적이고 솔직하게 그리고 명백하게 표현하지 못하게 하는 외적 현실과 무의식적이고 비합리적인 두려움을 이해하도록 돕는 것이다. 이 과제에서 분노와 공격성에 대한 직접적 작업은 필요하지만 충분하지는 않은 탐색적인 수준이다. 또 어머니로부터의 미해결의 자율성과 분리가 탐색, 해결되어야 한다. 어머니의 자녀로 남아있고 자율적인 기능을 피하려는 무의식적 충성심을 가진 여성은 화와 항의를 표현하지 못하도록 금지당할 뿐 아니라 혼자라는 느낌과 독립하여야 한다는 주관적인 경험이 요구되는 모든 행동도 금지 당한다. 그러한 여성들은 창의적인 사고를 하고, 혼자서 비판적이거나 혁신적인 사고를 하지 못하고 전문적인 성공에 필요한 경쟁을 견디는 데에 어려움이 있다. 그러한 행동들은 무의식적으로 어머니의 아동으로 남아있으려는 무의식적 맹세를 위반하는 것으로 생각되어 자율적인 기능을 피하게 된다.

치료에 온 성인 여성들은 자주 이러한 내면화된 드라마를 어머니에서 남편에게로 전이한다. 그들은 스스로 어머니와의 이전의 드라마를 계속하기 위한 소유욕이 강하고 미분화된 연인이나 남편을 찾게 된다. 남성의 외향적이고 지배적이며 통제적인 성향은 저변의 취약함과 불안정성을 가리고 있는 것이다. 여성이 어머니와의 경험을 반복함으로써, 남편은 아내의 변화하고 성장하려는 노력을 부부관계의 안정성을 위협하는 배반으로 경험함으로써 아내의 노력을 위축시킨다. 여성의 문제를 "지금 여기에서"만 즉, 지배적인 남편과의 분투로 본다는 것은 참된 자율성으로 나아가기보다는 가부장적 해결책을 받아들이도록 만드는 것으로, 어머니와의 미분화된 관계를 분석할 기회를 잃게 된다.

여성 환자가 자율성을 증가시키도록 돕는 데에 있어서 우리는 그들이 존엄성과 자기존중에 필요한 타당한 분노와 항의를 표현하는 데에 확고하고 강하게 되도록 돕고 있는 것이다. 그러나 자율성을 경험하는 데는 부담이 따른다. 자율성의 경험은 우리가 자신의 선택과 위험을 결정하며 우리 자신의 성장과 발달에 대한 주요한 책임을 맡는다는 인정을 하는 근본적인 외로움을 경험하는 것이다. 우리 모두에게는 다른 사람들의 사랑과 인정을 추구하는 쪽으로 에너지를 사용하는 것, 우리의 행복을 제공해 주지 못하는 사람들을 향한 죄의식과 비난의 끝없는 순환으로 이루어진 관계를 시작하는 것, 양육하는 어머니가 그 자녀에게 그렇듯이 다른 어떤 사람들이 우리를 완성하고 충족할 수 있는 환상을 여전히 지키지 못하는 것 등이 아마 더 쉬운 일일 것이다. 자율적인 기능을 향하여 의미 있게 나아간 나의 환자들은 그들이 용기 있게 떨쳐버린-위안을 주지만 분화되지 않은 부모와의 관계(혹은 내면화된 부모 이미지)에 대한 고통스러운 애도감과 상실감을 불가피하게 경험하게 된다. 자율성을 더욱 성취하려는 목표는 우리가 남녀 환자들과 또 우리자신들을 위하여 노력하려는 것이다. 우리가 우리의 권리들을 침해당할 때, 자유로이 분노를 표현할 뿐 아니라 참된 평등과 상호존중의 위치에서 자유롭게 사랑하게 되는 것은 독립적으로 분리되고 서로 다름을 표현할 수 있으며 진정 홀로 설 수 있는 능력을 통해서 가능하다.

참고문헌

Bernardez-Bonesatti, T. (1976). Unconscious beliefs about women affecting psychotherapy. *North Carolina Journal of Mental Health*, 7(5):63-66.

—— (1978). Women and anger: conflicts with aggression in contemporary women. *Journal of the American Medical Women's Association*, 33(5):215-219.

Bowen, M. (1978). *Family Practice in Clinical Practice.* New York: Jason Aronson.
Burton, R., and Whiting, J. (1961). The absent father and cross-sex identity. *Merrill-Palmer Quarterly*, 7:85–95.

Chasseguet-Smirgel, J. (1970). Feminine guilt and the Oedipus complex. In *Female Sexuality: New Psychoanalytic Views*, ed. J. Chasseguet-Smirgel et al., pp. 99–134. Ann Arbor: University of Michigan Press.
Chodorow, N. (1972). Being and doing: cross-cultural examination of the socialization of males and females. In *Women in Sexist Society: Studies in Power and Powerlessness*, ed. V. Gornick and B. Moran, pp. 259–291. New York: New American Library.

Dinnerstein, D. (1976). *The Mermaid and the Minotaur: Sexual Arrangements and Human Malaise.* New York: Harper & Row.

Fairbairn, W. R. D. (1952). *Psychoanalytic Studies of the Personality.* London: Tavistock.

Gornick V., and Moran B., eds. (1971). *Woman in Sexist Society.* New York: Basic Books.
Guntrip, H. J. (1961). *Personality Structure and Human Interaction.* New York: International Universities Press.

Kaplan, A., and Bean, J., eds. (1976) *Beyond Sex-Role Stereotypes.* Boston: Little, Brown.
Kaplow, S. (1971). Getting angry. Notes from the Third Year. In *Women's Liberation*, ed. A. Koedt and S. Firestone, 15–17.
Karpel, M. (1976). Individuation: from fusion to dialogue. *Family Process* 15(1):65–82.

Lederer, W. (1968). *The Fear of Women.* New York: Grune & Stratton.
Lerner H. G. (1974). Early origins of envy and devaluation of women: implications for sex-role stereotypes. *Bulletin of the Menninger Clinic* 38:538–553.
—— (1977). Taboos against female anger. *Menninger Perspective* 8(4):4–11.

——— (1978). On the comfort of patriarchal solutions: some reflections on Brown's paper. *Journal of Personality and Social Systems* 1(3):47–50.

Lewis, H. B. (1976). *Psychic War in Men and Women*. New York: International Universities Press.

Mahler, M. S. (1963). Thoughts about development and individuation. In *The Psychoanalytic Study of the Child*, vol. 18. New York: International Universities Press.

Masterson, J. F. (1976). *Psychotherapy of the Borderline Adult: A Developmental Approach*. New York: Brunner/Mazel.

Mead, M. (1949). *Male and Female*. New York: Morrow.

Minuchin, S. (1974). *Families and Family Therapy*. Cambridge, Mass.: Harvard University Press.

Rich, A. (1976). *Of Woman Born*. New York: W. W. Norton.

Searles, H. F. (1965). *Collected Papers on Schizophrenia and Related Subjects*. New York: International Universities Press.

——— (1973). Concerning therapeutic symbiosis. *The Annual of Psychoanalysis* 1:247–262.

Seidenberg, R. (1970). *Marriage in Life and Literature*. New York: Philosophical Library.

제 Ⅱ 부

여성 심리학과 심리치료

성 역할 고정관념의 적응적 · 병리적 측면[11]

5
CHAPTER

최근 여성주의 운동이 남성다움과 여성다움에 대중적이면서 전문적인 관심을 보이는 것은 반가운 일이다. 정신의학 문헌을 살펴보면 한쪽 성에서 적합하고 건강한 특성과 행동이 다른 쪽 성에서는 부적응적이고 부적합한 이유가 명확하게 설명되지 않는다. 동시에 남성다움과 여성다움의 용어 자체에 개념적 혼란이 존재한다. 또한 남성다움과 여성다움에 대한 양극화된 개념과 관련하여 성 역할 고정관념이 개개인의 발달에 적응적이거나 병리적인 영향을 주는지에 대한 논쟁이 주목을 받는다.

이 장의 첫 번째 과제는 남성다움과 여성다움에 대한 최근의 문화적 정의와 상관없이 성 역할 고정관념에 대한 긍정적이고 부정적인 영향을 평가하는 것이다. 두 번째로, 남성다움과 여성다움의 이분법적 개념이 특정 개인에게 적응적이고 실용적(제한적이고 병리적인 것과 대조적으로)인지의 정도는 반대로 개인이 안정적이고 확

11) 이장은 1977년 5월2일부터 6일까지 캐나다 Ontario, Toronto에서 열린 '미국 정신과 협회' 130회 연례회의에서 발표되었다. 최초의 출판은 1978년 'American Journal of Psychiatry 1(135);48-52' 에 'Adaptive Pathogenic Aspects of Sex-Role Stereotypes : Implications for Parenting and Psychotherapy' 로 실렸다.

실한 성 정체성을 통합한 정도와 관련된다는 견해를 제시할 것이다. 마지막으로 양육과 심리치료의 관계에 대해 논의할 것이다. 이를 위해 소모적이고 제한적인 설명보다는 편견과 문화적 신화, 성에 대한 역생산적 논쟁에 의해 간과되어온 영역을 밝혀내고, 균형 있는 시각을 제시하고자 한다.

병리적 · 적응적 결과

성역할 고정관념에 의한 병리적 결과는 여성주의와 정신의학 문헌에서 장황하게 논의되어 왔다. 남성다움과 여성다움의 고정된 관점이 개인의 발달에 강제적이고, 억압적인 영향을 준다는 데는 의문의 여지가 없다. 아이들은 자신의 독특한 잠재력과 흥미, 기술을 발달시키도록 장려되기보다 남자와 여자는 "~해야만 한다"는 이상화된 일반화를 강요받는다(Seidenber 1976, Lerner 1973). 남성-여성의 이분법에 의한 피할 수 없는 병리적 결과는 아동이 자신의 가치있고 바람직한 측면을 성에 부적합한 것으로 생각하여, 부정하거나 포기해야만 하는 것으로 느끼도록 만들 수 있다(Badaracco 1974). 이는 생물학적이거나 구조적인 성별 차이와는 상관없다. 그보다는 아동의 독특한 기질과 생물학적 경향을 통계적 성별 차이로 볼 것인지 그렇지 않은 것으로 볼 것인지에 달려있다.

최근 아동이 자신의 관심, 기술, 행동이 성적으로 부적합한 것이라는 평을 들었을 때 보일 수 있는 심한 죄책감, 분노, 억압에 대한 연구가 늘어나고 있다(Badaracco 1974). 여성스럽다는 말을 들었을 때 무시할 수 있는 남아는 거의 없다. 마찬가지로 남성스럽다는 말을 들었을 때 관대히 넘어갈 수 있는 여아도 거의 없다(Seidenber

1970). 여아들은 일찍이 가사 이외의 분야에 관심을 갖는 일을 불안해하고 죄책감을 경험해 왔다. 정신분석 문헌에서는 죄책감 없이 자유롭게 개인의 자아실현을 할 수 없기 때문에 많은 여성들이 아예 자아추구의 욕망을 포기하고 있음을 보여준다. 이러한 죄책감은 전문적 능력과 자격은 무의식적으로 남성적인 것으로써 인식된다는 사실과 결부된다(Chassenguest-Smirgel 1970, Moulton 1973). 임상사례와 생애 경험 역시 여성성에 대한 내적, 외적 위협을 견디어 낼만큼 탄력적인 여성의 수가 적다는 것을 보여준다. 정신분석가 중에는 "많은 여성들이 명예를 얻는 대신 여성스럽지 않다는 평가를 받게 된다면, 더 이상 명예를 소중히 여기지 않을 것이다. 일종의 성과 관련한 반칙행동인 이러한 사회적 평가는 대부분의 여성들을 절망에 빠뜨린다."(Seidenber 1970, p.134)고 말하는 이도 있다. 남성에 있어 여성스러운 측면을 포기하도록 강요하는 것 또한 마찬가지이다. 어쩌면 더 심할 수도 있을 것이다.

병리적 결과에 덧붙여 성 역할 고정관념은 그 내용과 상관없이 개념적으로 불건전하다고 주장할 수도 있다. 남성다움과 여성다움의 이분법적 개념은 양 성에 대한 정신건강의 이분법적 개념을 포함한다. 통계적으로 성간 차이가 유의미한 것이 사실이라 할지라도 한쪽 성에서 건강한 특성이 다른 쪽 성에서는 덜 적응적이거나 덜 중요하다는 의미로 해석될 수는 없다. 차라리 일부의 특성, 행동은 성과 관계없이 특별한 개개인에 있어서 건강하거나 건강하지 않은 것일 가능성이 더 크다. 예를 들면 양쪽 성 모두는 건강한 정도의 공격성과 경쟁심을 표현하고, 다른 사람으로부터 분노나 비난을 받더라도 자신이 믿는 대로 행동하고, 어느 정도 건강한 자기주장을 할 수 있어야 한다. 그러나 공격성, 경쟁심, 자기주장은 양쪽 성 모두에서 병리적일 수도 있다. 경쟁, 승리 또는 "비교"는 일종의 자기애에 대한 보상심리인 것이다.

성 역할 고정관념의 긍정적이거나 적응적 측면을 보자. 우선 모든 장소와 시간에서 각각의 성을 평가하는 태도, 특성의 구분뿐만 아니라 성에 기초한 명확한 노동 분업을 통한 남성–여성의 이분법이 존재한다. 그러나 성 역할 고정관념의 결과는 반드시 희생양, 편견, 전쟁만 나타나는 것이 아니라 남성–여성의 극단화가 의미있고 적응적 기능을 하도록 도울 수도 있다.

남성–여성의 이분화에 따른 분열적이고, 투사적 동일시의 방어가 단지 병리적 기제만은 아니다. 그것은 유기체의 인격적 성장을 촉진하는 측면도 있다(Cooper 1976). Klein이 지적한 것처럼 이분화는 전체 속에서, "자아가 카오스로부터 벗어나서, 경험에 따르도록 한다"(Segal 1967, p.22). 분열은 자기내부에서 이분화된 것(예: 선–악, 적극적–수동적, 의존성–독립성)을 통합하는데 더디고, 더욱 복잡한(비록, 내적으로 더욱 완전한 것일지라도) 경험을 하는데 전제 조건이 된다고 보았다.

남성다움과 여성다움의 이분법적 관점에서 또 하나의 적응적 기능은 아동이 성 정체성 통합을 쉽게 하도록 한다는 것이다. 아동 자신을 여아, 또는 남아로 라벨 붙이는 것은 이후의 성적 경험에 대한 토대를 구성하게 한다(Kleeman 1976). 그리고 차별이나 사회화에 따른 이분화는 라벨 붙이기 과정을 촉진할 수 있다. 덧붙여 양쪽 성 간의 차이를 명확히 하고, 강화하는 것은 아동이 성적 차이에 대한 불안을 조절할 수 있도록 돕는다. 예를 들면, 남아의 두려움은 자신의 남근을 뺏기고 여아가 될 것이라는 것이며, 여아의 경우는 자신이 남근을 빼앗긴 거세된 남성이라는 두려움이다.

남성다움과 여성다움의 이분법적 개념은 부분적으로 거세불안의 강렬함 때문에 남아에게 심리적으로 더욱 의미가 있는 듯하다. 게다가 성별 차이에 대한 과장 또는 극단화(실제하든 혹은 상상이든 간에)는 남아가 어머니로부터 자율성과 분리를 성취하는 과업을 성취하도록 돕는다. 그러나 여아의 발달과업은 더욱 어렵게 한다. 여아는 해부학적으로 어머니와 비슷하고 어머니에 대한 도전이나 어머니와의 차이를 확인해가는데 남성다움의 인식에 의존할 수 없다. 또한 남아의 경우, 마음속으로 부인하라고 배워왔던 초기 양육자와의 동일시와 학습에서 어려운 상황에 처할 수도 있다.

비록 성 차에 대한 과장이나 극단화(실제 하든, 상상에 의한 것이든)로 성 정체성의 형성을 단순화 할 수 있지만, 그렇다고 해서 양쪽 성 모두에게 유사한 성 역할의 사회화가 성정체성에 방해가 되는 것은 아니다. 정신의학 문헌에서 종종 남성다움과 여성다움의 이분법적 개념의 고착이 정상적 성 정체성의 발달에 필수적이라고 주장하거나 암시한다(Kleeman 1976, Stoller 1976). 그러나, 이러한 주장은 부모가 성 역할 고정관념에 얽매이지도 않고, 특별히 아동에게 강요하지도 않는 일반가족에서 키워진 건강한 아동을 제대로 이해하거나 연구하지 않고 나온 것이다. 이러한 가족은 부모가 사회적으로 인식된 역할 행동과 문화적으로 정의된 남성다움-여성다움의 관점에 대해 초월적이고 독립적일 수 있다.

양육의 의미

성 역할 고정관념이 제한적이고 병리적 결과 뿐 아니라 통합과 촉진의 효과 또한 가지고 있다는 관점은 아동 양육에서 성 역할 고정관념이 어느 정도 고수되어야 하는가? 부모는 완전히 스스로를 남성 여성의 이분법으로부터 자유롭게 해야만 하는가? 아동이 어릴 때 만큼은 고정관념이 엄격하게 고수되어야만 하는가? 또는 남성다움과 여성다움의 정의를 더 확장하고 더욱 유연하게 만들어 양쪽 성 간의 선택의 범위를 더욱 넓히는, 문화적인 남성다움과 여성다움의 정의를 보류할 수 있는 중간 지대가 있는가?

이러한 질문은 일반적인 규칙과 지침을 통해서는 답할 수 없다. 성 역할 고정관념과 남성다움과 여성다움의 이분법적 관점은 아동기 발달의 기본구조를 제공한다. 이 구조가 필연적이고 가치있는 것인지 혹은 제한적이고 억압적인 것인지의 정도는 아동의 독특한 특성과 가족집합에 달려있다. 임상사례를 통해 성 역할 고정관념이 적응적이고 촉진적(제한적이고 억압적인 것과 반대로)인 정도는 역으로 개개인이 안정되고 통합된 자기상을 수립하고, 견고한 성 정체성을 통합하는 정도와 관련됨을 볼 수 있다.

성 정체성의 개념을 정의하는 것이 도움이 될 것이다. Stoller는 핵심적 성 정체성을 "우리가 스스로 성-남성의 남성성과 여성의 여성성에 대해 가지고 있는 인식"으로 정의한다. 성 정체성은 자신과 자신의 역할에 대한 신념을 포함하는 보다 넓은 개념이거나 남성다움과 여성다움에 대한 인식이다. 남성과 여성의 개념은 다양한 행동 표현을 할 수 있는 주관적 경험을 암시하기 때문에 파악하기 어렵다. 그러나 결국 남성다움과 여성다움 같은 성정체성은 안정적이고 주관적인 평안함이 있고, 자신의 성과 성의 특성에 따른 기능을 좋아하는 것으로써 정의할 수 있을 것이다. 여성에게 이것은 편안하고 남성과 남근에 대한 지나친 선망이나 두려움 없이 여성생식기와 재생산 능력을 선호하는 것을 의미한다. 남성에게는 편안하면서 여성과 여성 생식기와 재생산능력에 대한 지나친 선망이나 두려움이 없고 남성생식기를 선호하는 것을 의미한다.

우선적으로 성숙한 부모에 의해 양육되고 있는 아동을 생각해보

자. 부모는 각자 자율성과 자기 가치적 인식을 확립하였고, 안정되고 갈등없는 성 정체감을 확립해 왔다. 이는 어머니는 여성으로서의 존재감과 여성성을, 또한 아버지는 남성으로서의 존재감과 남성성을 각각 안전하고 편안하게 받아들이는 것이다. 만약 부모들이 전통적인 남성과 여성의 이분법에 얽매이지 않는다면, 아동은 적은 비용으로도 상당한 정도의 심리적 이득을 얻을 수 있을 것이다. 즉, 어머니와 아버지가 모두 성숙하고 지적이며, 함께 요리와 청소를 하고, 전통적 고정관념을 도전하는 방식으로 자발적이고, 협력적인 방법으로 권한을 공유한다면 아동은 혼란스럽거나 불안하지 않을 것이다. 이러한 양육은 아동에게 다양한 행동과 감정, 경험 등을 포함하는 폭넓은 여성성(또는 남성성)의 정의를 통합하도록 한다.

반대로 부모가 자기와 타인과의 경계가 분명하지 않고, 안정적이지 않거나 성 정체성의 갈등과 과부하 상태로 아동을 양육하는 가족을 고려해 보자. 모성과 부성의 상징에 동화되지 못하고 혼란을 겪는 아동의 경우, 오히려 전통적으로 정의된 부모 역할에 대한 충실한 지지는 아동에게 명료화와 통합의 효과를 제공할 수 있다. 이런 가족에게 문화적으로 정의된 남성다움과 여성다움의 이분화된 관점은 아동 뿐 아니라 부모에게도 도움이 된다. Kleeman(1976)의 지적처럼 부모의, 아동의 성에 대한 인지적 의식은(가령 "우리 아기는 여자아이이다" 같은) 일련의 암시와 보상, 재가 등을 조직하고 이끈다. 성 역할 고정관념은 아동 양육에 대한 명시된 규칙과 지침을 제공함으로써 양육의 과업을 단순화한다. 이는 안정적이고 명확한 내적 지침이 없는 부모에게 필수적이다.

심리치료의 의미

성 역할 고정관념이 어떤 개인에는 통합적이고 지지적인 기능을 하고 다른 개인에게는 제한적이고 억압적이라는 관점은 치료에 있어 중요한 의미를 가진다. 예를 들어 만약 환자가 의존적이고, 불안정한 성 정체성을 갖고 있다면 문화적인 성 역할 고정관념으로부터 환자를 "자유롭게" 하는 시도는 치료적이지 않다.

‖ 임상사례

A는 처음 치료받으러 왔을 때 매우 여성적인(ultra-feminine) 외모와 매너를 가지고 있었다. 그녀는 말괄량이였던 적도 없었고, 항상 거칠거나 공격적인 놀이는 피하는 등 남성적인 모습은 전혀 없었다. 가정생활과 여성다움에 대한 과장만 아니라면, 다양한 면에서 그녀는 항상 모범이 되어왔다.

A는 캘리포니아의 페미니스트 하위문화와 주변의 남성들로부터 좀더 "자유로와지라는" 압력을 받기 전까지는 어느 정도 안정된 존재감을 유지하여 왔다. 그 압력에 굴복하면서 갑작스럽게 혼란스럽고 해체적인(disorganizing) 결과가 나타났다. 예를 들면 캠핑여행에서 그녀는 처음으로 블루진과 작업셔츠를 입었는데, 갑자기 "여성스럽지 않고", 전혀 매력적이지 않다는 느낌이 들었다. 또 그런 느낌은 그녀 자신이 "완벽한 여성"이 아니라는 생각을 떠올렸다. 곧 이어 그녀는 "남성의 옷"(여성용 청바지를 포함하는)을 입었을 때 "다르게 말했고", "성큼 성큼 걸었다" 그리고 이인화(depersonalization)와 비현실감(unreality)의 경미한 삽화적 감정을 갖기 시작했다. 이러한 불안과 혼란에 직면했을 때, A는 25세였고, 심리치료를 받기 시작했다.

치료 초기에 주 1회의 치료를 받았으며, 매우 혼란스러웠

다. 그녀는 남성과 다르게 행동함으로써 자신의 성을 구분하여 희미한 성적 정체성을 유지했다. 장기치료가 어렵고, 매우 불안한 환자의 자아 기능 특성때문에 지지적 접근이 시도됐다. 그리고 비록 전통적인 여성적 행동이 문제가 없는 것은 아니었지만, 과거의 자기 이미지에 대한 엄격한 고착을 통해 통합할 수 있는 여성다움을 재확립하도록 도왔다. 부분적으로 이러한 치료적 접근은 A가 적극적으로 주변의 양성(androgyny) 지향적 문화의 압력에 저항할 수 있도록 도왔다. 물론 엄격한 여성주의 치료에서 보자면, 이러한 성역할 고정관념에 대한 통합적이고 지지적인 효과는 실패로 평가할 수도 있을 것이다.

A의 혼란스러움이 비전형적이긴 하지만, 사례에서 묘사된 현상은 널리 퍼져있는 것이다. 예를 들면, 신경증 여성 환자 중에는 성교에서 절정인 척하고, 더 적극적인 행동을 할 수 없는 환자가 있었다. 왜냐하면 그것은 그녀가 "남근을 가지고 있는" 것처럼 느끼도록 하고, 갈등적인 욕구를 갖고 있는 것처럼 느끼도록 하기 때문이다. 또 다른 신경증 남성 환자는 아내가 운전을 하면 불편해 한다. 왜냐하면 그가 "여성"인 것처럼 느껴지기 때문이다. 성 정체성에 대한 다양한 갈등과 불안은 도처에 깔려있을 것이다. 특정 개인이 갈등이나 불안을 경험하는 정도에 따라 성 역할 고정관념이나 "게임의 법칙"은 도움이 될 수도 있다. 치료자가 성 역할 고정관념에 대해 방어적인 순응을 할 것인지, 비판할 것인지에 대한 결정은 개인의 이데올로기에 따를 것이 아니라 성 역할 고정관념이 특정 개개인에게 기여할 수 있는 기능에 대한 평가를 통해 결정해야 할 것이다.

한편 안정된 성 정체성을 확립하고, 상대적으로 건강한 환자를 치료할 때 가장 일반적인 치료적 실수는 성 역할 고정관념에 따를지를 검토하는 것을 놓치는 것이다. 특히 환자가 자신에게(그 또는 그녀에게) 문화적으로 정의된 역할을 편안하게 따르는 것처럼 보일 때 자주 일어날 수 있다. 다음 예를 보자.

▌임상사례

B부인은 28세 여성으로 집중적인 심리치료를 받고 있다. 최근 남편이 승진하여 그해 말에 새 도시로 이사할 예정이다. 비록 친구들과 하던 몬테소리 학교에서의 교직뿐만 아니라 심리치료를 그만 두는 것이 슬프기는 하지만 남편의 성공에 대한 자부심과 이사가 가져올 도전에 대한 흥분에 들떠 있었다. 초기 질문은 예상되는 변화에 대한 긍정적 감정에 대해 다시 진술하도록 하여 다소 흥분을 가라앉히는 탐색이었다. 확실히 B부인에게 손실이 있지만, 이익도 있기 때문에 이러한 손실들이 가려졌다. 게다가 B부인은 보다 가족을 위한 시간을 갖고자 하였고 몇 년간 전적으로 일을 그만둘 것을 고려했다. B부인은 이러한 주제를 더 이상 거론하고 싶지 않다고 했고,따라서 당분간 거론되지 않았다.

몇 달 뒤, B부인이 직업과 관련된 고통과 즐거움에 대해 논의하자 치료자는 이사와 관련하여 B부인이 너무 쉽게 자신의 직업을 포기하고, 스스로 중요하지 않은 것으로 생각하는데 대해, 치료자 자신이 매우 충격을 받았다는 것을 이야기했다. 그는 또한 B부인이 남편과 경쟁관계에 놓이는 것이 너무 힘들거나, 비록 B부인이 남편보다 더 오랫동안 일을 해왔지만 남편이 자신을 위해 전문가적 희생을 하도록 요청하기는 어려웠기 때문에 자신의 전문가적 삶을 심각하게 취급하지 않은 것 같다고 해석했다. 치료자의 질문은 B부인이 더 이상 토론하고 싶지 않다던 초기의 주제에 직면하도록 하였고, 결국 B부인이 자신의 직업을 가치절하 하면서, 자신의 직업이 남편의 직업보다 덜 중요한 것으로 취급하여, 결국 직업을 포기하도록 만든 신경증적 불안에 대한 이해를 가능하게 했다. 일련의 질문을 통해 치료자가 환자에게 자신의 직업을 중요하게

여기도록 한 것은 치료자에 의한 유의미한 전이 때문일 수도 있다. 비록 환자가 치료자에게 요청한 것이라 하더라도 치료자가 그 주제를 포기했다면 환자의 엄마와 마찬가지로 치료자 역시 진심으로 환자의 개인적 성취를 원하는 것은 아니라는 무의식적인 의미 부여를 하게되는 것이다. 결국 B부인과 남편은 이사하지 않았고, B부인은 계속적으로 전문가적 성취를 해나갔으며 지금은 주목할 만한 권위를 가진 위치에 올라있다.

B부인의 치료에서 치료자의 기술적인 대처는 규칙보다 예외에서 더 많이 발견할 수 있을 것이다. 많은 치료자들은 환자가 만족하는 것 같을 때(예: 지적 성취, 경쟁, 성공에 대한 신경증적 불안 때문에 전업 주부를 선택하는 "여성적인" 여성) 특히 널리 퍼져있는 문화적 고정관념에 순응하는 환자들의 삶에 방어적이고 부적응적인 측면이 있음을 제대로 분석해내지 못한다. 이는 특별히 여성적인 역할을 거부하고자 하는 소망에 대한 강렬한 무의식적 죄책감과 불안 때문에 치료를 시작하는 여성 환자들에게는 매우 중요한 주제이다. 비록 치료자가 여성의 자기실현을 위한 노력을 촉진하고자 노력한다 하더라도, 치료자 자신도 인식하지 못한 상태에서 문화적으로 정의된 여성 성에 대한 환자의 신경증적 순응을 은연중에 수용하거나 승인하여, 결국 자기실현을 촉진하기보다 금지하는데 기여할 수 있다.

정신건강전문가들은 성역할 고정관념과 남성다움과 여성다움에 대한 이분화된 관점을 지속적으로 재점검하고 명확화하여야 한다. 급진 여성주의 문헌에서는 성 역할 고정관념에 대해 총체적으로 비난하고 있는 반면, 전통적인 정신의학문헌은 성에 대한 탈극화를 향한 최근의 경향에 대해 오히려 비난하고 있다. 일부 문헌은 전통적인 남성성-여성성의 고정관념에 순응하도록 교육받지 않은 아동들의 심각한 병리를 경고하면서, 성 구분 없이 아동을 양육하는 것은 정체성의 문제, 성적 혼란, 불분명한 무감정의 "중성"인 아이들로 만들 것이라고 주장한다(Landman 1974). 성적인 결점, 성 혼란, 역할 전환 같은 용어들은 적응적인 이유로 전통적인 여성성-남성성의 구분에 따라 얽매이지 않은 건강한 부모들과 병리적 이유로 비슷한 "선택"(여성성-남성성의 구분을 명확히 하지 않는)을 하는 혼란되고 불안정한 부모들을 구별하지 않고, 모든 부모들을 경멸적으로 지칭하는데 적용된다.

이런 문헌들은 이론적으로 불건전할 뿐 아니라 도움이 필요한 사람들이 서비스를 이용하는 것을 방해하고, 서비스의 질을 떨어뜨리며, 불안정한 치료자를 양산한다. 의심할 여지없이 최근 들어, 남성다움과 여성다움의 이분법적 관점을 받아들이지 않는 많은 커플들은 과거의 커플들처럼 살고 싶어하지 않는다. 실제로 Group for the Advancement of Psychiatry(GAP)의 논문에서 대학생의 50%는 양육을 공유하고 평등한 것으로 보는 신념을 갖고 있다는 결과가 인용되었다(GRA 1975). 비록 양성성이 어떤 개인에게는 높은 불안과 혼란을 일으킬 수 있음에도, 확실히 최근의 추세는 양 성의 관계가 더욱 더 평등한 방향으로 갈수록, 더욱 더 기능적 형태로 변해가고 있다. 그러나 이러한 남성다움과 여성다움의 주제와 관련된 논쟁들은 불안을 불러일으키고, 정서적으로 부담이 되기 때문에 정확한 과학적 사고나 다양한 인간 경험의 사례 중 어느 한 측면으로도 정확히 평가하기 어려운 주제이다.

참고문헌

Badaracco, M. R. (1974). Recent trends towards unisex: a panel. *American Journal of Psychoanalysis* 34:17–23.

Chasseguet-Smirgel, J. (1970). *Female Sexuality: New Psychoanalytic Views*, ed. J. Chasseguet-Smirgel et al. Ann Arbor: University of Michigan Press.

Cooper, L. (1976). Cotherapy relationship in groups. *Small Group Behavior* 7:473–498.

GAP, Committee on the College Student (1975). *The Educated Woman: Prospects and Problems* 9(92). New York: GAP.

Kleeman, J. A. (1976). Freud's views on early female sexuality in the light of direct child observation. *Journal of the American Psychoanalytic Association* 24:3–27.

Landman, L. (1974). Recent trends toward unisex: a panel. *American Journal of Psychoanalysis* 34:27–31.

Lerner, H. G. (1973). Women's liberation. *Menninger Perspective* 4:11-13, 20–21. (10)

———(1974). Early origins of envy and devaluation of women: implications for sex-role stereotypes. *Bulletin of the Menninger Clinic* 38:538–553. (6)

Moulton, R. (1973). The myth of femininity: a panel. *American Journal of Psychoanalysis* 33:45–49.

Segal, H. (1967). *Introduction to the Work of Melanie Klein*. New York: Basic Books.

Seidenberg, R. (1970). *Marriage in Life and Literature*. New York: Philosophical Library.

Stoller, R. (1976). Primary femininity. *Journal of the American Psychoanalytic Association* 24:59–78.

소녀, 숙녀, 여성/ 언어 선택의 무의식적 역동성[12)]

CHAPTER 6

최근 사례회의에서 동료가 33세의 남성 환자를 소년(boy)이라고 부르는 일이 있었다. 이런 실수는 의미 있는 것으로 이를 계기로 환자의 미성숙, 의존성, 성인 남성으로서의 인식부족 등을 놓고 토론을 하게 되었다. 소년과 남성을 구별하는 문화에서 이러한 언어적 차이가 중요하다는 것은 분명하다. 소년들은 일찍부터 남성이 되도록 기대되어 왔고, "남성처럼 행동하라"는 격려로 힘, 독립심, 성숙, 용기, 성실을 추구해야만 한다는 것을 배워왔다. 남성의 경우 용어상의 차이는 명백히 자기-경험과 다른 사람들의 경험 안에서 차이가 난다(예를 들어 "유색인종의 소년(colored boy)"와 "흑인 남성(black man)"을 고려하라). Random House Dictionary of the English Language는 젊은 성인에게 적용할 때, 소년이라는 단어는 당사자가 성숙하지 않고, 판단력이 부족하거나, 말하는 사람보다 더 열등하다고 간주되는 것을 암시한다고 지적했다.

임상 세팅에서 여성 환자들은 13세이거나 30세이거나 관계없이

12) 이 장은 1976년에 Comprehensive Psychiatry 17(2) : 295-299에서 처음 출판되었다.

종종 소녀(girls)로 언급된다. 동료들에게 모든 여성을 "소녀"로 라벨 붙이는지 물었을 때 대부분이 소녀(gal)또는 숙녀(상대적으로 나이에 따라)라고 부르지만, 여성이라는 단어는 주도면밀하게 피하는 것을 알게 됐다. 소녀 또는 숙녀라는 용어를 선택하는 것은 문화적으로 익숙한 현상이기 때문에 특별한 심리적 연관성 없는 문화적 습관으로만 보여진다. 그러나 언어의 선택은 무의식적 가정을 반영하는 것이며, 정신건강전문가들은 반드시 이러한 가정을 인식하고, 명백하게 하고, 이해해야 한다. 이 장의 과제는 소녀와 숙녀의 용어 사용을 선호하는 기저에 깔린 가정을 설명하는 것이고, 왜 이러한 언어적 선택이 만들어지고 유지되는지를 탐색하고, 그것이 환자를 치료하는데 고려될 수 있는 의미를 지적하는 것이다.

금지된 단어로서의 여성

비록 여성, 숙녀 그리고 소녀가 태도보다는 습관을 반영하는 단어적 선택이며, 상호교환적인 용어로 보일 수 있지만, 사람들은 여성이라는 용어만은 무의식적으로 성적, 공격적 암시를 가지고 있으며, 재생산적 기능을 암시한다는 것을 인식하고 있다. 예를 들면 아래의 문장을 완성함으로써 이러한 용어가 거의 대치하여 사용될 수 없는 것임을 알 수 있다.

· 그녀는 자궁절제수술 후 더 이상 진짜 ______인 것처럼 느낄 수 없을 것을 두려워 했다.
· Jane은 상냥하고 부드럽게 말하며, 겸손하다.
그녀는 진짜 ______이다.

· Sue는 생리를 시작했을 때 그녀가 ______이 되어가는 과정에 있음을 알았다.
· 당신은 왜 항상 싸우고 소리를 지릅니까? ______처럼 행동할 수는 없습니까?
· 그녀는 그에게 매우 열렬한 감정을 느꼈다.
그는 그녀를 진정 ______으로 느끼도록 만들었다.

언어학자들이 지적한 것처럼, 완곡어법으로써 숙녀라는 용어의 기능은 본래 여성이라는 단어에서 성적이고 재생산적인 암시를 제거한 것이다(Lakoff 1974). 양쪽 성 모두가 일반적으로 여성 생식기와 재생산 능력에 대해 경험하는 두려움은 정신분석 문헌에서 익숙한 주제이다(Lederer 1968, p.153). 그리고 숙녀라는 용어는 확실히 "청결"하고 무성적(asexual)인 것이다. 유사하게 숙녀는 여성에서 공격적 충동의 부재를 암시한다. 숙녀들은 강한 적개심과 파괴적 욕구와 투쟁하지 않으며, 적어도 위협이 되는(숙녀답지 않은) 방법으로 자신을 표현하지 않는다.

소녀라는 용어는 공격성, 성(sexuality), 재생산의 측면에서 여성이라는 단어에 내재된 불안을 야기 시키는 암시를 피하기 위해 사용될 뿐 아니라 부분적으로 하찮은 것이라는 분위기를 풍기며, 여성들이 추구하는 야망과 지적이고 경쟁적인 분투에는 진지한 관심이 부족함을 암시한다. 여성이 원기왕성하고 비판적이고 경쟁적이며, 지적인 스타일을 개발해 나가는 것은 남성이 거세된 것이거나 여성스럽지 않은 것으로 간주되는 문화에서 완숙한 젊은 여성을 소녀로 부르는 것은 놀라운 일이 아니다. 소녀는 소년처럼 어떤 지위, 권위, 목적에 대한 진실한 추구 등의 암시가 없는 용어이다(예를 들어 소녀나 소년이 의회에 입후보하여 연설하거나 노벨상을 수상하는 것을 거의 상상하지 못할 것이다). 비슷하게 숙녀라는 용어 또한 여성의 노력과 성취에 대해 하찮고, 가벼운 분위기를 부여한다. 언어학자들은 전통적으로 남성적인 경쟁적 문화 속에서 성공하고, 힘을 가진 여성과 관련된 불안의 일부를 최소화하고자 숙녀 과학자와 숙녀 의사같은 용어를 사용해왔다(Hage 1972). 이러한 언어학적 선호의 예외는 전투하는 남성을 소년이라 말할 때(예를 들면 "베트남의 소년들"), 즉 전시에 발생한다. 소녀라는 용어처럼 소년이라는 아주 작은 용어의 사용은 전쟁에서 남성과 관련된 파괴성과 사디즘(환상이라기보다는 실제상황에서)을 부인하거나 최소화시키려는 무의식적 시도를 반영한다.

성 역할 억압으로서의 언어

소녀 또는 숙녀라는 용어 사용을 선호하는 것은 여성다움과 여성적 매력에 대한 최근의 관점들을 반영한다. 여성은 실로 소녀로 남아있도록 조장되고 숙녀처럼 행동하도록 격려된다. 여성에 대한 강력한 억압을 증명하고 있는 많은 문헌들은 성적이고 공격적 충동의 직접적이고 개방적인 표현을 금지하고, 매우 지적이고, 성공을 지향하면서, 경쟁적으로 성취해나가는 것을 포기하도록 하며, 겸손과 자기희생, 서비스처럼 "숙녀다운" 미덕뿐 아니라 사랑스럽고, 유아적이며 의존적인 특성을 개발하도록 한다(Symonds 1971~1972, Lerner 1974b).

남성들이 소년으로도, 신사로도 별로 불리지 않는다는 사실은 남성의 성에 대한 매우 다른 문화적 압력과 기대를 반영한다. 여성들의 성은 (천진난만함이나 처녀성의 찬미에서 볼 수 있듯이) 억압되도록 격려되는 반면에, 남성들은 성적인 용감함을 개방해서 보여주도록 조장된다(무절제하고 난잡한 여성과 경험 많은 남성 간의 차이가 이러한 문화적 기대에서 유래한다). 여성은 평화를 유지하도록 격려되는 반면, 남성은 신념을 위해 싸우는 강인함과 의지가 남성적 매력을 향상시킨다고 배운다. 여성은 "남성이 이기도록" 두거나 "벙어리 행세하도록" 유도되는 반면, 남성은 지적인 용감함과 목적을 향한 진지함이 남성성을 향상시킨다고 배운다. 여성의 경우 소녀적 속성은 전형적으로 귀엽고 사랑스러운 것인 반면, 남성의 경우 유아적 특성은 남성답지 않거나 나약한 것으로 간주된다. 결국 소년은 남성이 되는 것이라는 문화적 기대(이러한 기대는 자주 두려움, 감정, 의존적 욕구의 건강한 표현을 포기하도록 하는 압력을 포함한다) 때문에 남성이라는 용어가 일반적으로 익숙한 것이다. 여성이라는 용어의 회피는 여성이 소녀나 숙녀라는 자기 경험을 존속시키고 그에 따라 행동하는 문화적 기대를 반영한다. 또한 여성에게 건강한 공격성, 독립, 자기 주장적 추구를 억제하고, 다른 사람들을 통제하고 주도하거나 어떤 방법으로든 위협할 수 있는 특성들을 포기하도록 한다.[13)]

정신적 억압의 반영으로서의 언어

숙녀와 소녀라는 용어의 선호적 사용은 문화적 가치와 기대뿐만 아니라 정신내적 억압을 반영한다. 성인여성을 소녀로(예를 들면 숭배함, 순수, 유아적, 의존적 특성) 남아 있도록 하고, 숙녀처럼(예

13) 여성주의자들이 "여성 해방운동가"로 불리어지고, 여성운동이 "여성해방운동"이라 불린다는 사실은 여성의 공격성과 힘에 대한 무의식적 불안을 반영하는 언어의 또 다른 예이다. 세계 역사상 어떤 해방운동에도 "귀여운" 별명을 붙여 목표의 정신과 진지함을 훼손한 적은 없었다.("흑인 해방운동 내에서의 소년들", "국가해방운동전선", "symbiones 해방주의자" 등은 거의 상상할 수 없는 것이다.)

를 들면 고상함, 예의범절, 청결, 충동 통제, 사회규범의 순응 등) 행동하도록 억압한다고 주장하는 문헌들은 양 성 모두 여성의 생물학적 기능과 상상 속의 파괴적인 잠재력에 대한 뿌리박힌 감정과 불안을 반영한다(Lederer 1968, Lerner 1974a).

전 세계의 다양한 인류 문화 안에 여성의 재생산 기능(예를 들면 생리, 출산, 수유)을 둘러싼 불안과 공포(선망과 이상화 뿐만 아니라)에 대한 심리적이고 인류학적 증거가 존재한다(Lederer 1968). 마찬가지로 거세하는 질에 대한 두려움은 정신분석 문헌에서 익숙한 것이며, 많은 학자들이 거세자로서 두려움의 대상이 되는 아버지보다 어머니를 더 많이 강조하고 있다(Rheingold 1964, Lederer 1968). 거세되거나 파괴적인 여성에 대한 두려움이 해부학적 실제에서 기원하든 아니든 간에(예를 들면, 잃어버릴 것을 두려워하는 남근을 가진 남성, 둘러싸여 있고, 무의식적으로 남근을 거세하려 위협하는 질을 가진 여성), 혹은 여성의 두려움이 모권에 대한 아동기 초기의 경험으로부터 유래하든지 아니든지 간에(Lerner 1974) 이러한 주제는 이 장에서 논의되기 어려운 것이다. 여성에 대한 두려움이 비록 보편적이지는 않지만 양성 모두에게 영향력 있고, 역동적이라는 사실은 기본적인 여성적 특징이 모두 "남성의 남성다움을 보호하기" 위한 것으로 나타나므로 중요한 것이다. 이러한 여성적 특징은 남성이 주인인 체 하도록 하면서, 남성적 목표를 추구하지 않도록 하는 등의 행동들이다. 즉, 여성의 거세적이고, 파괴적인 잠재력을 최소화하는 것이다. 특히 공격적 충동을 성공적으로 통합하고 조절하는 것이 어려운 여성들은 엄마가 된 후에도 오랫동안 숙녀 또는 "소녀"라는 자기 경험을 유지하고 자기 자신을 더 약한 성으로써 간주하고자 한다. 확실히 숙녀와 소녀는 두려워할 필요가 없다. 다만 보호될 필요가 있을 뿐이다.

치료에 주는 시사점

여성이라는 단어는 너무나 평범한 어휘여서 이 용어가 성인 여성에 있어서 재생산, 성, 공격성, "파괴성"에 대한 무의식적 불안과 관련 있다는 주장은 불합리한 것처럼 보일 수 있다. 그러나 특별한 상황이 아님에도 불구하고 이러한 일반인 용어의 사용을 회피하는 것은 놀라운 일이다. 임상세팅을 예로 들면 집단치료에서 남성과 숙녀 간의 차별이 존재하며, 개별 사례회의에서 20대에서 30대의 여성 환자들은 거의 여성으로 불리지 않는다. 소녀 또는 숙녀 중 더 선호하는 단어가 무엇인지에 따라 치료자의 무의식적 태도가 반영된다(치료자는 숙녀 또는 소녀로서 여성을 대하고 싶어 하거나 혹은 필요로 한다). 실제 언어는 이러한 태도를 영속시 시킬 수도 있고, 그렇지 않을 수도 있다.

임상가가 여성에게 어떻게 남성과 관계 맺는지, 또 "다른 숙녀들"과 어떻게 관계 맺는지를 물을 때 환자가 숙녀처럼 행동해야만 한다는 무의식적 의사소통이 존재하지 않는가? 특히 환자가 특별히 공격성과 성적 충동의 직접적 표현과 인식에 어려움이 있는 경우, 치료자가 숙녀라는 용어를 여성이라는 일반용어로 바꾸었을 때, 숙녀라는 용어는 자기 경험의 "나쁜" 또는 파괴적거나 "잘못된" 측면에 대한 불안감을 강화할 수 있을 것이다. 마찬가지로 젊은 여성이 지적이고, 야심만만한, 그리고 경쟁적인 추구에 대해 깊이 갈등을 겪고 있고, 방어적이라면 그 여성을 소녀라고 부르는 것은 진지한 성취와 권위의 가정에 대한 죄책감을 악화시킨다.

또한 치료자의 입장에서 환자가 소녀 또는 숙녀의 사용을 선호하는 것은 명시적이고, 이해할만한 전이를 암시한다. 예를 들면 치료 초기에 치료자를 소녀라고 불렀던 환자는 치료자가 너무 어리고 경험이 없는 것으로 보인다는 암시를 한 것이다. 좀 더 나이든 환자의 경우 끊임없이 치료자를 포함하여 여성을 말할 때는 숙녀라는 단어를 사용하였는데, 여성이라는 용어에 대한 불편함을 탐색하는 것은 그 환자가 일반적인 여성에 대한 불신과 치료자와의 관계에서 거리를 유지하고자 한 것임을 알 수 있다.

그러나 명백히 중심 주제는 언어의 선택이 아니라 선택 기저에 있는 무의식적 태도이다. 소녀 또는 숙녀로써의 자기 경험을 유지하기 위한 강력한 문화적이고 정신내적인 억압은 광범위하게 인식되어져 왔고, 심리치료사들은 종종 여성이 이러한 억압을 극복하도록 돕기보다는 강화한다는 비난을 받아왔다(Chesler 1972). 정신건강 전문가들이 성인 여성 환자를 소녀 또는 숙녀로 보고 있다는 사실은 실로 여성성(어린아이다움, 의존성, 순응성, 순수, 섬세함, 비공격성, 비경쟁심 등)의 문화적 정의를 통합하고 있음을 증명하는 것이다. 여성을 편협하고 비위협적이며 축소된 용어로 보고자 하는 방어적 요구에서 벗어날 때 비로소 언어는 자체적인 순기능을 할 수 있을 것이다.

참 고 문 헌

Chesler, P. (1972). *Women and Madness.* New York: Doubleday.

Hage, D. (1972). There's glory for you. *Aphra* 3:2–14.

Lakoff, R. (1974). You are what you say. *Ms. Magazine* 3:65–68.

Lederer, W. (1968). *The Fear of Women.* New York: Grune & Stratton.

Lerner, H. G. (1974a). Early origins of envy and devaluation of women: implications for sex role stereotypes. *Bulletin of the Menninger Clinic* 38:538–553.

——— (1974b). The hysterical personality: a "woman's disease." *Comprehensive Psychiatry* 15(2):157–164.

Random House Dictionary of the English Language (1967). New York: Random House.

Rheingold, J. C. (1972). *The Fear of Being a Woman*. New York: Grune & Stratton.

Symonds, A. (1971–1972). Discussion of Ruth Moulton's paper: psychoanalytic reflections on women's liberation. *Contemporary Psychoanalysis* 8:224–228.

히스테리성 성격[14)]

CHAPTER 7

히스테리 진단은 남성 환자에게는 드물고 여성 환자에게 매우 일반적이라는 것은 널리 알려져 있다.[14)] Robins와 동료들의 논문에서(1952) 남성 히스테리는 극히 드물고 실제로 발생하더라도 히스테리 진단은 임상적으로 희귀한 것이라고 주장한다(Berger 1971). 심각한 히스테리 증상(예 : 전환반응, 해리현상)이 남자 환자에 관찰되기도 하지만 두드러지는 히스테리성 성격 특성과 인지 유형은 보이지 않는다(Chodoff and Lyons 1958). 특히 히스테리성 성격, 특성, 또는 "스타일"은 남성 환자에게 아주 드문 것이 사실이며, 이 장에서는 히스테리라는 용어가 이런 측면에서 사용될 것이다.

여성 히스테리 환자가 많은 이유를 설명하기 위해 정신분석 이론가들은 양 성 모두가 해결해야 하는 전오이디푸스(preoedipal) 단계와 오이디푸스(oedipal) 단계의 발달과업에서의 차이에 초점을 둔다(Zetzel 1968). 그러나 성적 충동(libidial) 발달이론은 단지 히스테리에서의 성적 차이에 대한 부분적 설명만을 제공할 뿐이며, 사회

14) 이 장은 1974년 Comprehensive Psychiatry 15(2): 157-164에서 "The Hysterical Personality : A Womans' Disease"로 처음 출판되었다.

적, 문화적 요인이 주요한 역할을 한다. 이러한 정신외적 요인의 중요성이 충분히 평가되지는 않았지만 전적으로 무시되지도 않는다. 예를 들어 Marmor(1953)는 히스테리성 성격의 특징은 여성적인 것이므로, 남성보다 여성에 더 수용적이라는 점에 주목했다. Chodoff와 Lyons(1958)는 히스테리성 성격은 "남성이 만들어 낸 용어로 여성을 묘사한 것이다. 히스테리성 성격의 서술은 수많은 여성성의 풍자처럼 들린다"고 논평했다. 그러나 히스테리의 개념은 전통적으로 여성적 특징의 서술을 포함한다고는 하지만 그 이상의 관찰을 통한 이론적이고 진단적인 의의가 탐색되지는 않았다.

이 장은 우선 히스테리성 성격의 진단지표의 틀을 만들기 위해 환자 집단의 진단적 지표와 행동적 특성을 살펴볼 것이다. 다음으로 임상적 종합테스트나 인터뷰에서 여성들을 둘러싼 사회 환경이 어떻게 히스테리에 가까운 인지스타일과 성격을 나타내도록 하는지에 대해 증명할 것이다. 이 때 여성의 사회화 과정에서 자아-억제효과가 어떻게 거대한 사회적 억압의 효과와 혼동이 될 수 있는지에 대해 주목할 것이다. 결국, 히스테리 성격과 여성적 성격 간에 나타나는 개념적 혼란을 보다 명확화하게 될 것이다.

히스테리의 진단적 지표

심리적 테스트와 진단 인터뷰가 심리성적 발달의 본질을 결정하는 중요한 정보를 제공하더라도 신경증은 우선적으로 특징적인 방어기제와 적응 스타일에 의해 진단된다(Rappaport, Gill and Schafer 1968). 실제 히스테리는 종종 억압의 과장된 사용으로 진단되며, 오이디푸스 콤플렉스의 숙명과 다양한 역동의 상호작용은 이차적이다(Schafer 1954, Rappaport, Gill, and Schafer 1968). 억압적 방어는 명확히 인지와 성격의 결과이므로 히스테리의 진단적 사정은 특별한 어려움이 있을 수 없다. Shapiro(1965, p.108)의 지적처럼 다양한 신경증의 작용을 설명 하는데 있어 히스테리 신경증의 묘사는 상대적으로 명백하다. 그리고 신경증 증상 가운데 히스테리와 억압의 관계보다 더 명확하거나 제한적으로, 연관되는 방어기제는 없다.

히스테리의 진단테스트 지표에 대해 Schafer는 아래와 같이 요약했다.

> *히스테리라는 진단적 용어는 엄격하고 널리 확산되었으며, 세상의 충동과 요구에 대한 반응으로 억압의 방어기제에 의지하는 사람들을 포함한다. 방어에 대한 과도한 의존은 폭넓은 지적, 문화적 관심의 발달을 방해하고, 독립적인 능력과 창의적 사고능력을 손상시키고, 감정적 불안정과 천진함을 조장한다. 이런 특성들 중 한 가지 이상은 사고과정의 많은 부분에 영향을 끼칠 것이며, 테스트를 통해 밝혀진다.〈1948, p.32〉*

Shapiro에 의해 제공된 로샤 테스트에 반응하는 히스테리성 양식의 예 :

> *강박적인 사람은 식물성이나 해양생물의 다양성 간의 관계를 정확하게 구조화하고, 정교하게 리스트화하는 장면에서, 히스테리적인 사람은 "아름다운 부케" 또는 "프랑스풍의 라인 포스터(line posters)들이 있는 파리(Paris)!"같다고 말한다.〈1965, p.112〉*

억압에 대한 광범위한 의존의 결과로 알려진 히스테리 환자의 인지 스타일은 지적인 것이라고 할 수 없으며 지적성취, 생산성, 정복에 대한 관심의 부족이 특징이다(Schafer 1948, Shapiro 1965). 추상적이고 복잡한 아이디어에 거의 관심이 없고, 실제적이고 기술적인 정보를 무시하며, 기술을 요하는 과업을 효과적으로 수행할 능력이 거의 없다. 독립적이고 비판적인 사고는 손상되었고 일상적인 인지양식은 혼란스럽고, 포괄적이며, 미분화되었다. 예감과 직관이 적극적이고 노력하는 사고와 집중력을 대신하고 있다. 지적활동과 정복은 지속적으로 회피되기 때문에 히스테리성 사고는 경험없고, 이기적이며 비반영적이고, 감정이 부과된(affect-laden), 상투성이 지배적인(cliche-ridden)것으로 서술되어 왔다.

세상에 대한 기술적이고 실제적 이해의 부족에 반하여 히스테리성의 사람들은 대인관계에 더 신경을 쓰고, 인간 세상에 직접적이고 적극적으로 개입한다(Easser and Lesser 1965, Shapiro 1965). 이들은 웩슬러 지능검사의 사회적 판단과제에서 우수함을 보이거나 관습적이고 적절한 사회적 행동에 대해 이해가 매우 높은 것으로 나타난다. 마찬가지로 히스테리 환자는 활기차고 우호적인 사회적 동료이고, 쾌활하고, 기운차며, 생기 넘치고, 발랄하고, 여성스러운 것처럼 서술된다(Easser and Lesser 1965).

동시에 어떤 이는 의존적이고 요구적인 행동을 하며 인정받고, 칭찬받고, 다른 사람의 관심을 얻고자 매우 고민하는 것을 보인다(Easser and Lesser 1965). 변덕스럽고 유혹적인 행동을 자주하고, 타인의 냉담함에 대한 불평을 자주 하기도 한다. 비록 Freud(1931)가 히스테리성 성격을 개념화하지는 않았으나, 사랑하고 사랑받는 것에 주로 몰두하는 "에로틱" 타입의 사람이 히스테리적 발달의 경향이 있다고 했다. 비록 히스테리 환자의 낭만주의는 널리 알려져 있지만 동시에 천박하고 피상적이라는 것에 주목해야만 한다. Shapiro(1965)는 thematic apperception test(TAT)에서 매력적인 왕자를 기다리며, 모든 일이 옳은 것으로 밝혀지리라고 보는 생의 관점을 통해 개별화되고 삶에 대하여 천진하며, 낭만적인 관점을 드러내고 있다고 했다.

감정적 불안정은 히스테리성 개인의 서술에서 흔히 나오는 용어이며, 위기나 갈등을 다루는데 사고보다는 감정을 활용하는 양식상의 경향 뿐 아니라 감정적 경험을 조절하는데 무능력한 것을 말한다(Schafer 1954, Shapiro 1965). 감정적이고, 삶에 대해 약간 충동적인 특성을 보이면서, 유아적인 특성은 주목할 만하다. Easser와 Lesser(1965)는 히스테리성 환자 집단의 어리면서 소녀같은 특성을 서술하면서 가족들은 이들 여성을 어리고, 의존적이며, 귀엽고, 사랑스럽게 보고 있다는 것에 주목했다. 실제로 어떤 환자는 아기라는 별명을 결혼할 때까지 갖고 있었다. 임상심리 테스트에서 Schafer(1954)는 히스테리환자의 유아적 특성을 “천진난만한 공주” 또는 “귀여운 토끼”처럼 보이게 한다고 지적했다.

히스테리 성격 대 여성적 성격

대학원 세미나 수업에서 한 학생이 히스테리성 진단의 요약에 대해 “신경증을 묘사한 것이 아니라 여성을 묘사하고 있다”고 항변하였다. 실로 히스테리의 진단적 지표는 매스컴에서 묘사된 여성의 모습 그대로이다. 머릿 속에 온통 허리우드 로맨스나 사소한 것들로 가득차 있고, 기술적이지 않고, 추상적인 지적 문제에 대해 고민하지 않으며, 수고스러운 집중보다 예감과 직관을 선호하고, 남성 앞에서 아이 같고 의존적이며, 감정적이고 충동적으로 행동하는 여성들의 키득거리고, 수줍어하는 모습은 이미 고정관념으로 자리 잡고 있다. 사실 히스테리의 진단적 지표 중 많은 부분은 여성적 매력과 관련 있다.

일부는 매스컴에 나타난 여성성이 오히려 히스테리성 성격으로 인해 피해를 입었으며, 매스컴은 단지 여성의 진실한 본질을 묘사하고 있다고 생각할 수도 있다. 비록 사실이라 하더라도 어린 소녀의 역할 모델이 지나치게 히스테리적일때 이는 악순환의 시작이 된다(예를 들면 남성들이 아무리 스스로를 사회적으로 하찮은 존재로 인식하고 있을지라도 여성들이 기술적이거나 과학적 문제를 풀기 위해 애쓰는 TV 프로그램을 보고 싶어하지는 않는다). 그러나 만약 사회적인 남성다움과 여성다움의 개념을 조사한다면 문제는 단순히 역할 모델에 관한 것만은 아니다. 여성의 전 생애를 통해 지속적으로 히스테리성 스타일에 맞추도록 여성을 억압하고 있음을 발견할 수 있다. 이에 대해 보다 구체적으로 조사하고자 한다.

일반적으로 여성은 아내다움과 어머니다움을 통해 진실한 자기실현(그리고 정체성)을 추구해야만 한다고 믿어왔다(Chesler 1972). 어린 시절부터 소녀는 이러한 역할을 준비하는데 열심히 노력하도록 배워왔고, 결국 남편을 찾기 위해 남성에게 매력적으로 보이는 법을 배우느라 자신을 소비해왔다. 이는 긍정적인 사회적 판단의 개발과 다른 사람을 즐겁게 할뿐 아니라 조정하는 민감성을 높이는데 도움이 될 수도 있다. 여성들이 남성을 잡거나 유혹하거나 걸려들게 하는 데 활용하는 일상회화는 매우 발달된 사회적 기술로 여성에게 중요한 자산이 된다. Firestone은 "남녀공학의 여학생이 대학 4년 동안 공부한 것보다 더 확실하게 똑똑함을 증명해 보이는 때는 남성과의 한 시간의 전화 통화였다."고 했다(Firestone 1970, p.21).

그러나 비록 여성의 매력 신장이 사회기술의 개발에 도움이 된다 하더라도, 지적발달에는 불리하다. 여성은 독립적이고 노련한 지적 스타일이 매력적이지 않은 것이라고 배워왔고, 공격적이고 비판적인 지능을 발달시키는 여성은 자주 거세되거나 남성적인 여성으로 간주되었다. 많은 문헌들은 여성이 남성에게 여성적이고 매력적으로 대하도록 요구하면서도 젊은 소녀의 창조적 지능에 대해서는 가차없이 억누르고 있다(Lynn 1972, Lerner 1973). 여성성은 지적 의존과 유순함의 모델에 기초하고 있기 때문에 여성이 인지적 측면에서 히스테리성 특성을 찾아내는 경향은 놀라운 일이 아니다. 아마도 오히려 이런 특성에서 탈출한 여성이 더욱 놀라울 것이다.

이와 관련하여 대중적인 10대 문학에 대한 조사에서 특히 눈에 띄는 것이 있다. 여성성과 대중성의 주제로 10대 소녀를 위해 쓰여진 책과 잡지를 폭넓게 선택하여 조사한 결과, 소녀들은 위에서 서술된 히스테리성 성격과 지능의 형태에 맞추도록 조장되고 있음이 분명하다. 되풀이하여 나타나는 주제는 소녀는 반드시 남성을 잡을 만큼 영리해야 하지만 남성보다 우수할 정도로 영리하면 절대 안 된다는 것이다. 또한 Arlene Dahl (1965)의 책 "Always Ask a Man"에서 지적한 것처럼 여성은 반드시 능력을 여성성보다 우위에 두어서는 안 된다는 것이다. 젊은 여성은 지적으로 유순하고 아이다움과 의존적 특성, 그리고 사회적이고 조종하는 기술을 키우도록 조장된다. 많은 경우에 "여성적 특성"과 "히스테리성 성격"은 유사하다. 전통적 여성의 역할과 관련된 Kreps에 의한 논평을 보면 :

> *그녀는 자신의 모험보다는 차밍 왕자로부터 행운과 행복을 기대하면서 신데렐라의 역할을 하도록 배워왔다. 예뻐져라, 즐거워라, 양치약(mouthwash)과 방취제(deodorant)를 사용해라, 절대 지적으로 사고하지 말아라. 그러면, 차밍 왕자는 그녀를 그의 성으로 데려갈 것이고 그녀는 그 후로 오랫동안 행복하게 살 것이다.* 〈1970, p.8〉

반대로 남성성에서 중요시 하는 특성에 히스테리적 측면은 보이지 않는다. 남성에게 지적 성취, 생산, 효율성, 그리고 주장성은 중요한 가치이고, 추상성과 기술적 문제에 대한 관심은 적극 권장된다. 남성 영웅은 질병을 치료하고, 걸작을 쓰고, 적극적으로 그들을 둘러싼 세상을 바로 세우고, 형성하고, 파괴하는 스타로 묘사된다. 남자 아이들은 논리적이도록(직관적이기 보다) 가르쳐지고, 실제적이고(낭만적이기 보다), 지능적이며, 공격적이고 힘이 있으며(소극적이고 순응적이기 보다), 자기를 신뢰하고(의존적이고 아이 같기 보다), 지적(감정적이기 보다)이도록 권장된다. 대인관계에서의 민감성은 남성에게 우선순위로 고려되지 않는다. 그리고 어느 정도의 사회적 무자비함, 자신의 이익추구, 거침은 매력적인 것으로 간주될 수도 있다.

그래서 현재 개념화된 것처럼 히스테리성 특성의 진단적 지표는 극적으로 전통적인 남성성의 개념에 반대되는 인지와 성격 스타일을 정의하는 것처럼 보인다. 남성이 히스테리적 스타일을 개발하게 되더라도, 이의 표현은 곧 단념하게 될 것이다. 최근의 남성적 매력에 대한 통념상 아이 같음, 천진함, 두려움, 의존성, 지적 부조리, 또는 감정적(지적이기 보다) 지혜의 표현은 허락되지 않는다. 때문에 남성에 있어 히스테리의 진단은 성적 정체성에서 매우 심각한 어려움을 의미한다. 이는 실제로 임상 문헌에서도 나타난다.

히스테리성 성격 : 억압과 역할 강요

히스테리성 성격에 대한 문헌이 다른 문헌들 보다 더 많은 모순을 보이는 것은(Easser and Lesser 1965) 여성성과 히스테리 특성

간의 혼동 때문이다. 일례로 앞서 서술된 히스테리성 성격과 인지 스타일은 직관적인 충동의 표현이나 잠재적인 인식에 대한 억압의 결과이다. 그러나 똑같은 진단적 지표들도 초억압(억압보다 더한)의 생애사를 반영할 수도 있는데, 이는 사회적 상황에 가장 잘 대처할 수 있는 지적 기술과 성격 스타일의 적응을 가리키는 것이다. 일부 여성의 경우, 경박하고, 유치하며, 또한 도발적인 스타일의 상호작용 대신 비판적이고 독립적이며 지적인 "남근숭배적" 상호작용을 취하도록 한다면 불안해 할 것이다. 그러나 이러한 불안은 수용적이고, 바람직한 여성적 행동에 대한 사회화 과정과 관련된 것이다. 히스테리 진단이 여성에 대한 역할 강요의 결과를 반영한다면, 히스테리 진단을 받은 개개인은 눈에 띄게 이질적인 집단을 구성할 수도 있다. 왜냐하면 과장된 여성적 스타일이 병리적 증상의 다양한 형태와 정도로 나타나기 때문이다. 따라서 초기에 "히스테리성으로 보이다가" 이후에 더 심각한 감정적 혼란으로 고통받는 여성들에 대한 임상적 보고가 많다는 것은 놀라운 일이 아니다(Easser and Lesser 1965, Zetzel 1968).

동시에 여성이 남성보다 더욱 더 강하게 억압의 방어기제에 의존한다는 인식은 의문의 여지가 있다. 그보다는 여성의 사회화가 성격 스타일을 결정하고, 사회화의 결과가 억압의 결과와 다른 것은 아니라는 인식을 이끌어낸다고 볼 수도 있다. 다만 지적되어야 할 것은 실제로 억압적 방어스타일에 의존하고 있는 남성은 히스테리로 진단되어지지 않는다는 것이다. 왜냐하면 히스테리적 성격에 대한 현재의 고정관념이 극적으로 남성의 사회화 과정이나 남성적 행동에 순응하는 것과는 반대되는 것이기 때문이다. Berger의 논평은(1971) "히스테리가 남성에서 발생할 수 있다고 한다면, 이는 객관적인 시도라 할 것이다. 일반적으로 남성 히스테리환자는 '여성처럼' 행동하는 사람이라고 인식되고 있다."(p.279).

진단에 있어 최근의 경향

히스테리성 성격의 진단에서 최근의 경향은 여성적 특성과 히스테리성 특성 간의 혼란을 통합해 가는 것이다. 일부 진단가들은 심리역동적이고 병인론적 추측을 제거하고, 특정성격장애를 진단할 때 명확하고, 관찰할 수 있는 행동을 근거로 할 것을 주장하고 있다(Chodoff and Lyons 1958, Lazare and Klerman 1968). 이러한 서술적 접근은 Chodoff와 Lyons(1958)의 저서에서 요약된다. 그들은 대표적인 학자들과 협의하여 함께 동의한 히스테리 환자의 행동적 특성을 개념화하였다. 일반적으로 6가지 행동적 특성이(예를 들면 허영심, 성적 도발, 의존성 같은) 히스테리성 성격의 진단 기준이 되었고, 근원적인 요인들은 무시되었다. 마찬가지로 Lazare와 Klerman(1968)은 히스테리가 환자들의 공통요소를 요약하고 임상적 문헌 조사를 통해 정의되고 진단될 수 있다고 주장한다. 결국 학자들은 이기심, 표출, 감정주의, 의존심, 도발성, 성에 대한 두려움, 피암시성 등 7가지 특성에 의해 히스테리를 정의한다.

이러한 서술적 접근을 적용한다면, 히스테리성 성격의 진단적 카테고리를(구조적이고 역동적인 풍부한 암시를 가진) 버리는 편이 낫다. 그리고 단순히 남성 진단가들이 서술하는 여성적 특성에 대한 논평보다 더 큰 의미가 있다고 보기는 어려울 것이다. 혼란스럽기는 하나 서술적 접근을 해온 Chodoff와 Lyons는 논평을 통해 히스테리에 대해 지속적으로 논의되어오던 토론에 종지부를 찍었다.

만약 여성 정신과 의사들이 오랫동안 적의를 갖고 남성들의

결점을 관찰하여 남성적 성격특성을 명확화한다면, 비슷한 상황이 발생할 수 있다.〈1958, p.734〉

그럼에도 더욱 당혹스러운 것은 정신과 의사가 여전히 히스테리에 대한 6가지 차이를 신비화하며 유지하고 있으며, 상담과정에서도 이러한 비밀스러운 이론이 적용되고 있다는 것이다.

이후의 전망

Berger는 히스테리성 성격이 환자에만 존재하는 것이 아니라 관찰자에도 존재한다고 주장했다. 그는 히스테리의 최선의 정의는 "관찰자의 무의식적인 성적 감정을 불러일으키는 행동이나 증상"이라고 주장했다(p.283). 그리고 이러한 임상적 현실은 역전이 효과에 의해 이해되고 정의되어야만 한다고 주장한다. Berger의 히스테리 개념을 지지하지는 것은 아니지만, 히스테리성 성격이 남성 관찰자에게 특별히 영향을 미칠 수 있는 특정한 형태의 여성적 행동으로 축소될 위험이 있음은 인정한다. 그러나 이런 방법으로 히스테리를 정의하는 것은 앞서 설명한 서술적 방법으로부터 아무런 진전이 없는 접근이다. 이상적으로 더욱더 건설적인 접근을 채택하여 히스테리성 특성과 여성적 특성 간에 존재하는 혼란을 해결하기 위해 열심히 노력해야 할 것이다.

확실히 이러한 과제는 진단가가 남성이면서, 평가 절차가 시간적으로 제한되어 있는 인터뷰 상황에서는 단순한 문제가 아니다. 따라서 많은 질문이 필요하다. 환자의 의존적이고 아이 같은 행동이 히스테리 환자의 생식기적 두려움에 대항하는 억압의 방어인가 아니면 여성적 행동으로 학습된 것인가? 감정적 불안정이 억압을 강화하는 방어기제인가, 아니면 환자의 적극적인 관심의 표현인가? 성적 도발과 경박한 행동은 오이디푸스적 갈등의 반영인가, 또는 남성 정신과 의사에게 뭔가 보여줄 것이 거의 없다고 느끼는 모습인가? 이러한 차이들은 상호 배타적인 것이 아니며, 단순한 진단작업으로 만들어질 수 없는 것이다. 또한 히스테리성 여성에 대한 고정관념은 매우 뿌리 깊은 것이어서 때로 조심성 없이 미숙하게 진단될 수도 있다.

이러한 개념적 혼란 때문에 임상적, 이론적 문헌에서 히스테리 환자 집단에 대한 실증적 조망이 어려울 수도 있다. 예를 들면, Kernberg(1967, 1970)의 히스테리성 성격의 요약은 일부의 정신보건 이론가들의 입장을 따르고 있는데, 이들 이론가들은 히스테리성 환자(더 낮은 수준의 성격 장애를 가진 사람들과 비교했을 때)가 자아와 초자아의 보다 나은 통합과 구순기(oral)와 전생식기(pre-genital)간의 갈등을 넘는 생식기 오이디푸스 갈등의 지배(비록 구순기 갈등이 종종 나타나지만)를 명확히 하고 있으며, 폭넓게 자아의 기능과 구조의 갈등으로부터 자유로운 특성이 있음을 분명히 지적하고 있다. 게다가 히스테리적인 개인은 내면화된 대상관계의 심각한 병리가 없고 다양한 감정적 반응을 포함하는 상당히 속이 깊고 안정적인 관계가 가능하다. 억압은 자아의 주요한 방어기제이며, 직관적인 간섭은 거의 없다. 진단적 기준이 남성성에 반대되는 본래적으로 여성적인 것 이상은 아님을 주목한다. 진단가들의 숙제는 현재 히스테리와 여성성 간의 차이를 식별해 내기 위해 구조적이면서 생식적-역동적 관심 이상을 평가할 수 있는 능력을 다듬어 가는 것이다. 이를 위해 진단적으로 여성성의 전통적 측면과 겹치는 행동적 지표들은 최소화하고, 남성들의 방어기제 중 억압적 스타일을 확인하기 위한 시도를 해야만 한다. 이에 특히 만약 임상심리사들이 그들 스스로 여성적이고 남성적인 역할 고정관념으로부터 독립적으로 히스테리의 공식적 테스트 지표를 확인하는데 최선을 다한다면 심리적 테스트는 매우 귀중한 조사와 진단적 도구가 될 수 있다.

히스테리성 성격을 논의하면서 해리현상과 혼란된 사고 같은 심각한 히스테리성 장애와 관련된 임상적 증상의 다양성에 주목하지 않았다. 그러한 증상론은 문화적 억압의 결과는 아니며, 이때 여성성과 히스테리의 겹침에 의해 생기는 개념적 혼란은 거의 없다. 사실상 그러한 심각한 증상은 여성 환자에 한정된 것은 아니며, Menninger Clinic에서 히스테리성에 해당되는 Charcot 스타일의 등을 아치형으로 구부린 남성 환자를 본 경험도 있다. 그러나 히스테리성 성격의 진단은 드물기는 하지만 그러한 증상들을 기초로 한다. 보다 정확히 하자면 전형적으로 서술된 성격과 인지조직 스타일에 대해 앞서 설명하였고, 여기서는 개념적 명확성과 진단적 정밀함의 부족을 야기하는 사회적 요인의 설명에는 실패하였다. 임상가들은 주의 깊게 히스테리성 성격의 진단적 기준을 재공식화하여야 한다. 그래서 이러한 사실이 실제로 Chodoff와 Lyons가 이름 붙인 "여성성의 배양"이 되지 않아야 할 것이다.

저자 노트

히스테리성 성격(DSM-Ⅱ)은 히스테리성 성격장애(histrionic personality disorder)(DSM-Ⅲ)로 대체되었다. 그러나 여전히 문제는 남아 있으며, DSM-Ⅲ는 "양쪽 성에서 두드러지는 행동은 여성성을 풍자하는 것이다."라고 지적한다. 최근의 관점은(1987) 이러한 진단적 카테고리(우리가 그것을 어떻게 이름을 부르든지)는 고려하지 않는 것인데, 왜냐하면 여성에 대한 무의식적 편견과 부정적 가정뿐만 아니라 문화적 압력이 복잡하게 서로 얽혀있기 때문이다.

전통적 여성의 특성과 행동을 가치 절하하고 전통적인 남성의 특성과 행동은 지나치게 가치화하는 문화적 규범을 반영하는 관점에는 문제가 있을 수 있다. 어쩌면 사람들을 넘어 생각을, 또한 사랑을 넘어 일을, 또 가족 책임성을 넘어 야망을, 감정을 넘어 관념화를, 직관을 넘어 지능을, 상호의존을 넘어 분리를, 친밀함을 넘어 거리감을, 협동을 넘어 경쟁 등등의 선호를 분명히 하는 사람들에 대하여 "성격장애" 이론을 연구할 수도 있을 것이다. 분명히 이러한 장애는 남성에서 우세하게 나타날 수 있다(Kaplan 1983 참고).

참고문헌

Berger, D. M. (1971). Hysteria: in search of the animus. *Comprehensive Psychiatry* 12:277.

Chesler, P. (1972). *Women and Madness.* New York: Doubleday.

Chodoff, P., and Lyons, H. (1958). Hysteria, the hysterical personality and hysterical çonversion. *American Journal of Psychiatry* 114:734.

Dahl, A. (1965). *Always Ask a Man.* Englewood Cliffs, N.J.: Prentice-Hall.

Easser, B. R., and Lesser, S. R. (1965). Hysterical Personality: A reevaluation. *Psychoanalytic Quarterly* 34:390.

Firestone, S. (1970). Love. In *Notes From the Second Year: Women's Liberation*, ed. S. Firestone. New York: Radical Feminism.

Freud, S. (1931). Libidinal types. *Standard Edition* 21.

Kaplan, M. (1983). A woman's view of DSM-III. *American Psychologist* 38:756–792.

Kernberg, O. (1967). Borderline personality organization. *Journal of the American Psychoanalytic Association* 15:641.

——— (1970). A psychoanalytic classification of character pathology. *Journal of the American Psychoanalytic Association* 18:800.

Kreps, B. (1970). The new feminist analysis. In *Notes from the Second Year: Women's Liberation*, ed. S. Firestone. New York: Radical Feminism.

Lazare, A., and Klerman, G. L. (1968). Hysteria and depression: the frequency and significance of hysterical personality features in hospitalized depressed women. *American Journal of Psychiatry* 124:48.

Lerner, H. G. (1973). Women's liberation. *Menninger Perspective* 4:11–13, 20–21.

Lynn, D. B. (1972). Determinants of intellectual growth in women. *University of Chicago School Review* 80:161.

Marmor, J. (1953). Orality in the hysterical personality. *Journal of the American Psychoanalytic Association* 1:656.

Rappaport, D., Gill, M., and Schafer, R. (1968). *Diagnostic Psychological Testing.* New York: International Universities Press.

Robins, E., Purtell, J., Cohen, M., and Mandel, E. (1952). Hysteria in men. *New England Journal of Medicine* 246:677.

Schafer, R. (1948). *Clinical Application of Psychological Tests.* New York: International Universities Press.

——— (1954). *Psychoanalytic Interpretation in Rorschach Testing.* New York: Grune & Stratton.

Shapiro, D. (1965). *Neurotic Styles.* New York: Basic Books.

Zetzel, E. (1968). The so-called good hysteric. *International Journal of Psychoanalysis* 49:256.

여성 심리치료에 있어 특별한 이슈[15]

CHAPTER 8

1970년대 후반에 심리치료 실천은 여성주의적 비평가들로부터의 심한 논쟁거리가 되었는데 많은 여성주의 비평가들은 기존의 치료 양식에 대한 대안들로서 여성 랩 집단(women's rap groups)이나 여성주의 치료에 대하여 많은 관심을 기울였다(Chesler 1972). 여성치료에 있어서의 전통적 훈련 프로그램들과 직업 영역에서의 정신건강 전문가들에게도 성 차별적 실천들에 대한 우려들이 있어왔다(American Psychological Association 1975, 1978, Synomds 1978). 이 장에서는 그와 같은 불평 등의 특성과 타당성을 탐색하고 심리치료를 찾는 모든 여성과 관련된 이슈들을 파악하고자 한다.

전통적인 심리치료에 반대하는 많은 비판 중 몇 가지를 요약하면 첫째, 대부분의 전통적인 심리치료-그리고 특히 정신분석-는 주로 내적이고 심리내적인 갈등을 만들어낸 문화적 맥락보다는 그러한 갈등 자체에 주로 초점을 두는 경향이 있다. 그러한 치료적 편견은

15) 이 장은 The Woman Patient: Medical and Psychological Interfaces, vol.3, ed. M. Notman and C. Nadelson, pp. 273-286. New York: Plenum에 1982년 처음 출판되었다.

에너지를 잠재적인 사회적, 정치적 변화로부터 다른 곳으로 돌릴 뿐 아니라 여성의 증후들이 모든 여성들 안에 거의 존재하는 것으로, 가부장적 사회가 여성의 참된 지적, 성적, 사회적 욕구를 소홀히 하고 왜곡시킴으로써 생겨난 것으로 이해하기보다는 여성의 "병리"에 대하여 특히 강조한다. 아마도 전통적 심리치료에 대한 가장 심각한 비난은 여성이 여성다움에 대하여 남성이 규정한 사고에 순응하도록 할 뿐이며, "여성적 역할"에 대한 반항을 병리적인 것으로 해석함으로써 결국 좌절시킨다는 것이다.

그러나 많은 치료자들은 그러한 비난을 사실과 다르다고 말하고 있다. 전통적인 정신분석 기관의 심리학자로서 나는 동료들의 좋은 의도를 확신한다. 잘 훈련된 정신분석 치료자들은 여성 환자들을 부엌으로 돌려보내려고 노력하지 않는다. 오히려 효과적인 정신치료의 과제는 여성에게 그들의 능력들을 충분히 활용하는 것을 방해하는 장애물들을 극복하는 기회를 제공하는 것이다. 이론상으로, 이것은 여성이 여성에 대한 지배적인 고정관념이나 그것들에 대한 반항과 적의에 기초해서가 아닌 편안하고 정직하게 그녀의 여성다움(femininity)이 무엇인가를 자유롭게 발견하게 하는 중립적인 치료 분위기 안에서 이루어진다.

그와 같은 순수한 의도를 가진 많은 치료자는 치료에서 성 차별주의를 심각한 문제로 보지 않는다. 여성주의자의 관심은 시대착오적이며 단편적으로, 그저 잘못 이끌어진 것일 뿐이다. 사실 치료자가 자신들의 무의식적 편견과 지각이 어떻게 여성 환자의 치료에 부정적으로 영향을 주고 제한하는지를 드러내놓고 비판적으로 탐색하기는 어렵다. 그러나 이제 더 이상 모든 치료자들이 치료자가 살고 있는 문화적 맥락에서 비롯된 남성과 여성의 정상성에 대한 묵시적 개념을 가지고 있다는 사실에 대하여 눈을 감고 있을 수는 없다. 이제부터, 치료자가 문화적 규범과 가치를 흡수하는 것이 치료과정에서 이루어지는 개입의 성격에 은연 중에 영향을 준다는 것을 볼 것이다.

여성들과의 심리치료 : 다양한 이데올로기적 관점들

전통적 치료자들은 여성의 증후와 불만족을 환자의 독특한 개인적 발달사의 관점에서 분석되고 이해되어야 하는, 개인적인 병리의 표현으로 보는 경향이 있다. 여성주의의 목적을 이해하는 치료자들조차도 문화적 요인들을 여성의 성취를 방해하는 일차적 요인들로 보지 않는다. 여성들에 대한 문화적 한계들은 피상적으로는 이해되지만 이 요인들에 대한 환자의 분노는 건강한 개인 변화를 어렵게 만드는, 불건강하고 수동적인 방식으로 고통을 주는 것으로 이야기된다. 여성주의자의 관심들을 불행에 대한 비난을 자신밖에 둠으로써 고통스러운 갈등을 피하려는 방어적 시도로 해석한다.

그러나 스스로를 여성주의 치료자로 인식하고 있는 치료자들은 환자의 문제에 대한 사회, 문화적 맥락을 타당하고 중요한 치료의 초점으로 본다. 실제로 이러한 갈등의 근원들을 부인하거나 최소화하는 것은 "인종차별이 우리 모두에게 영향을 미치는 잘못된 현실이라는 것을 부인하면서 흑인들을 치료하려는 노력만큼이나 부적절한 것으로 보인다(Bernardez-Bonesatti 1978a)." 여성이 일과 가족 안에서 평가절하, 사소화, 희생양화되며 잘못 규정되는 방식을 확인하고 반응하는 능력은 치료과정에서 사소한 것이 아니다. 오히려 그녀가 존재하는 체계를 지배하는, 잘못된, 위축시키는 가치들, 신화, 압력들에 대하여 알고 있는 것은 자기규정과 성장과정에 중요한 일이다. 환자가 창조적이고 자유로운 사고와 행동에 대한 그녀의 능력을 더욱 금지당하는 것은 환자의 현실적인 분노와 항의를 치료자가 타당한 것으로 인정하지 못할 때 일어난다(Bernardez-Bonesatti, 1978b).

그들이 여성주의 치료자이든 전통주의적 치료자이든 대부분의 섬세한 치료자들은 심리내적이거나 사회문화적 현실 어느 한 쪽에만-어느 경우이든 그것들은 한 쪽 손으로 박수치는 것과 다를바 없다-제한적이고 편협되게 초점을 두지는 않는다. 그러나 치료자들은-비록 의식적인 믿음은 아니지만-이와 같은 사회적 변화의 시기에 있어서 여성의 갈등적 노력에 대한 그들의 개입과 접근 방법은 서로 다르다. 여성에게 주로 나타나는 증후들이 여성다움과 여성적 역할에 대한 사회적 규정에 저항하는 여성들이 자신들의 신경증적 갈등을 표현하는 것인지, 여성다움과 여성적 역할에 대한 규정 그 자체 때문인지에 대해서는 많은 이견이 있다. 이것은 단순히 이론적인 관심거리만은 아니다. 왜냐하면 이 논쟁점에 대한 치료자의 입장이, 치료자의 "가치중립적" 분위기에서 스스로의 선택을 환자가 할 수 있도록 돕는 데에 최선의 목적이 있음에도 불구하고, 치료의 과정과 경과를 결정하기 때문이다. 이 점을 보여주기 위하여 다음과 같은 사례를 보고자 한다.

▌임상 사례

34살 가정주부인 자넷은 두 명의 건강한 자녀와 야심적이고 성공적이고 걱정이 많은 남편을 두고 있다. 자넷은 스스로 "자신은 모든 것을 가지고 있다"고 했다. 그러나 자녀들과 남편에 대한 분노와 원망이 커질 뿐 아니라 우울증과 불안감 때문에 심리치료를 찾았다. 그녀의 입장에서 볼 때 자신의 불만

족은 전혀 근거없는 것이어서, 치료 첫 날 치료자에게 그녀는 "나는 화날 것이나 우울해질 아무 것도 없다"고 했다. 그녀의 치료목표는, 그녀가 처음에 말했듯이, 더 나은 보다 만족스러운 아내와 어머니가 되는 것이었다. 이제 두 명의 서로 다른 치료자, 전통적인 A치료자와 여성주의 치료자인 B가 자넷의 문제들을 어떻게 개념화하고 작업하는지 살펴보고자 한다.

<< 치료 A >>

환자의 분노와 우울을 다른 사람을 돌보고 양육하는 그녀 능력을 방해하는 무의식적 갈등을 나타내는 증후로 본다. 환자의 어린 시절부터의 박탈과 방임에 대한 뿌리 깊은 느낌들을 탐색, 그것이 현재 그녀가 자녀들을 원망과 적대감 없이 돌보는 것을 어렵게 하는 것이다. 만일 그녀의 남편에 대한 분노가 그녀 역시 가정 밖에서의 세계속에서 성취하고 경쟁하고 싶은 부러운 소망과 관련되는 것이라면 이 "남성적 노력"은 그녀 자신의 여성적 역할에 대한 신경증적 불편함이라는 측면에서 해석된다.

치료자는 환자에게 어머니의 일은 어렵다, 특히 그녀의 자녀들이 어린 시절에는, 그리고 그녀의 분노와 양가감정은 어느 정도 어머니라는 도전적 직업의 자연스러운 부문이라고 확신을 준다. 또 환자로 하여금 혼자서, 자녀들로부터 떨어져서 어느 정도 시간을 가져보고 혹은 독립된 취미나 활동을 가져보라고 격려할 것이다. 지지적이고 비판적인 맥락에서 치료자와 환자는 함께 환자가 더 낫고 더 만족한 아내와 어머니가 되도록 돕는 것을 목표로 초기 갈등과 관계 패러다임을 탐색한다.

<< 치료 B >>

치료자는 환자인 그녀가 아이들을 보다 유능하고 편안하게 양육하지 못하게 하는 신경증적 갈등들을 가지고 있다는 데에

동의한다. 그러나 이 갈등들은 일차적으로 혹은 치료 초점으로 중요하게 보지는 않는다. 환자 자신은 그것이 비합리적이라고 주장하지만 사실 치료자는 그녀의 분노와 우울을 건강하고 타당하며 현실적인 것으로 본다. 이 치료자는 먼저 그녀가 자신의 희망, 기대, 꿈에 대한 시각을 상실하게 하고 그녀의 남편과 자녀들을 통하여 대리적으로 살도록 만든 내적 압력들과 외적 현실들을 탐색하려고 한다. 그녀의 남편, 혹은 일반적인 남성에 대한 분노, 경쟁, 부러움은 통제, 성공, 자기충족을 위한 건강한 노력들로 해석, 그것들은 그녀로서는 받아들이기 두려운 것들이다. 역사적, 심리내적 결정요소들이 충분히 탐색된다. 그러나 전통적인 의미에서 더 나은 아내와 어머니가 되도록 하는 것이 목표는 아니다. 오히려 이 치료자는 환자가 통제와 성공을 위한 보다 자율적, 자기추구노력을 받아들이고 표현하지 못하게 한 무의식적 불안과 죄의식을 분석하기 위하여 그녀나 치료자의 기술들을 이용한다.

또 치료자는 환자가 부모역할과 일에 대한 추구에서 자신의 잠재적 충족을 방해하는 가족, 제도적 현실들을 확인하도록 돕는다. 치료자는 좋은 어머니란 항상 그녀 자신의 성장과 창조적 발달 이전에 아이들의 욕구를 먼저 생각해야 한다는 그녀의 전제에 의문을 제기한다. 비록 치료자가 환자의 개인적인 신경증을 인식한다 하더라도 치료자가 문제의 핵심에 있다고 생각하는 것은 이 신경증이 아니다. 오히려 환자의 어려움은 가족과 모성 제도–그것은 남성 전문가들이 규정함–의 증후로 생각된다. 그것은 아이를 키우는 매일의 과제로부터 남성은 양해를 받는 한편 어머니의 성장 · 발달은 자녀의 성장 · 발달과 교환할 것을 요구한다.

두 치료자 사이의 초점에 있어 현저한 차이는 우리가 여성의 즐거움과 문제들에 대한 기본적인 이해에 대한 상당한 이견의 시기에 살고 있다는 사실을 보여준다. 모든 치료자는 치료 동안 여성에 대한 자신의 가치와 관점들을 나타내게 될 것이다. 따라서 탈 가치적인 심리치료는 없다.

여성성 남성성의 이분법 : 치료적 실천에 있어서의 의미

많은 치료자들은 남성다움과 여성다움에 대하여 문화적으로 규정된 개념들을 받아들이고 이러한 개념들을 의식, 무의식적으로 건강, 자연스러운 것을 나타낸다고 본다. 여성의 소망, 노력, 행동들을 여성적이지 못한 것으로 명백히 명명하거나, 심지어 은밀히 개념화하는 치료자들은 자신도 모르게 그들 환자들이 스스로 선택권을 증가시키도록 돕기보다는 환자의 금지들을 극대화하게 된다(kronsky 1971). 일부 여성들은 지배와 힘에 대한 자신들의 공격적인 노력(실제로 병리적인 측면들을 가지고 있을 수 있다)들이 그러한 행동들의 건강하고 적응적인 요소들을 전혀 인식하지 않고 치료자들에 의하여 남성적이거나 성기적이라고 명명됨에 따라 여성들은 치료에서 더욱 위축된다. 목적을 갖고 통찰을 제공하는 동안 치료적 해석은 환자가 그녀의 공격적이고 통제적이며 경쟁적인 행동들을 멈추도록 고무시키는 데에 은근히 목적을 둔다(Bermardez-Bonesatti 1976). 그러나 남성들과의 치료에 있어서 목적은 같을 지라도 그 남성 환자가 더 건강하고 더 편안하며 갈등 없이 행동을 통합하고 표현하도록 도와주는 것이다.

전통적 여성주의 관점과의 유사성 분석에 대한 실패

많은 훌륭한 치료자는 여성에 대한 편견적이고 정형화된 생각들을 의식적으로 지지하는 대신 전형적인 여성적인 역할에서 벗어난 치료 목표들을 추구하는 환자의 권리를 존중한다. 그러나 교묘하고 심각하며 보다 지배적인 문제가 사실 문화적 전형에 적합한 환자–그러나 잘못된 이유들 때문에(예를 들면 경쟁, 성공, 지적 성취에 대한 신경증적 불안으로부터 전업 주부를 택한 전통적으로 여성적인 여성)–에게 발생된다. 이러한 경우에 많은 치료자는 여성을 자신의 역할 속에 묶어두고 선택을 제한하는 갈등과 불안을 분석하지 못한다(GAP 1975, Lerner 1978a). 나는 여성 안의 해로운 정도의 자기희생, 의존성, 성취저하(극단적인 그리고 아주 두드러진 "피학적" 형태 외에는)는 자주 자연스러운 여성특성들로서 주목받아왔기 때문에 치료자들에 의하여 인식되거나 의문시되지 못하는 경우가 많다는 사실에 주목해왔다. 치료자가 문화적으로 규정된 여성다움에 대한 생각에 순응하려는 환자의 선택에 깔려있는 방어적이고 부적응적인 결정요소들을 충분히 분석하지 못하는 것은 심리치료에서 흔한 현상이다. 이 문제는 가족체계적 관점을 가진 치료자에게서도 일어난다.

▌임상사례

B박사는 이 사례에 대한 자문을 요청하기 전 7개월 동안 포터부부와 작업을 하였다. 포터씨는 중간 관리자이고, 포터부인은 대학을 나온 가정주부였다. 그들은 40대 초반으로 6, 12, 14세된 세 딸을 가졌다. 포터씨는 결혼 상황은 임상에서 흔히 보여지는 그런 것으로 묘사되었다. 즉 아내는 화가 나서 자신의 불행에 대하여 남편을 비난하였으나, 그녀는 함축적으로 남편의 요구에 순응해 왔고 현 상황에 효과적으로 도전하려는 노력을 하지는 않았다. 또 그녀는 남편의 일과 관련한 문제들에 지나치게 반발하였고, B박사에 의하면, 그녀는 남편

을 이중구속 상황에 처하게 하였다. 만일 남편이 아내에게 직장에서의 일에 대하여 충분히 이야기하지 않으면 그녀는 화가 나고 거부된다고 느꼈다. 그가 이야기하면 그녀는 재빨리 충고하거나 결정하였으며, 혹은 그가 특별한 상황을 관리하는 방법이나 반응에 대하여 비판적이었다.

보웬의 가족체계틀에 근거하여 작업하는 것을 배웠던 B박사는 자신이 그 아내가 결혼 생활에서 보다 침착하고 보다 객관적이며 덜 비난적인 관점을 가지도록 돕는 데에 성공적이지 못하다고 느꼈기 때문에 나의 도움을 구하였다. 게다가 그는 자신이 중립적으로 되려는 노력에도 불구하고 그 부인을 자신이 비난하고 있음을 알게 되었다. B박사는 포터부인이 자신의 대가로 집안일에 지나치게 과잉기능하고 있다는 것을 알고 있긴 하나, 그럼에도 그는 조종적이고 수동적인 행동으로 낙인찍히는 것을 회피하는 것으로 느꼈다. 예를 들면 아내는 자신의 남편이 그녀에게 생활비를 주고는 개인적인 비용에 대하여 내역을 요구하는 것에 대해 분개를 느낀다고 이야기하였는데, 그러나 확고하게 받아들일 수 없다는 입장을 취하기보다 자신이 무책임하게 충동적으로 쓴 과외돈을 남편이 자신에게 주도록 조종한다는 것이다.

가계도(Ggenogram)를 이용하여 치료자는 부부가 어떻게 지냈으며 돈은 어떻게 관리되었으며 차이점들은 어떻게 타협되었는지 등에 대한 질문들을 포함하여 이전 세대에 있어서의 결혼의 역사에 대하여 질문하였다. 치료자는 목표는 아내가 자신의 피학적 어머니와 분리되도록 하여 그녀가 화가 나고 의존적인 결혼에서의 위치에서 벗어날 수 있도록 돕는 것이라고 이야기했다 .

그러나 그는 아내의 경제적 의존성의 영향이 결혼에 미치는 영향을 완전히 무시, 아내가 인생계획이나 스스로를 위한 개인적 목표들이 없다는 사실에는 관심을 기울이지 못하였다. 이 "전통적인" 가족구조는 치료자에게는 간단한 규범이었으며 그 자체가 의문시될 특별한 영역은 아니었다.

치료자는 내게(치료 자문) 자신의 어려움의 원인인 아내에게 초점을 둘 것을 요구하였다. 나는 몇 가지 질문들을 생각해보라고 하였다.

1) 남편의 직장 문제에 아내가 지나치게 연루되는 것과 가정 밖의 일의 세계에 아내의 참여가 부족한 것 사이에 어떤 관계가 있는가?
2) 그녀는 남편의 일이 자신의 일보다 더 가치 있다고 생각하는가?
3) 만일 그렇다면 이것이 그에게 가사일과 아이를 돌보는 일을 더 할 것을 강력하게 요구하지 못하는 한 가지 요인이었나?
4) 아내의 생활비와 실질적인 경제적 의존과 관련된 무책임하고 조종적인 행동사이에 어떤 관계가 있는가?
5) 아내의 확대, 핵가족 안에서 스스로를 위한 개인적, 일에 대한 목표들을 명확히 했던 여성은 어떤 여성들이었으며, 하지 않았던 여성들은 어떤 여성들이었는가?
6) 에너지를 자신의 삶의 목표에 쏟았던 이전 세대의 여성들에 있어서 그러한 것들이 그들의 결혼에 어떤 영향을 주었나?
7) 아내의 여자형제, 어머니, 할머니는 자신에 대한 책임과 가족에 대한 책임을 어떻게 균형을 맞추었는가?
8) 아내는 자신의 개인적 목표와 열망이나 그것들의 부족에 대하여 그 여성들과 이야기 해본 적이 있는가?
9) 아내는 자신에 대한 장기적 목표에 대하여 생각했는가?
10) 아내가 자신의 상황에 대하여 불평했으나 중요한 이슈에 대하여 남편과 근본적인 것에서부터 효과적으로 명확히 하지 않았다는 사실에 대해서는 어떻게 이해할 수 있나?
11) 구체적으로 만일 자신이 더 힘있고 자신 있는 상황에서 움직이기 시작한다면 이 결혼에서 무슨 일이 일어날 것이라고 생각하는가?

12) 아내는 그녀가 결혼을 유지하는 것과 자신을 지키는 것 중에서 선택해야만 한다고 생각하는가?
13) 자신의 결혼이 이혼으로 끝난다면 그녀의 인생의 계획은 무엇인가?
14) 이혼에 따른 의존적인 아이들과 여성의 경제적 상태에 대한 통계에 익숙한가?
15) 그녀는 이혼을 일차적인 관계의 상실과 동등하게 볼 뿐만 아니라 지위, 정체감, 존중감, 경제적 지지의 상실과도 동등하게 보는가?
16) 그녀가 결혼 없이는 경제적으로 살아남을 수 없다고 생각한다면 이것은 그녀가 결혼 안에서 분명하고 자신 있게 타협하는 능력에 어떻게 영향을 주나?
17) 우리가 결혼없이는 살 수 없다고 확신한다면 부부, 일 체계 안에서 참되게 분화된 위치를 가정하는 것이 가능한가?
18) 그녀는 자신의 성별이 현재의 자신의 문제와 불행과 어떤 관련성을 가지고 있다고 보는가?
19) 그녀는 다른 여성들이 자신의 문제와 비슷한 문제로 분투하는 것을 보았는가?
20) 그녀는 공동의 문제에 대한 관점들을 공유하고 다른 여성들이 어떻게 비슷한 문제들을 해결하려고 시도했는가를 배우기 위하여 이 사람들 중의 누구와 관계를 가졌는가?
21) 여성주의 운동이 어떤 방식으로 자신과 가족에 대한 그녀의 사고에 영향을 주었는가 혹은 주지 않았는가?

B박사는 이러한 질문들 대부분을 그전까지 고려하지 않았으나 이제 흥미롭게 생각하였다. 그러나 그는 문제를 가지고 있는 부부들과 있으면서, 우리가 부부 세션 동안에 그러한 질문들과 관련하여 시작하는 것에 대하여 함께 생각하는 것에는 부정적인 반응을 보였다. B박사는 여성들의 이슈들에 대한

나의 지식 때문에 부분적으로 나의 자문을 받기를 원했다. 그러나 그는 이제 자신의 치료적 중립성이 위험에 처할까 두려워졌다. 그는 내게, "나는 이런 질문들이 포터부인이 직업을 가져야하거나 보다 자유롭게 되어야 한다는 메시지를 줄 것 같다. 나는 클라이언트에게 가치를 부과하는 것에 편안하지 않을 뿐이다"라고 이야기하였다. B박사는 그럼에도 불구하고 자문이 자신에게 대단히 유익했다고 평가했는데 왜냐하면, 내가 했던 질문들이 자신이 포터부인의 생활 상황에 대하여 보다 신중하게 고려하도록 하였기 때문에, 포터부인에 대한 자신의 화난 반응이 보다 감정이입적인 것으로 바뀌었기 때문이라는 것이다. 그러나 그가 자문에서 얻은 것들을 실제로 실천했는지는 명확하지 않다.

B박사처럼 나는 클라이언트가 직업을 구하도록 고무하고 여성주의를 받아들이게 하는 것이 치료자의 역할이라고 보지는 않는다. 보웬의 준거틀 안에서 질문은 강도를 낮추고 클라이언트의 관점과 자신의 가족과 문화적 맥락에 대한 유대감을 확장시키며, 사고를 장려하고 사실들을 수집하며 최대한 명료하고 객관적인 관점에서 가능한 많은 선택 가능성들을 볼 수 있도록 돕기 위해서 이용되었다. 확실히 여성들은 스스로 무엇을 해야 하는지에 대해서는 "전문가"이다. 그러나 B박사의 입장에서 흥미로운 것은 의문의 여지도 남기지 않고, 객관적이거나 중립적인 상황에 대한 어떤 관심도 없다는 가정이었다. 나의 관점에서 볼 때, B박사가 "전통적인" 가족 구조에 대한 가부장적 가치를 받아들이는 것은 그가 보다 능숙한 질문자가 되고, 궁극적으로는 이 부부에게 보다 도움이 되는 치료자가 되었다.

이러한 것들을 소홀히 함으로써 많은 여성들에게 영향을 주는데, 왜냐하면 치료에 오는 여성들은 스스로 전통적인 여성의 각본에서 벗어나는 갈망이나 소망들을 의식적으로 인정할 수 없기 때문이다.

사실 자기 자신을 추구하는 전문적, 자율적 노력을 포기하려고 하는 많은 여성들은 그들이 개인적 성취를 통해서 죄의식, 불안없이 스스로를 자유롭게 성취할 수 없기 때문에 그렇게 하는 것이다(Chasseguet-smirgel 1970). 내 경험으로는 지루하고 탈진되고 지적으로 궁핍해지고 소외된 어머니들이 '더 나은 아내와 어머니가 되자'는 목표들로 치료를 시작하는 것은 흔한 일이다. 정말 문자 그대로, 그녀는 받아들여진다고 느끼는 스스로에 대한 다른 희망이 없으며, 자신이 소리 낼 수 있는 유일한 형태의 항의가 그녀의 증상인데, 그것은 자주 "신성한 소명"에 대항한 무의식적이고 무모한 파업이다(Rich 1976); 그녀는 "나는 가정을 이끌어가고 아이들을 돌보는 데에 너무 우울하고 지쳐 있으며 혼란스럽다"고 불평할 수도 있다.

어린아이들은 가정에 있는 어머니를 계속적으로 필요로 한다고 믿는 전통적인 치료자들의 환자들은 다른 대안들과 선택가능성을 능숙하게 탐색하지 못하는 경우가 자주 있다(GAP 1975). 더구나 전통적인 치료자는 그녀가 자신에게 주어진 역할-환자 스스로는 증상 외에는 감히 표현하지 못한다-에 대한 자신의 타당한 분노와 불평의 성격을 분명히 하는데 도움이 되지 못한다.

여성환자-남성치료자 이인체계 : 가부장적 관계의 반복

일부 비평가들은 여성의 정신치료는 그들이 대체로 문화 속에 내재된 남성-여성 관계 패러다임의 잠재적 실행을 다시 반복한다고 경고해왔다(Chesler 1972). 사실 심리치료에 오는 많은 여성들이 이상화된 남성 치료자에게 깊이 의존하게 된다는 것은 사실이다. 남성치료자는 그들의 환상적 생활의 핵심이 된다. 만일 그 관계가 성애화되면 그것은 다른 중요한 관계와 환자의 삶의 추구를 희석하고 잃어버리게 만들며 변화에 대한 저항을 가져오는 역할을 한다. 또 따뜻하고 양육적인 남성 권위자로부터 지지적이고 감정이입적인 이해를 받는 것은 대단히 만족스러워서 치료관계 자체가 자율적인 해결을 촉구하지 않고 의존성을 추구하게 된다.

여성들은 오랫동안 남성과의 불평등한 관계를 자연스러운 것으로 경험하고 순응적으로 리더와 전문가를 따라왔다. 남성을 만족시키라는 여성에 대한 문화적 압력은 너무 심각해서 여성들이 치료자에 의하여 매력적이고 감탄의 대상이 되고자 하는 바램은 보다 정직한 자기규정과 자기결정과정을 간과하도록 한다. 치료자로 인하여 함축적으로 전달되는 여성다움의 규정에 자신을 맞추려는 여성의 시도들은 자주 무의식적이고 미묘해서 치료자, 환자 모두 인식하지 못한다. 나는 개인 치료와 여성의 의식 고양 집단에 참여하고, 의식 고양 집단을 통하여 정직하고 깊이 있게 개인적 문제들을 탐색할 기회를 가질 수 있었다고 회고하는 많은 여성들에게 강연을 했다. 일부 여성들이 심리치료의 한계를 자신들의 뿌리 깊고 무의식적인 욕구, 즉 남성치료자를 만족시키고 위협하지 않는 상태로 있으려는 무의식적 욕구에서 비롯되는 것으로 본다. 또 다른 사람들은 그들의 의존적, 비위협적 행동들은 치료자 자신에 의하여 야기 혹은 최소한 무의식적으로 보상된다고 이야기했다. 실제로 노련한 감독자들은 남성치료자들이 순응적 행동들을 은밀히, 자기도 모르는 사이에 격려하고 도전적, 독립적 입장은 좌절시킨다고 보고한다(Bernardez-Bonesatti 1976).

여성치료자들도 그러한 태도를 전혀 취하지 않는다고 볼 수는 없지만 나의 입장은 남자치료자-환자 둘의 이인체계에서 가장 강력하게 그리고 가장 무의식적으로 일어난다고 본다. 중요한 것은 여성의 사회화 과정은 여성이 남성에게 위협이 될 수 있는 모든 자신의 특성, 속성과 행동들을 금지함으로써 모든 것을 희생하고 남성의 자아를 보호하도록 여성을 가르친다는 사실이다. 입을 굳게 다물도록 하고, 남성이 이기게 하고, 남성이 우두머리인 것처럼 하라는 문화적 압력들은, 비록 우스꽝스럽지는 않으나 친밀한 남녀 이인체계에서 남성이 보다 유능해야 하고 성공적이어야 하며 지배적인 상대가 되어야 한다고 이야기 하는, 보다 교묘하지만 강력한 문화적 금지의 잔인한 표현들이다. 이러한 배열로부터 일탈하는 많은 부부들에게 있어서 정신의학은 '역할전도', '역할혼동', '모계가족' 등의 용어들을 만들어 왔다. 실제로 경쟁과 힘의 문제를 중심으로 남성들과 드러내놓고 경쟁하는 여성들은 거세시키는 혹은 여성적이지 않은, 인간으로서의 매력과 사랑을 의문스럽게 만든다고 명명되어 왔다. 많은 저자들이 주목한 것처럼(Lerner 1974, 1977 Dinnerstein 1976, Bernardez-Bonesatti 1978a) 이 가부장적 배열은 부분적으로 여성이 자신의 파괴성과 거세 가능성에 대한 스스로의 비합리적 두려움뿐만 아니라 여성의 공격성과 지배에 의한 두려운 영향에 대한 남성의 끈질기고 비합리적인 불안들을 나타낸다. 여성의 파괴성에 대한 공유된 두려움은 여성에 대한 무력한 의존성이라는 오래 전의 시간들로 되돌아가며 어느 성에 의해서도 거의 의식적으로 인식되지 않는다. 오히려 이 불안들은 억압되고 남성이 간접적이고 은밀하거나 조종적인 방식 외에는 공격성과 지배성을 표현하지 못하도록 좌절되어온 여성에 대하여 힘과 통제를 유지할 수 있게 사회적 조정에 의하여 저지되었다.

그러한 심리내적, 문화적 압력들을 가정할 때, 남성치료자들이 환자가 가정과 일에서 자기주장적이고 자율적이 되도록 고무하지만 은근히 치료 시간에는 환자가 "좋은 관계"를 가지도록 고무한다는 것은 그다지 놀랍지 않다. 치료적 관계 안에서 교묘하게 여성을 보호하려하거나 혹은 여성의 자율성을 손상시키면서 목적적으로는 환자의 독립성을 장려하는 역설적인 치료적 해석들은 치료자와 지도감독자에 의하여 드러나지 않고 지나칠 수 있다. 더구나 여성 치료자를 향한 분노, 비판, 경쟁을 건강하게 표현하는 것은 치료자에 의하여 불건강하게 보이거나 통제하려는 시도로 느껴진다. 사실 만일 여성이 적대적이고 통제적일 때, 치료자는 환자가 전달하거나 성취하려고 하는 것의 긍정적이고 적응적인 측면들을 인식하지는 않으면서, 그러한 행동의 병리적 요소들을 정확하게 해석한다. Bernardez-Bonesatti(1976)는 여성환자가 드러내놓고 적대적이고 거만한 행동을 하는 상황일 때 남성 치료자가 느끼는 반감과 불만의 강한 감정을 특별히 논평했다. 여성 스스로는 그들의 파멸과 남성 자아와 관련된 약한 부분에 있어 무의식적인 두려움을 상당히 가지고 있기 때문에 환자와 치료자 모두는 여성이 자신의 자주성과 성장의 대가로 "좋은 환자"가 되는 교묘한 방법을 인식하는데 실패할 수도 있다. Bernardez-Bonesatti(1976)는 여성치료자들도 여성환자의 분노나 경쟁을 지나치게 용인하지 않는 경향이 있고, 특히 환자의 적대감의 대상이 남성이라면 더욱 그렇다고 설명했다. 남성에 대한 보호가 일어날 뿐만 아니라 자신의 억제되지 않은 분노가 남성에게 상처가 될 수 있다고 무의식적으로 두려워하는 여성치료자는 스스로가 파괴적이거나 거세시킨다고 인식하는 여성환자와의 동일시에 의하여 위협을 받는다. 나도 여성들이 타당한 이유를 가지고 있다고 인식될 때에라도 남성에게 화를 내는 여성들과의 동일시를 피하려는 욕구에 의하여 영향을 받아왔다.

치료자의 성 / 여성 치료자의 이점

좋은 치료자가 되는 데에는 자신의 성의 문제를 훨씬 능가하는 중요한 많은 요인들이 존재한다. 그러나 다른 요인들(기술, 경험, 훈련의 질 정도)이 같다면 여성 환자는 여성치료자와 작업하는 것이 훨씬 많은 것을 얻을 수 있다는 것이 나의 의견이다. 조금은 지나치게 단순화된 일반화라는 위험에도 불구하고 나는 다음과 같은 몇 가지 이점들을 간단히 제시하고자 한다.

1. 많은 여성들은 남자 치료자에게 마음을 트는 것이 어렵다는 것을 알게 되었다. 예를 들면 그들의 성적 경험에 관한 솔직함과 구체성이 제한될 것이다. 일반적으로 자신에 대한 보다 정직한 탐색이 같은 성의 치료자와의 작업을 통하여서는 활성화될 것이다. 여성치료자와는 전형적인 여성다운 행동(남성 치료자의 자아와 중요성의 "보호"와 직접적인 대면과 경쟁의 회피)을 무의식적으로 충족시키려는 힘이 덜 하므로 보다 창조적이고 자유로운 작업이 가능할 것이다.
   친밀한 두 사람 관계에서 남성들은 참된 의미에서 평등하게 여성과 관계하는 경험을 거의 하지 못한다. 남성들은 여성보다 여성의 순응, 의존 등의 민감한 측면을 간과하기 쉽다. 왜냐하면 이것들은 여성이 친밀한 양자관계 속에서 남성과 관계하는 예측되고 익숙한 방법이기 때문이다.

2. 여성치료자와는 학습에 대한 주요 저항으로서의 역할관계의 성애화를 피할 수 있다. 동성애적 감정과 환상들이 같은 성의 치료자와는 나타날 수 있는 반면, 이것들은 일반적으로 방어적

으로나 유혹적으로 불안을 막거나 직면에 대한 위협이 되지는 않는다.

3. 여성 치료자의 전문적 기술과 능력을 동일시하는 기회는 많은 여성에게 대단히 도움이 된다. 특히 성취와 자율적 기능의 문제에 대한 죄의식과 불안이 깊은 경우에 그러하다. 일부 환자들은 거세시키거나 여성적이지 않다는 느낌없이 자신과 같은 성의 치료자에 대한 질투와 경쟁심을 의식적으로 인식하고 표현할 수 있다.

4. 여성의 정서, 신체적, 성적, 영적 경험을 가진 여성치료자의 직접적인 경험으로 임상작업이 더 깊어지고 강렬해진다. 여성들은 "여성다운 경험"-이것은 자신의 의식 고양의 과제를 진지하게 받아 들여온 여성치료자와 잘 탐색될 수 있다-에 대하여 많은 남성이 규정한 신화들을 포함시켜 왔다.

5. 여성의 갈등, 금지들은 어머니와의 미해결된 자율성과 분리에 그 뿌리가 있는 경우가 많다. 비록 이 갈등들이 여성의 의존성을 남성의 권위적 인물로 전이하거나 이성애적 관계로 너무 일찍 도주함으로써 가리워지지만(Bernardez-Bonesatti 1978b, Lerner 1978b). 여성치료자는 어머니-딸 관계를 더 풍부하고 더 깊게 탐색할 수 있도록 하고 심각하게 복잡하고 양가적인 이 관계의 특성을 정서적으로 재경험하도록 촉진한다.

6. 같은 성의 치료자에 의한 확신은 어떤 여성들에게 자신의 가치와 자긍심을 보다 타당화할 수 있음으로 특히 의미를 가진다.

신뢰와 상호존중을 가진 가까운 관계 속에서 다른 여성에 의하여 받아들여진다는 것은 반대 성의 치료자와 작업하는 것보다 자신의 가치와 자존감을 보다 "인정해주는 것"이 될 것이다. 이것은 여성 치료자보다 특히 남성 치료자를, 외모에 의해 상대적으로 유혹하기 쉽고 쉽게 우쭐해지며 어리석어지는 것으로 무의식적으로 경험하는 자긍심이 낮은 자기애적 여성의 경우이다.

7. 동성의 치료자는 동일시 기회를 많이 준다. 이것은 모든 환자들에게 이점이 되는 한편, 특히 안정되고 통합된 성 정체감이 형성되어 있지 않아서 보다 혼란된 경우에 특히 중요하다.

역설적으로 동성 치료의 이점은 여성이 남성치료자를 찾도록 하는 무의식적 위협들과도 관련되어 있다. 예를 들면 어머니로부터의 강렬하고 미해결된 분리 노력과 연관성이 있는 여성은 여성치료자에 의존하는 데에 대한 상당한 불안을 경험할 수 있다. 안정되고 통합된 정체감이 부족하고 내용과 깊이 없이 스스로 두려워하는 여성들은 일반적으로 이 행동들이 치료관계의 시작에서 내재된 불안들을 통제하도록 도와주는 남자 치료자와의 치료를 보다 쉽게 한다. 가정 밖의 세계에서 성취와 성공에 대한 무의식적 갈등적 소망들을 가지고 있는 여성들은 이 갈등들이 불가피하게 일어날 전문적인 여성들과의 관계를 피하려고 한다. 결국 많은 여성들은 남자 치료자를 여성치료자보다 더 안전하다고 본다. 비록 이 감정이 의식적인 경험은 아니라 하더라도 오히려 여성의 무의식적 두려움은 남성전문가보다 덜 유능하거나 권위적인 여성전문가의 경험에 의하여 방어적으로 가리워질 수 있다.

남성 치료자를 강력하게 선호할 것 같은 미래의 환자들은 적응적, 건설적인 이유들 때문에 그럴 것이다. 즉 가족생활이 심리적으로 혹은 신체적으로 아버지가 없었던 여성은 남성의 양육을 경험할 필요가 있다. 환자가 특정 성의 치료자를 보고 싶다고 강하게 느낄 때 그녀의 선택은 존중되어야 한다. 그 선호도가 적응적, 방어적 요소들을 가지고 있다하더라도 환자의 불안은 너무 일찍 해석되거나 무시되지 말아야 한다. 그리고 환자의 무의식의 지혜는 소홀히 되지 말아야 한다.

모든 일반화에서 그러하듯이 여기서 이야기되는 것들은 특별한 치료자의 불리함이나 이점, 개인 환자의 특별한 욕구만을 이야기하는 것이다. 확실히 남성이라고 하여 다른 사람이 비젼을 향하여 나가거나 가부장적 태도에 대한 경직되고 탐색되지 않은 집착을 비난하지는 않는다. 또 여성치료자라고 해서 무조건 여성에 대한 무의식적 편견으로부터 자유로운 것은 아니다. Alonso와 Rutan(1978)의 지적대로 남성 동일시된 여성치료자들도 있다. 그들은 여성 환자를 어느 정도 냉소적으로 보거나 자신보다 덜 성공적으로 노력해온 여성에 대해서는 감정이입이 부족하다. 확실히 모든 여성 치료자가 그들의 여성성에 의하여 여성들에 대한 감정이입적 이해를 강화시켜온 것은 아니다. 예를 들면 일부 여성 치료자는 과잉동일시와 투사로 인하여 더 큰 왜곡에 치명적일 수 있으며, 그것은 실제로 존재하지 않는 동일함이나 이해라는 잘못된 가정을 하게 만든다.

마찬가지로 치료자가 여성주의라는 것은 우리에게 그녀의 전문가로서의 전문성에 대하여 거의 보장해주지 못한다. 일부 여성주의 치료자들이 우수한 훈련을 받아온 반면 다른 치료자들은 그렇지 못한데 아마도 강력하고 높은 수준의 임상훈련에 대한 기회를 제공할 수 있는 대안적인 프로그램이 거의 없을 때 그들이 전통적이고 남성지배적인 제도를 피해왔기 때문일 것이다. 치료자의 전문성에 대한 탈신비화를 강조하는 평등주의 치료 모델을 따르는 일부 여성주의 치료자들은 치료적이지 못한 개방성과 자기 개방을 활용함으로써 적절한 경계를 망치고 환자에게 자유로운 범주 내에서의 환상과 탐색을 위한 최적의 상황을 제공하지 못하는 경우도 있다. 전통적인 치료자와 마찬가지로 여성주의 치료자들도 유능할 수도 있고, 그렇지 않을 수도 있다.

심리치료자들 사이의 개인적 차이점과 자신의 성보다 능숙한 훈련가를 만드는 많은 중요한 요인들 사이의 개인적 차이점이라는 측면에서 여성 치료에서 여성과 남성치료자 사이의 실질적 차이점들을 부인하는 경향이 있을 수 있다. Alonso & Rutan(1978)이 주목했듯이, 우리 모두가 우리가 들어갈 수 없는 경험을 환자에게 강조하고 동일시하는 우리 자신의 능력의 한계를 타협하기란 어려운 것이다. 그러한 감정이입의 한계를 논의하는 데에 있어서, 그들 저자들은 우리에게 백인 자유주의자들이 1960년대의 인종적 갈등 시기에 경험했던 고통스러운 경험들을 상기시키며, 나는 흑인들이 백인 특히 백인 "전문가들"을 포함한 집단 내에서 힘과 자기규정의 문제를 효과적으로 다룰 수 없었다는 것을 알게 되는 것에 관한 나 자신의 방어적 경험을 생생하게 기억한다. 흑인처럼, 여성들도 과거 수십년간의 여성주의운동을 통하여 모두 여성들만으로 이루어진 집단 내에서만 성취될 수 있는 의식화와 자기규정의 발달이 있다는 것을 알게 되었다. Bernardez-Bonesatti(1978b)는 모든 여성들의 치료집단이 그들 구성원들에게 제공해줄 수 있는 특별한 장점과 혜택을 기술하였다. 그러나 아마도 남성을 배제시키거나 상처주는 것이나, 남성의 분노와 불용인을 초래할 것에 대한 무의식적 두려움 때문에 여성 정신건강 전문가들조차도 같은 성의 치료에 대한 강력한 치료적 혜택을 부인하거나 최소화할 수 있다.

요약하면 정신치료는 창조적이고 핵심에서부터 벗어나 발전할 수 있도록 하는 확장의 과정일 수 있다. 혹은 여성성에 대한 위축되고 외적으로 규정된 생각에 대하여 보다 순응하도록 만들 수도 있다. 마찬가지로 치료적 과정이 여성을 자신의 문제에 대한 사회문화적 맥락을 보다 명확하게 확인시킴으로써 여성을 자유롭게 할 수도 있으며, 혹은 그녀가 존재하고 있는 체계의 병리적 영향을 최소화하는 한편, 정원을 가꾸듯이 개인적 신경증을 잘 다듬도록 함으로써 상처를 완화시킬 수도 있다. 이처럼 더 불행해지는 결과를 특별히 "잘못된 치료"의 경우들로 제시하고 싶은 마음이 생길 수 있다. 왜냐하면 그것은 치료자로 하여금 여성 환자들과 치료 작업을 비판적으로 평가하는 어려운 과제를 간과하도록 할 수 있기 때문이다. 내가 여기서 제시하고자 한 것은 여성들이 그들이 할 수 있는 모든 것을 하도록 도우려는 긍정적 의도와 헌신이 성차별적 작업이 되지 않으리라고 보장하기가 어렵다는 점이다. 치료자가 무의식적 편견과, 여성을 치료하는 데에 부정적 영향을 주는 전제로부터 자유로워지기 시작할 수 있는 것은 자신의 의식고양에 대한 깊은 헌신을 통하여서만 가능하다.

참 고 문 헌

Alonso, A., and Rutan, J. S. (1978). Cross-sex supervision for cross-sex therapy. *American Journal of Psychiatry* 135(8):929-931.

American Psychological Association (1975). Report of the task force on sex bias and sex-role stereotyping in psychothera-

peutic practice. *American Psychologist* 30:1169–1175.
——— (1978). Report of the task force on sex bias and sex-role stereotyping in psychotherapeutic practice, guidelines for therapy with women. 33:1122–1123.

Bernardez-Bonesatti, T. (1976). Unconscious beliefs about women affecting psychotherapy. *North Carolina Journal of Mental Health* 7(5):63–66.
——— (1978a). Women and anger: conflicts with aggression in contemporary women. *Journal of the American Medical Women's Association* 33(5):215–219.
——— (1978b). Women's groups: a feminist perspective on the treatment of women. In *Changing Approaches to the Psychotherapies*, ed. H. Grayson and C. Loew, pp. 55–68, New York: Spectrum.

Chasseguet-Smirgel, J. (1970). Feminine guilt and the Oedipus complex. In *Female Sexuality: New Psychoanalytic Views*. ed. J. Chasseguet-Smirgel et al. Ann Arbor: University of Michigan Press.
Chesler, P. (1972). *Women and Madness*. Garden City, N.Y.: Doubleday.

Dinnerstein, D. (1976). *The Mermaid and the Minotaur: Sexual Arrangements and Human Malaise*. New York: Harper & Row.

Group for the Advancement of Psychiatry, Committee on the College Student (1975). *The Educated Woman: Prospects and Problems*, GAP Report 92. New York: GAP.

Kronsky, B. (1971). Feminism and psychotherapy. *Journal of Contemporary Psychotherapy* 3(2):89–98.

Lerner, H. G. (1974). Early origins of envy and devaluation of women: implications for sex-role stereotypes. *Bulletin of the Menninger Clinic* 38:538–553.
——— (1977). Taboos against female anger. *Menninger Perspective* 8(4):4–11.
——— (1978a). Adaptive and pathogenic aspects of sex-role stereotypes: implications for parenting and psychother-

apy. *American Journal of Psychiatry* 135(1):48–52.

——— (1978b). On the comfort of patriarchal solutions: some reflections on Brown's paper. *Journal of Personality and Social Systems* 1(3):47–50.

——— (1987). Is family systems theory really systemic?: a feminist communication. *Journal of Psychotherapy and the Family* 3(4):41–56.

Rich, A. (1976). *Of Woman Born.* New York: W. W. Norton.

Symonds, A. (1978). Psychoanalysis and women's liberation. *Journal of the American Academy of Psychoanalysis* 6(4):429–431.

"주는" 치료자와 여성 환자[16)]

CHAPTER 9

"해결책이 문제가 되는 것"은 가족 과정에서 분명하며, 이것은 정신치료에서도 마찬가지이다. 여자 환자들에게 도움이 되고자하는 노력에 있어서 치료자들은 자신도 모르는 사이에 성장을 차단하는 해결책들을 적용하거나 혹은 환자가 도움을 필요로 하는 증후와 역기능을 유지하는 패턴에 참여한다. 이 장은 임상 사례의 활용을 통해 흔히 여자 환자들에게 일어나는 문제를 일으킬만한 역전이 패러다임을 기술할 것이다. 여기서 논의될 주제는 단지 우리의 현재 성 배열, 치료자 자신의 미해결된 원가족 문제들과 밀접하게 서로 엮어져 있는 이 여성들의 치료에 부정적으로 영향을 미치는 보다 큰 부분의 일부일 뿐이다.

"주는" 치료자의 역전이 효과들

집중적 정신치료 과정에서 환자들은 대부분 치료자가 한계를 설

16) 이 장은 치료 파라미터를 변경시키기 위한 요청을 타협하기: 전문가적 성장의 기회"라는 제목으로 샐리데이비스와 함께 쓴 글로부터 발췌한 것이다. 그것은 The Clinical supervisor 임상 슈퍼바이저5(1): 73-87에서 1987년 처음 발간되었다.

정하고, 비용의 관리와 약속을 하는 것 같은 중요한 경계 이슈들에 관한 분명한 입장을 규정하는 능력을 테스트한다. 환자들은 또 그들 치료자들이 환자가 불안이나 기능저하를 표현하는 것에 반응하여 지나치게 책임지려 하고, 구제하려 하거나 고치려고 하는 입장을 취하는 정도도 테스트 할 것이다. 이것은 성과 상관없이 모든 환자와 일어날 수 있는 일이지만(Lerner and Davi 1987) 특별한 역전이 이슈들이 여자 환자들과의 작업에서 일어날 수 있다.

▌임상 사례

B박사는 정신과 3년차 레지던트로서 첫 면담을 위하여 우울증을 겪고 있는 가정주부인 J부인을 보고 있었다. 그녀가 그녀의 삶의 비참한 어려움을 기술하고 있던 중간 세션에 그녀는 갑자기 눈물을 쏟고 B박사에게 그녀가 세션 비용을 지불할 수 없게 된다 해도 계속하여 그녀를 볼 것인지 여부를 물었다. 불안감과 당황스러움을 느낀 B박사는 그러한 질문을 한 이유를 계속 탐색하였다. 탐색 시도는 별 성과가 없었으며 그 시간 끝에 J부인은 다시 답을 해줄 것을 강요하여 그는 "네, 우리는 당신의 요청이 근본적으로 어떤 의미를 가지는지 더 살펴볼 필요가 있지만, 아마 그 요청을 들어 줄 수 있을 겁니다."라고 하였다. J부인은 다음 번에 했던 약속에 오지 않았고 그 이후 오지 않았다.

B박사의 역전이 감정들을 후에 지도 감독하는 동안 그는 비록 상처를 주는 것은 아닐지라도 정신치료가 비용지불이 필요한 전문 서비스라는 것을 분명히 설명하는 것이 마치 보살핌을 잘 하지 못하는 것이라고 느꼈다고 하였다. 또 그는 초기 치료에서의 관계가 "주는" 자세를 통해 강화될 것이며, 비용지불에 대하여 명확하게 이야기할 때 생길 수 있는 저항에 의해 위협받을 수 있다고 생각하였다. 사실 그러한 명확화는 J부인에게 자신의 문제를 다시 확인시키는 것일 수 있다. 그

녀의 문제는 입원 전 자료에서 그녀가 기술하였듯이, 가족원들과 친구들에게 한계 설정을 잘 할 수 없는 것이었다. 그녀가 첫 약속 이전에 썼던 자기관리 보고서에는 스스로 주변의 요청과 요구를 인정하지 못함으로써 다른 사람들을 "다치게 하는 것"이 두렵다고 하면서 자신을 "미국 적십자의 일원"으로 언급하였다. 조금 달리 이야기하면 J부인을 치료로 끌어들인 현재 문제는 다음과 같이 이야기 될 수 있다. 즉 중요한 다른 사람들이 반응적으로 해를 주거나 비난하는 행동을 할 때 나는 스스로 무엇을 해야 하는가를 어떻게 알 수 있는가? 아마도 그녀의 딜레마에 도움을 구하기 위하여 그녀는 무의식적으로 치료자와 치료 관계가 건설적으로 자신의 문제와 씨름할 수 있는 곳인가를 사정하기 위한 무의식적 노력을 잘 다룰 수 있을지를 테스트하고 있었다.[17] 이 사례에서, B박사는 J부인이 그녀의 생활 속에서 자신이 맡은 일을 금지당한다고 느끼는 것에 보다 독립적인 모델을 제시하지 못하였고, 그녀가 무의식적으로 찾는 성장을 강화하는 관계의 조건을 제공하지도 않았다.

B박사는 임상 작업에서 힘든 상황에 있는 무력하며, 우울증에 빠진 여성 환자들에 대한 "구원자" 역할을 하려고 하였다. 그는 스스로 문제들을 해결하고 자신들의 고통을 관리하는 이 여성들의 능력을 인정하지 못했으며, 자신의 여성 환자들이 그가 필요하다고 생각하는 "특별한" 도움(추가 세션들, 휴가 동안 전화 연결 등)을 제공함으로써 취약한 양상을 보였을 때 재빨리 강력하게 개입하였다. 분명한 한계와 경계가 없음으로 인하여 그의 환자의 요구들이 많아지자 그는 이 여성들이 지나치게 요구가 많고 조종적이며 유아적이라고 비난하

17) "무의식적 테스트"의 개념은 처음 Weiss(1971)에 의해 소개되었고 이후 치료를 시작한 환자들이 근본적으로 그들의 갈등을 해결하도록(단순히 재연하는 것보다)유도하는 것을 제안한 Weiss와 Smapson(1986)에 의해 다듬어졌다. 문제를 해결하려는 그들의 무의식적인 계획은 치료 관계에서 안전 상태를 평가하기 위해 디자인된 반복된 테스트를 포함한다. 이 시각으로부터 초기 역기능적 관계를 재연하기 위한 치료자를 요구하는 환자는 치료자는 부모님이 했던 대로의 방식이 아니므로, 환자의 오랜 갈등을 해결하고 앞으로 나아가는 새로운 상태를 제공함으로 테스트에 통과할 것이라는 무의식적인 희망을 하고 있다.

였다(묵시적으로, 해석을 통하여). 자신의 원가족 안에서 맏아들인 B박사는 가족 삼각관계 안에서 자신의 아버지가 어머니의 음주에 대하여 구원자적 입장에 있거나 과잉기능을 하고 있었으며, B박사는 어머니 행동을 전화로 진단하고, 어머니가 정신치료에 임하도록 반복적인 설득 노력을 하였으나 결국 성공하지 못한 일들을 하느라 오랜 시간들을 보내었다.

다음 사례는 주는 치료자–이번에는 여성 치료자–의 문제를 자세히 보여준다.

▌임상 사례

T박사는 그녀가 S부인(25살의 장기 정신분석적 치료를 받고 있는)으로부터의 전화를 받았을 때 3달의 산후 휴가 중 마지막 주일 기간으로 집에 있었다. 어떻게 할 수 없는 우울증으로 1년 전에 입원했었던 S부인은 T박사가 다음 주내 다시 돌아오지 않을 것을 알고는 전화를 하기 시작했다. 그리고 그럼에도 불구하고 S부인은 "신경쇠약 직전으로" 응급 약속을 필요로 했다. 그녀가 이야기했던 대로 위기였고, 그녀의 아버지가 도와주기 위해 3주간 방문하고 있었는데 의도적으로 그녀의 가사 일을 비판하고, 부모역할을 하는 것에 대하여 끝없이 충고를 함으로써 그녀를 미치게 만들었다. S부인은 상태가 엉망인 듯 했으나 잘 기능하고 있었다.

전화가 올 때 자신의 아이를 보살피고 있었고 일과 가정에 대하여 스스로 충성심 갈등에 사로잡혀 있던 T박사는 "나는 당신이 힘들어하고 있다는 것을 인정하지만 우리가 다음 주 약속된 시간에 그것에 대하여 이야기 합시다"라고 말하고 싶었다. 그러나 그녀는 S부인과 다음날 만나기로 하였다. 세션 동안 S부인은 자신의 상황에 대하여 불평하였으나, 자신의 아버지와 현재 상태를 바꾸거나 도전하려는 진실된 동기는 보여

주지 않았다. T박사는 이것에 주목하고 추가적인 시간을 요구하기와 받기에 대한 환자의 반응을 탐색하였다. S부인은 또 다른 시간에 대한 그녀의 "감사함" 뿐만 아니라 불편한 감정도 이야기하였다. 그리고 추가적 세션이 그녀에게 가지는 많은 의미들을 성실하게 탐색하였다. 동시에 그녀는 정체상태에 있었고 T박사의 도움을 활용하는 데에 저항을 보였다.

S부인의 치료에 있어서 핵심적인 주제는 아버지의 침해적이고 선심 쓰는 듯한 태도와 행위들과 자신과 남편, 딸과의 관계를 보호하기 위하여 아버지에 대하여 한계를 설정하지 않으려는 것과 관계되어 있다. 초기의 정신역동적 탐색으로 S부인이 자신의 확고함과 명확성이 아버지를 황폐화시키고 결과적으로 환자와 그녀의 새 가족에 의하여 잔혹하게 배재당한다고 느낄 것을 두려워하고 있음이 드러났다. 처음에는 무의식적이었던 이러한 두려움은 그녀가 보기에 아버지의 욕구라고 인식하는 것에 대하여 말없이 굴종하는 오랫동안 지속되어온 패턴에서 비롯된 누적된 분노의 투사에서 부분적으로 비롯되었다. 그것은 또 그녀가 아버지와 분명한 "나(I)"의 위치를 지킴으로써 그리고 스스로를 이 관계에서 분리되고 혼자로 경험함으로써 유발되었던 분리불안이 외현화된 것이었다. 아버지를 "다치게 할지 모른다"는 두려움과, 변화에 대한 그녀의 저항은 가족체계라는 현실에 뿌리를 두고 있었다. 그리고 새 가족에 대한 중요한 헌신을 명확히 하거나 보다 분화된 입장을 가지려는 S부인 편에서의 조금의 움직임이 있으면 그녀의 아버지는 우울해지거나 위축되고, 그렇게 되면 다시 S부인이 예전 패턴을 계속 하게 된다는 증거가 있었다.

S부인이 자신의 문제와 씨름하도록 돕는 데에 있어서 T박사는 정확하고 시기적절한 해석들을 하였다. T박사가 환자에게 한 묵시적인 메시지는 다음과 같이 요약될 수 있다. 즉 당신은, 비록 아버지가 그로 인하여 우울해지고 화를 낸다하더라도, 자신이 무엇을 우선적으로 생각하고 있는가를 명확히 하기 위해서, 당신의 기호, 새로운 가족에 대한 일차적인 헌신

을 명확히 하는 것이 좋다. 아버지와 당신의 관계는 대단히 중요하지만 당신 자신의 발달을 희생시키면서 그가 우울해지지 않도록 보호하려는 것은 당신 일이 아니다. 그러나 환자를 "배제"시키는 치료 경계들을 명확히 하는 것에 대하여 T박사가 느끼는 죄의식과 불안에 의하여 아직 치료적이지 못한 이중 구속이 발생하였다. 많은 사례들에서 T박사는 비록 그러한 요구들의 의미를 탐색하려고 하였으나, 환자들이 추가 세션이나 밤에 전화하여 호출하는 등의 요구를 거절하지 못하였다. S부인이 눈에 띄는 균형을 담보로-합의한 계획을 따르지 않음으로써 다른 시험을 했을 때 T박사는 이것을 치료적 탐색의 주제로 계속 삼았으나 S부인이 합의한 치료비를 지불하지 않음에도 그 작업을 계속하는 것에 대하여 분명한 태도를 보이지 못했다.

한 가지 측면에서 T박사는 환자의 생활에서 허용되었던 분리, 자기주장, 한계설정에 관한 무의식적 시험에 실패하였다. 또 S부인의 "특별한" 시간이나 전화 요청을 묵과하는 것은 묵시적으로 T박사도 계획된 약속들 사이에 그녀의 생활을 관리하는 능력을 활용하지 못했음을 말하는 것이다. T박사가 환자가 재발하여 심한 우울증으로 되는 것에 대한 불안은 그녀의 성인기 삶의 현실로부터 보호가 필요하다고 무의식적으로 믿었던, "취약한" 아버지에 대한 환자의 책임감이나 과잉염려에 병행하거나 그것들을 은근히 부추겼다. 그것은 또 그 아버지에게 있어서 잠재 능력과 성숙하다는 것을 인정하기가 두려운, 자신의 어린 딸에 대한 아버지의 보호적이고 과잉염려적 태도와도 병행하였다.

치료에 있어서의 전환점은 T박사가 자신의 치료적 입장을 바꾸기 위하여 지도감독을 활용할 수 있고, 따뜻하지만 확고하게 합의된 치료 경계들을 확고하게 고수할 수 있을 때 일어났다. 예를 들면 S부인은 그날 오후 약속을 취소하기 위하여 아침 7시에 집으로 전화를 하였을 때 T박사는 다음 세션에서 "당신이 세션을 취소하기 위하여 내게 전화했을 때 나는 당신이 근무 시간 중이길 바랍니다."라고 이야기 했다. 그 환자가 자신은 너무 우울해져 있어서 일을 할 수가 없기 때문에 청구서를 지불할 수 없다고 주장했을 때, T박사는 "나는 당신이 우울함을 느끼고 있다는 것은 인정합니다. 그러나 당신이 치료를 계속하기 위해서는 치료비를 지불하기 위한 방법을 찾는 것이 필요합니다."라고 대답했다. 전화에 대하여 그녀는 S부인에게 "나는 우리가 함께 일하는 것에 대하여 생각해왔습니다. 지금부터 나는 당신이 집으로는 전화하지 않았으면 합니다. 우리 일은 이곳, 우리가 계획했던 세션에 속하는 것이라고 생각합니다. 이렇게 하는 것이 당신에게도 가장 도움이 될 것입니다."라고 이야기 하였다.

T박사는 긴 설명없이(함축적으로 불편함이나 죄의식이 전달된) 그리고 환자가 요구하는 것들에 대한 동기를 부정적으로 해석하지 않고 한계와 경계를 확실히 분명하게 할 수 있었다. 즉 T박사의 언급과 개입은 S부인의 요구가 과도한 의존성, 요구나 다른 병리적 토대를 나타내는 것이라는 암시를 전혀 하지 않았다. 마찬가지로 중요한 것은 T박사는 환자가 상처, 위축, 분노의 감정을 드러내는 중에도 치료적 경계를 유지하면서 침착하고 감정이입적으로 "조용히 앉아" 있을 수 있었다. 그 다음에는 S부인 자신의 생활 속에서 보다 분화된 입장을 가질 수 있도록 서서히 그러나, 꾸준히 나아갔다. 그녀는 중요한 문제들에 대한 자신의 생각과 감정을 보다 분명하게 규정함으로써 중요한 다른 사람들로부터 분노와 불인정을 가져오게 될 때조차도 그렇게 행동했다. 그녀는 다른 사람들의 감정에 대한 책임보다 자신의 생활의 질과 방향을 확실히 하는 데에 보다 책임을 지기 시작하였다. 그녀가 자율성과 독립을 향하여 나아감으로써 다른 사람들 속에 강한 저항을 불러일으킬 것이 예측될 때 그녀는 약간 심각한 우울증세로 반응하였다. 그러나 T박사가 침착하고도 반동적이지 않은 입장을 유지하면서 주 2회(환자는 또 다른 세션을 요구하였지만)의 범위 내에서 치료를 계속하였을 때 S부인은 오히려 빠르게

우울증이 치료되었고 계속적으로 진전을 보였다.

T박사가 처음에 치료한계를 유지하고 적절한 범위를 명확히 하는 데에 어려웠던 데에는 복합적인 이유들이 있었다. 먼저, 그녀는 자신의 임신과 산후휴가가 환자에 주는 부정적 영향에 대한 강한 죄의식이 있었으며(전문적 책임을 완전히 덜자는 갈등 섞인 바램에 의하여 복잡한) 모든 것을 주고 항상 접근 가능할 수 있도록 반응했다. 둘째, T박사 자신이 막내로서의 형제 위치, 그녀의 성과 성 역할 사회화와 맞물려 그녀가 권위를 행사하는 데에 상당히 불편을 느끼게 했다. 이 문제와 함께 자신의 주는 입장에 의문을 제기할 수 있도록 하는 분명한 이론적 틀이 없었다. 훈련과정을 통해 T박사는(훈련 프로그램에서 여성 두 명 중 한 명이었다.) 교사와 지도 감독자들에 의하여 그녀의 "모성적", 직관적이고 보살피는 능력 등 전통적으로 여성적인 속성들이 마치 변화를 촉진시키는 데에 충분하며 지나칠 수 없다는 칭찬을 받았다. 마지막으로 B박사처럼 T박사는 쉽게 자신의 여성 환자들에게서 인식되는 취약함에 대하여 불안을 갖게 되었고, 가장 심각하게 혼란된 개인들조차도 적절하게 자기 추구적이고 자기주장적인 행동을 본뜰 수 있는 치료자를 필요로 하며, 치료 경계를 유지하고, 불안하고 과도한 책임과 과잉기능적인 입장을 취하는 데에 저항한다는 사실을 인식하지 못하였다.

남성과 여성 환자들은 권위를 행사하고 한계를 설정하며 치료 경계를 보호하고 과잉기능과 과도한 염려에 저항하는 치료자의 능력을 시험하려 한다. 특히 여성환자에게는 자신들에게 은근히 금지되어 왔거나 좌절시켜온 자율적이고 권위적이며 분화된 행동들에 대한 모델로서의 역할을 치료자가 하는 것이 중요하다. 앞의 사례에서 제시하듯이 그러한 문제들에 대한 치료자의 진행 기술이 환자의 생활에서 환자에게 허용되는 것이 무엇인가에 대한 강력한 메시지들을 제공해준다.

진단 범주와 병리의 심각성과 상관없이 여성들은 자주 자신을 희생하면서 관계를 보호하고, 자신들의 중요한 에너지를 자신의 개인적 목표와 방향을 확인하는 데에 기울이기보다 다른 사람들의 감정과 행동에 대한 책임을 지며 만일 그들이 다른 사람들에게 정서적 도움을 제공하는 위치에 있지 못하면 자신이 이기적이고 보살핌을 주지 못하는 사람이라고 느끼도록 배운다. 어떤 여성들은 친밀한 관계와 가족 책임을 희생하고 일의 목표들을 추구하는 남성들과 동일시함으로써, 혹은 정서적으로 단절함으로써 이러한 유산에 반발하지만 그 유산은 그들에게 깊게 영향을 미친다. 다른 사람들에게 과잉 기능하면서 자신에게 저기능하는 상태는 여성들에게 처방된 방식이다. 환자에게 남자 치료자 혹은 여성 치료자가 과잉 기능하는 경향을 치료자가 어떻게 관리하는가가 중요한 치료 변수이다. 특히 여성 환자들과는 치료자들이 정서적 구원자의 역할을 취하지 않고 환자의 유인에 직면할 때 편안하게 한계를 설정하고 경계를 유지하는 것을 배우도록 도울 필요가 있다. 여기서 여자환자가 중요한 다른 사람들로부터 역공세와 "예전 상태로 돌아가!"라는 반응 속에서도 주장적이고 분화된 행동을 주도하고 고수할 수 있도록 해주는 것은 치료자의 역할이다.

성과 성 역할 사회화가 역전이 반응(Kaplan 1979)을 형성하는 중요한(비교적 무시되어온) 변수이기 때문에 남성 치료자와 여성치료자는 치료적이지 못한 과잉 기능이나 지나치게 주는 입장을 취하는 것에 대하여 약간 다른 내적 압력을 경험할 수 있다. B박사의 경우처럼 남성치료자들은 여성의 취약하고 무력한 자기표현과 실질적이고 잠재적인 능력과 강점들을 혼동하여 스스로를 선뜻 힘든 상태에 있는 여성에 대한 구원자나 문제 해결자로 볼 수 있다. 행위자,

전문가로서 그리고 도구적인 영역에서 지나치게 기능하는 남성들은 보다 덜 적극적인 입장을 취함으로써 여성이 자신의 문제를 해결하고 스스로의 고통을 관리하기 위한 책임을 지도록 하는데 어려움이 있다. 특히 남성 치료자들은 여성들이 취약함, 무력감과 의존성을 보여주는 것이, 여성의 저기능상태가 남성치료자를 극대화시키고 보호하며, 자신을 희생하면서 환자-치료자 관계의 "친밀성"을 보호하려는 무의식적 노력을 나타내는 복잡하고 성 관련된(gender related) 상호작용과정의 일부임을 인식하지 못한다(Lerner 1983). 다른 시각에서 T박사와 같은 여성치료자들은 권위를 행사하는 것에 대하여 불안과 죄의식을 경험하게 되고, 약속을 정하고 비용을 받는 것 같은 중요한 치료 기준들에 확고한 입장을 가지는데 불편함을 느낀다(Kaplan 1979). 더 나아가 그들의 훈련은 남성적으로 보여졌던 중요한 도구적 기술들을 마찬가지로 희생시킨 채 전통적인 여성의 특질들(보살핌, 감정이입과 직관 등)을 지나치게 강조하는 것이 된다. 여성 치료자들도 그들의 여성 환자들과 같은 무의식적 딜레마와 투쟁하는 경향이 있으며 자신을 보호하고 자신의 생활의 경계를 보호하는 데에 대해서는 책임을 기울이지 않으면서 다른 사람들의 감정과 행동들에 대해서 지나치게 책임을 지는 입장에서 움직인다.

많은 변수들이 성과 상호작용하여 치료자가 지나치게 기능하도록 한다. 여기에는 치료자의 형제 순위, 원가족 내에서의 역할, 전문적 경험과 전문성의 수준, 자아분화 정도와 개인적 책임의 경계와 관련된 명확성, 긴장 하에서 관계를 타협하는 특징적 양식 등의 요인들이 속한다. 게다가 정신치료 훈련과 감독이, 전통적인 남성중심이 의료 모델에 의하여 영향 받을 때, 그의 사례를 치료하는 데에 책임있는 전문의사와 수동적인 환자의 패러다임을 조장한다

(Lerner 1979). 그러나 궁극적으로 그 반대의 경우 압력이 어떻든지 여성환자가 자기 자신에 대하여 최선의 전문가가 될 수 있도록 하는 것은 지나치게 기능하지 않으면서 유능해지고 정서적으로 관여되도록 해주는 치료자의 능력이다.

참고문헌

Kaplan, A. G. (1979). Toward an analysis of sex-role-related issues in the therapeutic relationship. *Psychiatry* 42(5):112–120. Also in *The Gender Gap in Psychotherapy*, ed. P. R. Rieker and E. Carmen, pp. 349–359. New York: Plenum, 1984.

Lerner, H. G. (1983). Female dependency in context. *American Journal of Orthopsychiatry* 53(4):697–705. Also in *The Gender Gap in Psychotherapy*, ed. P. R. Rieker and E. Carmen, pp. 125–133. New York: Plenum, 1984.

Lerner, H. G., and Davis, S. (1987). Negotiating requests to alter treatment parameters: an opportunity for professional growth. *The Clinical Supervisor* 5(1):73–87.

Lerner, S. (1979). The excessive need to treat. *Bulletin of the Menninger Clinic* 43(5):463–471.

Weiss, J. (1971). The emergence of new themes: a contribution to the psychoanalytic theory of therapy. *International Journal of Psychoanalysis* 52:459–467.

Weiss, J., and Sampson, H. (1986). *Psychoanalytic Process: Theory, Clinical Observations, and Empirical Research.* New York: Guilford.

수유모-영아 관계의 가족에 대한 영향 10 CHAPTER

모유수유는 상대적으로 갈등이 적고, 어머니와 아동에게 매우 만족스러운 활동이다. 확실히 모유 수유아는 인공수유아보다 면역학 측면과, 신진대사 측면, 영양적 측면에서 이점을 갖고 있는 것으로 보고 되고 있다(Raphael 1973, Newton 1971). 모유수유와 인공수유가 상호교환이 가능한 현상으로 받아들여지고 있지만, 일부 전문가들은 서구사회에서 인공수유가 비록 기이한 일탈은 아니라고 할지라도 생리학적으로 관심을 끄는 현상으로 보고 있다(Newton 1978). Newton은 수유가 어머니와 신생아 간 사랑의 관계에 정신적 호르몬(psychohor-monal)을 제공한다고 보며, "수유하지 않는 어머니-아기의 관계는 성교없는 결혼과 같은 것"이라고 주장했다(1978). 비록 애정이 따를지라도 인공 수유를 받은 아이들이 이후에 심리적 고통을 겪는다는 확실한 증거가 있는 것은 아니지만, 상대적으로 많은 전문가들은 모유수유를 양육의 확실한 "본질"로 인정하고 있다(Rich 1976). 확실히 모유수유는 어머니와 신생

18) 이 장은 1978년 5월 Atlanta, Georgia에서 열린 미국정신의학협회 연례회의에서 발표되었으며, 1979년 American Journal of Orthopsychiatry 49(2) : 339-348에 처음 출판되었다.

아간의 대체할 수 없는 감정적이고 신체적 친밀함을 제공하는 유일한 기회이다.

그럼에도 이처럼 즐겁고 상호 유용한 경험이 사실상 많은 미국 여성들로부터 인정받고 있는 것은 아니다. 대략 전체 여성의 25%가 모유수유를 하고 있고, 62% 정도가 짧은 시도 후에 모유수유를 포기하고 있다(Pryor 1977). 부분적으로 이러한 낮은 비율은 적절한 아동보호시설이 부족하고, 시간제 고용처럼 융통성 있는 직장스케줄이 제공되지 않는 현실을 반영하고 있다. 게다가 심리 내적이고 가족 내적인 갈등이 여성들로 하여금 너무 빨리 젖을 떼게 하거나 완전히 모유수유를 하지 않도록 한다. 따라서 산부인과 의사와 소아과 의사, 공중보건 간호사뿐만 아니라 정신건강 전문가들이 사회적, 가족적 요인과 심리 내적인 요인의 이해를 통해 부모들이 성공적인 모유수유를 할 수 있도록 도와야 할 것이다.

모유수유를 어렵게 하는 심리 내적 요인은 정신분석 문헌을 통해 오랫동안 지적되어 왔다. Middlemore(1941)는 모유수유에 대한 어머니의 갈등을 신생아기적 경험에서 유래된 무의식적인 구강-가학적 환상(oral-sadistic fantasies)으로 보았다. Deutsch(1945)는 모유수유에 대한 부정은 에로틱한 상황에 처한 데 대한 수치심, 죄책감, 불안의 감정뿐만 아니라 자신의 매력과 자유, 편안함, 직업적 성취를 상실할 것에 대한 두려움 때문인 것으로 설명했다. 이러한 정신분석적 저술의 초점은 전형적으로 어머니의 초기 생애경험과 중요한 발달적 위기의 해결 정도에 있다.

모유수유에 대한 많은 저서들 중 특히 눈에 띄는 것은 아버지에 대해 고려하지 않는 것이다. 아버지가 이처럼 형식적으로 언급되거나 완전히 무시되고 있으나, 이처럼 거의 주목받지 못한다는 사실은 역으로 수유모-신생아 커플이 보다 큰 가족체계의 한 부분이며,

신생아-어머니 이인체계에 대한 아버지의 반응은 모든 부분에서 깊은 영향력을 갖고 있을 것이라는 사실을 가리키는 것이다. 그러나 양육에 관한 여성의 어려움은 가족 맥락으로부터 떨어져서 이해할 수 없는 것이다. 게다가 모유수유에 대한 연구에서 수유모에 대한 비지지적인 분위기가 불안감-수유중단 증후군(anxiety-milk loss-failure syndrome)에 매우 주요한 요인으로 밝혀지고 있다(Raphael 1973). 확실히 신생아-어머니 이인체계를 분석하고자 하는 시도는 마치 분홍빛 구름 혹은 먹구름 위에 고립되어 존재하는 것처럼 부분적인 이해일 뿐이다.

전문적인 문헌에서 최근에야 수유모-신생아 관계에 대한 아버지의 반응을 조사하기 시작한 반면에 대중적인 문헌에서는 아버지의 역할을 무시하지 않았다. 과거로부터부터 최근까지 분명하고, 반복적으로 표출되는 주제가 있다. 그것은 남편들이 양육관계를 통해 자부심과 만족감과 함께, 불필요한 감정, 부적절함, 질투심, 소외감을 느낄 수 있다는 것이다. 대중적 문헌에서는 남편이 방어적인 적대감이나 위축, 비지지적인 반응을 할 수 있고, 확실히 아내들이 새로 확대된 가족으로 남편들이 포함되고 통합되는 것을 느낄 수 있도록 특별한 도움을 제공해야 할 것이라고 지적한다(Pryor 1977). 정신분석 문헌은 이러한 문제에 있어서 "권위 있는 형제의 침묵"으로 보려는 경향이 있는 반면(Lederer 1968) 대중문헌에서는 모든 성장하는 사람들이 일단 모유 또는 상징적으로 동등한 인공수유로 양육되어왔음을 분명히 밝히면서, 수유에 있어 신생아-어머니 이인체계가 아버지에게 새로운 감정과 불안, 환상을 재가동시킬 수 있다는 사실을 지적했다.

이 장에서는 아버지의 수유모-신생아 이인체계에 대한 갈등적 반응과 이러한 반응이 어머니에게 미치는 영향에 초점을 둘 것이다. 특히 어떻게 수유모-신생아 관계가 이전의 결혼적응을 분열시키는지에 대해 또한 부부는 결혼관계가 이전의 균형으로 돌아가는데 사용되는 역기능적 "해결책"에 어떻게 적응할 것인지에 관심을 둔다. 동시에 여성의 모유수유에 따른 어려움, 뿐만 아니라 그들의 삶의 다른 측면에(특히 전문적 활동) 모유수유를 통합하는데 따른 어려움은 더 넓은 가족과 사회적 맥락 내에서만 이해되어질 수 있는 것임을 확신한다.

긍정적이고 비갈등적인 모유수유에 대한 부성반응은 여기에서 다루어지지 않는다. 비록 분명히 많은 아버지들이 전적으로 가족에 헌신하고 성숙한 아내들에 대해 자부심과 만족을 경험할지라도 그러한 반응은 자연스럽고, 일반적인 규범으로 강조되어진 것이다. 남성의 부정적인 반응은 때로 코믹하거나 특이하거나 병리적인 것으로 취급되어졌다. 또한 아버지가 되면 당연히 경험하게 되는 삶의 일부로 평가 절하되었다. Waletzky(1979)는 남편의 모유수유에 대한 갈등적 반응에 초점을 정신과 의사로 지나친 긍정성에의 강조가 모유수유를 하는데 나타날 수 있는 스트레스를 부모가 깨닫는 것을 방해한다고 지적했다. 남자들은 죄책감과 갈등적 반응으로 고립될 것이다. 반면에 여성들은 비지지적인 남편에게 분노를 느낄 것이다. 결국 부부 모두가 끈기있고 건설적으로 모유수유를 하는데 따른 스트레스에 대처하는 것은 어려워질 것이다.

남성 선망과 두려움

전문 문헌에는 여성의 재생산 능력에 대한 남성 선망에 대해서는 거의 언급되지 않았다(Lederer 1968, Lerner 1974). 아마도 가장 의미 있는 활동은 새로운 생명을 생산해내고, 그 생명을 자신의 신체로부터 나오는 젖을 통해 성장하도록 유지시킬 수 있는 능력일 것이다. 많은 소년과 남성들은 의식적으로 그들의 어머니 또는 아내의 임신과 출산, 수유의 기간 동안 선망의 감정을 느낀다. 일부 남성에게는 선망이 여성의 창조성과 관련된 다른 모든 측면에 대한 방어적 가치저하 또는 부정의 형태로 나타난다(Ribble 1965).

창세기는 여성의 재생산의 힘에 대한 일종의 남성선망의 반영일 수 있다. 여기에서 남성은 이상화된 형태로 신으로부터 생겨났다. 그리고 여성은 하와를 최초의 어머니로 만들면서 남성의 신체로부터 태어난다. 이러한 부정과 창조의 사실에 대한 반전은 단지 유대기독교 전통에서만 나타나는 것이 아니라 폭넓은 신화의 범위 안에서 나타난다(Lederer 1968). 권위와 힘의 자리로부터 보편적으로 여성을 배제하는 것은 새로운 생명 탄생을 통해 나타나는 감정적이고 신체적 힘의 활동에서 남성들이 배제되는 것에 대한 방어적 조정에 뿌리를 두고 있다(Ribble 1965). 여성의 임신과 출산의 즐거움을 남근선망에 대치하여 감소시켜온 정신분석적 이론가들이 여성의 재생산 능력에 대한 선망을 표현하되, 여성을 원래 남자였기를 바랬던 창조물로써 방어적이고 왜곡하여 강조하고 있다(비록 여성의 자부심이 생식력을 통해 나옴에도 불구하고).

수유에 대한 남성의 선망은 고정된 해부학적 용어만으로 이해할 수 없다. 차라리 수유는 "여성의 마술적 힘"에 대한 상징이며, 신생아에서 아동까지 끝없는 양육뿐 아니라 무한한 선악의 힘을 소유한 전지전능한 강력한 존재로써 어머니를 상징화하고 있다. 어머니의 초기 경험은 종종 여성을 더 약한 사람이거나 거세된 성으로 봄으로써 방어되고 있다. 그러나 임상적 경험은 Chasseguet-Smirgel (1970)의 견해처럼 결핍이나 거세된 여성의 이미지는 근본적인 어머니로서의 상(예를 들면 선하며 전지전능한 어머니는 풍만한 가슴과 다산의 자궁, 완전함과 풍부함으로써 상징화되어지고 나쁜 전능한 어머니는 좌절과 침해, 방해, 악으로 상징화되었다)에 대한 양성의 부정임을 보여준다.

Lederer(1968)가 인상적인 인류학적 자료를 제공했다. 여성의 재생산 능력에 관해서 남성들은 강력한 두려움과 혐오감을 나타내고 있다. 수유나 임신을 불결하거나 실체가 없는 것으로 보는 관점은 많은 문화에서 공통적인 것이며, 수유모는 출생 후에 몇 달 동안 금기를 지키곤 한다. 우리 사회에서 이러한 근원적인 공포는 대단히 무의식적으로 작용하며 여성성의 순수와 고상함이라는 방어적으로 이상화된 관념으로, 또는 여성의 성적 측면을 지나치게 강조함으로써 반영되었다. 후자에 관해 Raphael(1973)은 평범한 남성에게 모유수유에 대한 질문을 했을 때 비록 더러운 농담일 수도 있지만, 일부에서는 젖먹이는 가슴을 에로틱한 측면에서 보고 있음을 발견했다. 교육받은 남성들 간에 여성의 재생산 능력에 대한 두려움은 일련의 과정을 지적으로 평가하고, 의료전문가를 통한 재생산의 통제를 통해 유지된다. 의료영역에서 전형적으로 남성들이 분만에 주도적으로 참여하고, 여성들은 수동적이며, 유아적이며, 때로 마취된 상태로 출산과정에 참여한다. 다시 말하면, 남성들이 임신과 출산, 수유에 대해 공유하는 근본적인 불안과 감정은 완전히 해부학적 차이만으로 개념화될 수 없다. 차라리 그것은 지속적인 결합에 의해 생명을 출산하고 유지하며 또한 제거할 수도 있는 어머니의 마술적 힘에 대한 유아기적 환상을 반영하는 것이다.

어머니-영아 이인체계에 대한 남성의 반응

아내의 모유수유에 대한 남편의 반응은 사실 부차적이다. 첫아이 출생으로 두 명의 가족이 갑작스럽고 역행할 수 없는 변화를 통해 셋으로 변하면서 직면하는 위기에 뒤따르는 이차적인 반응인 것이다.[19] 이처럼 새로운 삼인 관계 내에서 수유모와 신생아 관계는 남편에게 자신만의 완벽한 상호 의존적 하부체계를 형성하도록 한다. 남편은 이 때까지 아내의 보호자로써 뿐 아니라 아내의 보호와 관심의 유일한 수혜자로 지내왔으나, 갑자기 셋 중에서 "이방인"이 된 것처럼 느끼게 될 것이다. 모유수유에 대한 대중문헌은 아버지에 대한 이러한 트라우마를 지적하고, 아내들이 여전히 남편을 필요로 하고 있음을 남편에게 재확신 시켜주도록 충고하고 있다.

> *당신은 모성적 책임감을 수행할 능력이 충분하므로, 수유모로써 충분히 자기 충족적이어서, 남편들이 필요하지 않은 것처럼 보일 수도 있다. 그러나 남편들은 항상 당신의 삶에서 자신이 이차적인 위치로 밀려나지 않았다는 확신을 필요로 한다(Pryor 1977, p.143).*

수유모들은 또한 남편들이 아이를 돌보는 데 가치를 두지 않는다고 경고하고 있으며, 남성의 경험은 주변부의 관찰자로서 어머니와 아이들 간의 지나친 밀착을 관찰할 수 있다고도 하였다(Pryor 1977). 대중문헌의 일부에서 두드러진 것은 남편의 유아적 태도이

19) Arthur Mandelbaum(personal communication)은 가족은 절대 두 명으로 구성될 수 없으며, 항상 아내-남편과 그들 자신의 원가족으로 구성된 삼인 하위체계라고 주장했다. 아내-남편-아동의 새로운 삼인 체계는 새로 형성된 하부체계의 적응을 통해 원가족으로부터 아내와 남편이 거리를 두도록 하고, 지지하며, 위협한다. 원가족으로부터 아내의 분리는 더 분명히 발생한다. 과거에는 이러한 변천이 새로이 엄마가 된 아내가 자신의 어머니로부터 받았던 지원에 의해 더 쉽게 발생하나, 최근에는 지리적 거리 때문에 불가능하다.

며, 마치 추방된 아이처럼 서술하고 있다. 아이들은 가족의 중요한 성원이라는 지속적인 재확신이 필요하다. 이러한 가족주의적 태도는 전형적으로 여성들을 향한 것이며, 특히 임상적으로 유의미한 심리적 의미를 내포한다. 첫 아이의 탄생은 특히 모유수유를 할 때 혼란스러운 것이며, 어쩌면 남편과 아내간의 역동적 균형을 뒤집을 수도 있다. 양육의 신생아-어머니 관계에 대한 관심은 각각의 배우자가 이미 결혼을 통해 의존적 욕구와 자율적 추구간의 갈등을 조절하는데 사용했던 방법을 심각하게 훼손할 수도 있다. 이러한 문제는 더 자세하게 조사되어질 것이고, 임상사례를 통해 커플이 이전 관계의 항상적 균형을 다시 복구하기 위해 시도하는 병리적 수단들을 서술할 것이다.

자율에 대한 갈등

모든 개인은 수동-의존적 갈구와 더욱 적극적인 자율성에의 추구 사이에서 갈등하고 있다. 우리는(적어도 무의식적으로는) 어머니의 아이로 머무는 것뿐 아니라 어머니로부터의 독립을 선언하고자 한다. 신생아적-의존의 갈구와 자율성을 향한 더욱 성숙한 추구간의 보편적 갈등은 절대로 완벽하게 해소될 수 없다. 오히려 생애 전 기간을 통해서 대인간의 맥락적 다양성에 따라 변화한다(Karple 1976).

일반적으로 커플들은 방어적인 분열과 투사적인 동일시를 통해 이러한 갈등을 조절한다. 부부는 양극성을(예를 들면 의존-독립, 소극성-적극성, 종속-지배) 통합하는 경험의 "소유적" 파트너라기보다는 무의식적으로 갈등의 당사자가 된다. 대개의 정신내적이고 문화적인 요인들은 아내는 수동-의존적 욕구를 갖고, 남편은 자율성과 독립을 추구한다는 선입관이 있다. 아내는 무기력하고, 요구적이며 의존적인 아이처럼 행동함으로써, 남편이 자기 자신의 의존심과 요구적인 감정은 무시하도록 한다. 단지 의존적이고, 불안정한 아동과 아내와의 경쟁 때문에 남편의 자기신뢰와 독립심이 훼손되는 경험만 있을 뿐이다. 남편은 아내가 능력과 자율성으로 인한 위험을 경험하지 못하도록 한다. 아내는 남편과 어머니로부터 더 많은 분리와 개별화를 성취함으로써 생길 수 있는 불안과 상실의 감정을 경험하지 못할 것이다.

방어적인 분열과 투사적인 동일시의 사용은 일종의 심리적 비용을 지불한다. 그러나 부부는 이러한 갈등의 당사자가 되는 경험을 피하고자 한다. 대개 이를 통해 비교적 예측가능하고, 안정적이며, 기능적인 결혼관계를 유지할 수 있다. 그럼에도 불구하고 이러한 관계는 변화와 스트레스에 취약하다. 특히 수유모-신생아 이인체계가 발생하면서 더욱 취약해질 것이다.

부부 균형의 변천

임신과 출산, 수유의 경험은 여성에게 상당한 정도의 실질적인 용기와 힘을 제공한다(분만을 지켜보는 대개의 남성들은 "나는 절대로 그렇게 할 수 없을 것이다."라고 하면서 경외감을 표현한다).[20] 게다가 신생아의 전적인 의존을 통해 어머니는 이전에 부정했던 권력과 정복감을 새롭게 경험하게 된다. 신생아는 전적으로 보살핌을 받아야 하고 생명을 어머니에게 의존한다. 수유관계에서 어머니의

20) 분만을 지켜보는 다른 남성 반응은 죄책감이다. 헤밍웨이는 부인의 힘든 산고를 지켜본 이후에 자살하는 한 남편에 관한 유명한 짧은 소설을 썼다.

역할은 이전에 보였던 남편의 역할과 유사한 것이다(어머니는 강하고 자신보다 무력한 사람에게 생명유지의 힘이 된다). 의존적인 신생아와의 이인체계를 형성하는 것과 강력하고 친밀한 수유관계의 충족을 경험하면서 아내는 더 이상 유치한 의존성이나 남편과의 상호작용에 대한 욕구를 필요로 하지 않을 것이다. 이는 실제로 신생아와 자기 충족적 단일체를 형성한다는 의미는 아니다. Raphael의 논문(1973)에서 지적된 것처럼 수유모는 환경적으로 양육과 지지적인 보살핌에 대한 특별한 욕구를 가지고 있다. 그러나 보살핌에 대한 욕구는 약함과 열등감 또는 무력감으로부터 파생되기보다는 내적 힘과 능력의 경험과 관련된 것이다.

이제 더 이상 아내는 무능력과 유아적 의존을 표현하고 싶어하지 않고, 남편은 자기 자신의 감정과 직면하게 될 것이다. 남편의 수동의존적 구강욕구와 퇴행적 추구가 아이와의 동일시를 자극할 수도 있다. 반면에 아내의 "어머니"로서의 새로운 경험 또한 자신의 어머니와 풀리지 않은 구강 의존의 주제를 다시 불러올 수도 있다. 더없이 행복한 상태의 상징으로 돌아가고자 하는 갈등적 욕구와 자신의 충족되지 않은 구강의존적 욕구에 대한 분노는 방어적이거나 과장된 남성다움을 부정하기 어렵게 한다. 동시에 수유모-신생아 이인체계는 남편 스스로 주변적이고, 무능력하게 느끼도록 할 것이다. 특히 유아적이고 자기애적 특징이 강한 남편은 더욱 정서적 외상을 경험할 것이며, 분노나 우울, 철회 반응을 보일 것이다. 매우 탄력적인 남편조차도 최소한의 욕구조차 아내로부터 충족되기 어렵고, 아내와 아이가 완벽하게 한 단일체가 되었을 때 자신의 의존적 욕구를 자극하게 되어 특별한 어려움에 직면하게 된다. 이렇듯 남편이 심각한 스트레스를 경험하게 되면, 결혼관계는 위협 받을 것이며 아내는 무의식적으로 이전의 항상적 균형을 복원하려는 시도를 하게 될 것이다.

아내의 반응

남편이 우울하거나 방어적 적대감 혹은 철회적으로 반응할 때, 아내는 반대로 불안과 죄책감으로 반응할 것이다. 개인치료에서 만났던 두 명의 수유모는 관계의 상실로 남편을 위협하고 무의식적으로 남편을 "희생양"으로 만들었다. 한 여성은 양육의 포기뿐 아니라 신생아를 제대로 보살피지 않는 모습으로 "희생"하였다. 두 번째 여성의(사례에서 제시되었다) 경우, 희생은 가치있는 직업을 포기하고, 우울해지는 형태로 나타났다. 두 여성 모두 소유욕이 강하고 덜 충족적인 어머니가 있었다. 어머니들은 딸의 성공을 받아들이지 못하고, 다른 사람과의 이인관계(딸과 아버지, 딸과 남편 등)에 대해 소외감을 느끼거거나 질투를 느꼈다. 이러한 환자들은 어머니-신생아 이인체계로부터 남편을 "배제하는"데 대한 불안과 죄책감에 매우 취약한데 이는 현재 가족 역동의 현실과 자신의 어머니와의 초기관계로부터 파생된다.

▌임상사례

29세의 카렌은 심리치료를 받고 있으며(불안 때문에 일하기 어렵다는 호소 때문에), 변호사로서의 전문가적 경력을 훌륭하게 쌓고 있었다. 일과 어머니 역할을 모두 다 잘 해내기 힘들기 때문에 임신을 하면 심각하게 전문가적 경력에 희생이 따른다는 점을 알고 있으면서도 임신기간동안 일년 혹은 이년 동안 전적으로 일을 쉴 계획이었다. 치료시간에 카렌이 전업주부로서 어머니 역할을 하겠다고 했을 때 동료가 보인 반응

을 다루었다. 구체적으로 아이가 출생하면 종일 집에 있겠다는 계획을 비서에게 이야기했는데, 비서가 매우 열성적이고, 따뜻하게 "굉장해요! 나는 항상 당신이 좋은 어머니가 될 것이라고 생각했어요!"라고 말했다는 것이다.

그러나 동료의 격려에 대해 카렌은 오히려 일과 아이 모두를 바랬던 자기 자신에 대해 죄책감을 느꼈다고 했다. 이런 죄책감은 전문직 여성이지만 좋은 어머니는 될 수 없을 것 같다는 걱정을 반영하는 것이다. 계속된 치료적 탐색으로 카렌의 죄책감은 "너무 많이"가지고자 한 경험과 관련이 있으며, 아이와 전문직 모두를 소유하는데 대한 불안과 관련 있었다. 카렌은 다른 여성들의 시샘과 분노의 대상이 되어 그 여성들이 자신이 이루어온 성과들을 망치고 파괴할 것이라는 불안을 갖고 있었다. 치료과정에서 카렌은 다른 사람의 시샘에 대한 민감성을 지나치게 표출하였다. 일을 그만두도록 설득하는 여성이나 남성에 대한 무의식적(나중에는 의식하게 되었지만) 반응은 그들이 자신에게서 무엇인가를 빼앗아가고 "아래로 끌어내리고자" 한다는 것이었다. 실제적이거나 인식된 시기심 또는 다른 사람에 대한 경쟁심에 직면해서 카렌은 직업을 그만둠으로써 일종의 변명을 하고자 한 것이다.

카렌은 질투심 많고, 불만족스러운 어머니 밑에서 자랐고, 어머니는 카렌이 엄마 없이도 기쁨을 느낀다면 사랑을 철회해 버릴 수 있는 여성이었다. 이러한 카렌의 경험은 이후의 딸의 출생에서 쉽게 전이되어 반영되었다. 아이가 없다고 가정한 뒤, 카렌이 모유수유의 불편함과 아동을 위해 포기해야만 하는 욕구, 아픈 유두, 기타 등등의 불평을 호소할 수 있도록 하는 치료세션을 진행하였다. 모유수유의 즐거움을 인식하고 경험하는 것에 서툴렀던 것은 나를 포함하지 않으면서 또한 내가 스스로 원하지 않는 어떤 것을 하고 있다는 죄책감 · 불안과 관련이 있다. 상처나 질투, 소외로부터 자신을 보호하기 위해 수유의 즐거움을 포기하고 있다고 해석하자 카렌은 다시 재빨리 모유수유의 경험을 즐거울 뿐 아니라 에로틱한 것으로 바꾸어 놓았다.

지속적인 치료를 통해 카렌은 아동의 양육기간동안 시간제 일을 하기로 했다. 카렌이 일의 기쁨과 양육경험의 즐거움을 조합시키는 능력은 인상적이었다. 게다가 내적 장점과 매력 또한 빛을 발했다. 남편과 치료자와의 관계에서 보여주었던 초기의 유아적이고 의존적인 입장은 극적으로 감소했다. 나중에 남편과의 관계에서 긴장과 거리감이 증가하고 있음을 알게 되었으나, 카렌은 치료에서 이러한 주제를 제시하지 않았고 영향을 받지도 않는 듯했다. 그러나 이후에 이러한 문제들은 심각한 "외상적"사건이 발생한 후 드러났다.

어느 날 카렌은 아이를 사무실에 데려왔는데, 아이를 돌보면서 서류가방 안에 집으로 가져가기 위해 서류들을 모았다. 카렌이 떠나려고 할 때 방문한 대학원 여학생이 "와우! 한 손에 아이를 안고 다른 손에는 서류가방을 들다니. 놀랍군요!"라고 말했다. 그 말이 비판적이었는지 감탄하는 것이었는지는 분명치 않다. 그러나 사실이 어떻든 카렌에게 미친 영향은 극적이었다. 카렌은 즉시 우울해졌고 우울은 지속되었다. 심각하게 일을 그만둘 것을 고려하겠다고 했다. 왜냐하면 양육과 일의 욕구를 조합하는 것은 자신과 가족에게 "너무나 힘겨운 싸움"이라는 것이다. 게다가 우울증 때문에 다른 어떤 것을 할 수도 없다고 했다.

치료적 탐구에서 카렌은 그 학생의 말이 자신이 "너무 많이 가지고 있다"고 조롱하고, 적대적이며 경쟁적으로 공격하는 것처럼 들렸다고 했다. 이에 대해 경쟁적으로 반응하기보다 카렌은 무의식적으로 다시 일을 희생하기 위한 계획을 세움으로써 자신을 합리화하고자 하였다. 그 학생의 말을 적대적 시기심의 일종으로 해석하는 형태의 대응과 관계의 상실에 대한 두려움과 관련된 불안과 죄의식, 삶의 가치 있는 측면을 희생하겠다는 약속과 우울로 반응을 보이는 카렌의 "해결책"은 모두 어머니와의 초기관계와 남편과의 현재 관계에서 기인하는 것이다.

카렌의 어머니는 매우 뛰어난 지적 재능과 똑똑하고 신랄한 유머를 가졌으며, 대학을 졸업하였다. 그러나 남편의 직업과 "좋은 어머니"가 되기 위해서 가치있는 전문가로서의 욕구를 포기했다. 따라서 세 딸을 포함하여 많은 여성들이 그러한 희생을 불필요한 것으로 보는 것에 대해 매우 분개하였다. 카렌의 아이가 출생한 후에 어머니는 자신이 가족주치의로부터 항우울제를 처방받아 왔다고 했다. 비록 구체적인 설명은 없었지만, 카렌은 우울증이 어머니가 되면 생기는 결과라고 받아들였다. 카렌의 어머니는 모유수유 동안 일을 그만두라고 하면서도 동시에 지속적인 모유 수유 또한 그만두도록 미묘하게 유도하는 편지를 보냈다. 카렌의 어머니는 카렌이 어렸을 때는 보다 높은 성취를 하도록 이끌어왔으나, 나중에는 카렌의 성공을 무시하거나 훼손해왔다. 이에 비해 아버지는 비록 친절하였지만, 아들과 더 잘 맞는, 딸에게는 냉담한 남성이었다. 아버지의 입장은 "어머니와 딸들"간의 문제에 개입하지 않는 것이었고 실제적인 도움은 없었다. 어머니와의 무의식적 경험은 만약 카렌이 어머니를 배제하거나 어머니 없이도 뭔가를 잘 해낸다면, 어머니가 질투하고, 우울해지거나 보복적이 된다는 것이었다. 카렌이 일을 쉽게 희생시키려고 하면서, 우울해지는 것은 무의식적으로 어머니의 질투와 우울로부터 자신을 보호하고자 하는 시도이며 어머니와의 위협적인 유대를 유지하기 위한 시도이다.

카렌은 또한 남편, 봅과의 관계에서 자신만의 독립적인 즐거움과 기쁨으로부터 그를 배제하는 것에 대해 무의식적인 불안과 죄책감을 느껴왔다. 봅은 영리하고 야심 많은 남성이나, 최근에 심각한 정도의 사업상 어려움을 겪어왔으며, 자기 가치에 대한 비현실적인 의심으로 분노에 차 있는 것처럼 보였다. 이러한 자기애적 불행과 함께 수유모-신생아 커플은 두려움 뿐 아니라 유아적 의존의 욕구까지 강화하는 것처럼 보였다. 이러한 욕구는 아기가 출생하기 전까지는 스스로 잘 조절해오던 것으로 아내에게 투사되었다. 카렌의 보고에 따르면

아마도 남편과 여동생과의 형제간 경쟁이 풀리지 않는 문제 때문인 듯하다.

치료기간 동안 남편을 만나지 않았지만, 수유 커플로부터 소외되고, 자신의 갈등적 의존 욕구가 뒤섞인 그의 감정은 아내가 특별히 독립적이고 충만하다고 느낄 때 철회되고, 결혼 관계를 위기로 몰았다. 예를 들면 아내가 아이를 돌보고 있을 때, 돌연히 다른 방으로 가버렸다. 또 아내에 대한 성적 관심이 극적으로 감소했고, 모유수유를 하는 아내의 가슴이 혐오스럽다고 말하면서 마치 "어머니"와 자고 있는 것처럼 느끼게 만든다고 말했다. 이러한 남편의 우울과 철회, 비판적 · 거부적 태도는 일반적인 커플들이 임신과 아이의 출생 전에 공유하는 상호 지지적이고 애정이 넘치는 관계와 반대되는 것이다.

카렌의 우울증뿐만 아니라 직업에 대한 포기는 단지 질투와 불충분한 모습으로 내면화된 모성의 이미지 때문만은 아니다. : 카렌의 "희생"은 남편과의 실제적인 위협 관계를 개선하려는 무의식적 시도이다. 이러한 무의식적 전략은 실제로 성공적이었다. 우울증과 일을 그만두는 임시적 시도로 결혼관계는 눈에 띄게 개선되었다. 봅은 재빨리 의존적인 아내와 아이를 보호하려 했고, 노련한 리더로써의 역할을 요구하는 가족으로 인해 기운을 차렸다. 자신을 다른 사람들이 의존하는 "강한 사람"이라고 인식하면서 다시 아내를 사랑하고 감사했다. 주목할 만한 정신적 힘 또한 갖고 있었기 때문에 이후에 카렌이 일을 계속하도록 격려할 수 있었고 그 자신의 자존감이 위협받지 않도록 잘 다루었다. 실제적인 결혼관계에서의 힘에도 불구하고 카렌은 자신의 만족과 성공이 다른 이들의 시기심을 각성하여, 다른 사람들로부터 상처를 받을 수 있으며, 궁극적으로 중요한 일부의 관계(어머니 또는 남편 등)와 단절될 수 있다는 두려움은 계속 가지고 있었다.

과거 10년 동안 부권의 기원과 명확화에 대한 인식은 더욱 친숙

해져 왔다(Coleman and Coleman 1971). Waletzky(1979)는 모유수유와 관련하여 양쪽 파트너가 수유에 대한 복잡한 반응을 이해하고 해결하지 못하면 분만시기가 "결혼을 위한 번식의 장과 부모됨의 부적응"으로 라벨이 붙을 것이라고 했다(Pittenger and Pottenger 1977). Waletzky는 남편과 아내 모두 부모되기 경험을 수행하는데 예측되는 스트레스에 민감해지도록 하는 새로운 프로그램과 워크숍 등을 다양하게 제시하고 있다.

어머니와 신생아 관계에만 관심을 두는 초점은 모유수유에 대한 문헌뿐만 아니라 신생아와 아동기에 대한 수많은 문헌을 통해 찾아볼 수 있다(Brody 1956). 이러한 협의의 초점은 첫 아이 출생이 양쪽 부모에게 일시적 위기를 만들어낸다는 측면에서는 놀라운 것이다. 부모는 두 명의 하위체계로부터 세 명의 하위체계로 성공적으로 변화하기 위해서 주요한 심리적 적응을 해야만 한다. 딸이 엄마가 되고, 아들이 아버지가 되며, 부모가 조부모가 되는 마술적이면서 과도기적 순간에 남성과 여성은 심오하고 복잡한 심리적 적응과 동일시의 변화를 필요로 한다(Minuchin 1974). 분명히 어머니-아동의 관계는 결혼의 상호작용과 기원이 되는 남편과 아내의 심오한 뿌리, 또한 가족에 스며있는 복잡하고 변화하는 문화로부터 떨어져서 연구되거나 이해될 수 없다.

참고문헌

Brody, S. (1956). *Patterns of Mothering.* New York: International Universities Press.

Chasseguet-Smirgel, J. (1970). Feminine guilt and the Oedipus complex. In *Female Sexuality: New Psychoanalytic*

Views, ed. J. Chassequet-Smirgel et al., pp. 94–134. Ann Arbor: University of Michigan Press.
Coleman, A., and Coleman, L. (1971). *Pregnancy: The Psychological Experience.* New York: Herder and Herder.

Deutsch, H. (1945). *The Psychology of Women*, vol. 2. New York: Grune & Stratton.

Karpel, M. (1976). Individuation: From fusion to dialogue. *Family Process* 15(1):65–82.

Lederer, W. (1968). *The Fear of Women.* New York: Grune & Stratton.
Lerner, H. G. (1974). Early origins of envy and devaluation of women: implications for sex-role stereotypes. *Bulletin of the Menninger Clinic* 38:538–553.

Middlemore, M. (1941). *The Nursing Couple.* London: Hamish Hamilton.
Minuchin, S. (1974). *Families and Family Therapy.* Cambridge, Mass.: Harvard University Press.

Newton, N. (1971). Psychologic differences between breast- and bottle-feeding. *American Journal of Clinical Nutrition* 24:993–1004.
Newton, N. (1978). Completing the female sexual cycle: intercourse, childbirth, and breast-feeding. *Sexual Medicine Today* 2(5):34–40.

Pittenger, J., and Pittenger, J. (1977). The perinatal period: a breeding ground for marital and parental maladjustment. *Keep Abreast Journal* 18.
Pryor, K. (1977). *Nursing Your Baby.* New York: Simon and Schuster.

Raphael, D. (1973). *Breast-Feeding: The Tender Gift.* Englewood Cliffs, N.J.: Prentice-Hall.
Ribble, M. (1965) *The Rights of Infants.* New York: Columbia University Press.
Rich, A. (1976). *Of Woman Born.* New York: W. W. Norton.

Spock, B. (1968). *Baby and Child Care.* New York: Hawthorne.

Waletzky, L. (1979) Husbands' problems with breast-feeding. *American Journal of Orthopsychiatry* 49(2):349–352.

11 CHAPTER

여성 의존성[21)]

의존적 욕구는 인간경험의 보편적 욕구이다. 수동-의존적 욕구와 적극적, 자율적인 노력을 건강하게 통합하려는 노력은 남성과 여성 모두에게 평생에 걸친 발달 과제이다. 그러나 이러한 보편성에도 불구하고 "의존성"이라는 단어는 여성과 더 자주 관련된다. 사실 수동성처럼 의존성은 여성다움의 상징으로 여겨져 왔다.

여성이 남성보다 의존적 행동을 더 거리낌 없이 보이는 것은 사실이다. 긍정적인 측면에서 볼 때 여성들은 더 친화적이고 자기를 드러내며 현실적인 두려움, 취약성, 돌봄을 받고 싶어하는 마음들을 더 잘 인식하고 표현하는 경향이 있다(Pleck and Sawyer 1974, Miller 1976). 부정적인 측면에서 여성들은 병리적인 의존성을 더 자주 보인다. 자신의 문제들을 해결하기 위한 조치를 취하지 않고 갈등이나 불인정에 대한 두려움 때문에 자기 의견과 선호를 명확히 이야기하지 않으며 외부 세계의 도전을 두려워하여 피하고 성공적이고 자율적인 기능을 어떤 희생을 치르고라도 피한다. 비록 현실

21) 이 장은 1982년 5월 캐나다 토론토의 미국 정신과 협회의 연례회의 발표에 기초한다. 처음 출판은 1983년에 American Journal of Orthopsychiatry 53(4):697-705 내 "Female Dependency in Context:Some Theoretical and Technical Considerations"에 실렸다.

적인 의존성을 인정하고 표현하는 능력이 건강한 심리적 기능의 근본적인 측면이라고 하더라도 여성심리 문헌에서 크게 부각되어온 것은 의존성의 병리적 측면들이다.

일부 정신분석 문헌들은 여성성과 수동-의존적 행동과의 연관성을 설명하기 위하여 해부학에서 운명이라는 이론들을 끌어들였다 할지라도 보다 많은 최근의 문헌은 가족과 문화적 결정요인들을 강조한다(Miller 1973). 최근의 많은 여성주의 학자들과 정신건강 전문가들은 여성이 출생 때부터 병리적 의존에 대한 훈련을 자주 받는다고 지적해왔다(Bardwick 1971, Women 1972). 원인에 대해서는 여전히 이견이 분분하지만 여성이 더 의존적이라는 데에는 합의를 하고 있는 것 같다. 확실히 여성의 의존성은 남성보다 흔하다. 마치 여성이 선천적이거나 양육에 의하여 나쁜 것을 더 많이 가지고 있는 것처럼 말하기도 한다. 신데렐라 콤플렉스(Dowling 1981) 같은 대중적인 책자와 전문서적들이 이러한 신념이 도처에 퍼져있음을 명확히 보여주고 있다.

과도한 여성의 의존성에 대한 그럴듯한 일반화의 이유는 부분적으로 여성의 의존적 행동을 일으키는 구조적이거나 상황적 요인들이 정신건강 전문가들에 의하여 충분히 고려되지 않았다는 것이다. 전통적인 결혼의 구조가 여성이 개인적인 강점들을 가지고 있음에도 불구하고 경제적, 심리적 의존성에 대한 인식의 증가를 어떻게 촉구하는가에는 거의 관심을 두지 않았다. 또 남성이 의존 욕구(지금까지 여성에게 부과되어온 역할)를 가지고 있다는 분명한 사실에도 불구하고 대중, 전문지에서는 형제적 침묵으로 일관해왔다.

어머니에서 어머니로(아내의 형태로) 이어지는 남성과는 달리 여성은 모성을 행하기 위하여 자신의 어머니를 포기하는 경우가 많다. 다른 사람들의 의존 요구를 제공하는 과정(전형적인 좋은 아내)

을 통해서 여성은 자신의 요구가 해결될 것이라고 의식, 무의식적으로 기대한다. 자신의 요구가 미해결 될 때 그녀는 과도하게 의존적이거나 요구적으로 보이는 행동을 하게 된다. 반면 여성의 의존욕구는 중요한 타자들에 의하여 충분히 해결되지 않고 있다는 사실 혹은 그녀는 자신의 욕구를 채워줄 수 있는 자기-지시적, 자기 추구적 행동들을 적극 추구할 수 없다는 사실에는 거의 관심이 주어지지 않았다. 이러한 관점에서 볼 때 여성은 과도하게 의존적이지 않다. 보다 정확한 표현은 여성이 대단히 의존적이지 않다는 것이다. 많은 여성들은 자신의 요구를 식별하여 주장하기 보다는 다른 사람의 요구를 걱정하는 데에 훨씬 더 익숙하다.

여성의 의존성에 대한 그럴듯한 일반화는 개념상의 실패에서 유래된다. 많은 이론가들과 실천가들이 여성이 아주 자주 보이는 수동-의존적 행동과 여성이 실제로 성취해 온 실질적인 자아의 자율성이나 분화 수준을 구분하지 못한다. 하나의 집단으로서 여성은 남성보다 더 수동-의존적인 방식을 가지고 있으나 여성이 개인이 성취한 자아의 자율성이나 분화 수준을 고려할 때 여성이 남성보다 더 의존적이지는 않다. 여성의 수동-의존적 행동과 여성의 실질적 분화 수준의 차이를 이해하기 위해서는 여성의 수동-의존적 행동이 의미 있는 타자들을 보호하고 체계를 유지하는 기능을 가지고 있음을 인정하는 것이 중요하다.

여성 의존성의 보호적 측면

Bowen(1978)은 배우자들은 서로 같은 수준의 심리적 분화나 독립상태에 있다고 한다. 일반적으로 배우자 각자가 원가족에서 성취해 온 자아의 명확성이나 자율적 기능 정도의 차이는 일반적으로 거의 없다. Bowen의 용어로 한 쪽이 탈-자아(De-self)하면 다른 쪽은 거짓자아(Pseudo-self)를 얻게 된다. 시소처럼 한쪽이 무력한 의존상태에 있게 되면 다른 쪽은 자아-팽창의 효과를 가지게 된다. 기능저하인 사람이 자율적인 기능의 방향으로 나아가게 되면 과기능인 사람은 더 나빠지기 시작하고 이전 관계의 형평성을 회복하기 위하여 반대 움직임을 보이게 된다.

임상 작업에서 나는 많은 여성의 특성인 수동-의존적 입장이 여성이 속하여 있는 체계를 보호하고 안정화시키기 위해 처방된 저기능적 역할과 얼마나 많이 긴밀하게 얽혀있는가에 주목하게 되었다. 부분적으로 여성의 수동-의존적 행동은 관계체계를 이끄는 무의식적 규칙들로부터 나온다. 여성이 나타내도록 배우는 만큼 의존적인 경우는 거의 없다.

여성이 다른 사람들을 보호하려 하고 또 의존적 입장에서 조금이라도 벗어나는 것은 오히려 중요한 사람들에 의하여 상처를 입고 공격적인 행동으로 반응되기도 한다. 그 사이에서 여성은 민감한 형평적 균형을 유지하기 위한 방법을 배우게 된다. 다른 사람들을 보호하고 받쳐주기 위하여 의존적인 자기 경험을 계속 유지하는 것은 원가족 안에 그 뿌리를 가지고 있다.

그것은 또 문화적으로 습득된 것이며, 여성의 남성과의 성인 관계에서 가장 명확하게 드러난다.

남성 보호하기

오늘날의 여성주의 흐름 이전에 소녀와 여성들은 수동-의존적 행동을 촉진시키고, 비록 자연적인 것은 아닐지라도 약함을 가장하여 남성으로 하여금 자기애적 보호를 제공하도록 고무된 것이 명백했다.

> *만약 당신이 담배를 피운다면 성냥을 가지고 다니지 마라. 식당에서 당신의 배우자가 주문하게 하라—— 지배인보다 숙성된 포도주에 대하여 더 많이 안다하더라도 당신이 똑똑하다면 당신의 남성이 선택하고 자신의 선택에 대하여 흥분하도록 하라, 비록 그것이 샴푸 같은 맛일지라도— 성공적인 여성은 자신의 유능함이 그녀의 여성성과 경쟁하지 않도록 하라 (Dahl 1965, p.8).*

이 사소한 조언이 1970년대 쓰여진, 여성들을 위한 대부분의 지침서의 특징이다. 그것은 남성이 약하다는 것을 여성들에게 은밀히 정의하는 한편 남성의 지배력을 명백하게 처방한 것이다. 또 다른 대중서인 '당신의 남편이 살아있게 도우라(Help your Husband Stay Alice(Lees 1957))' 에서 저자는 여성들이 의존적, 수동적 역할을 하지 않으면 남성들이 신체적으로 생존할 수 없다고 주장하기까지 하였다. 저 기능 상태에 대한 여성의 처방을 기준으로, 저자는 다음과 같이 썼다.

> *남성의 지배 하에 있는 존재로서 수치스러운 것은 무엇인가 –사업, 정부, 생활 속의 어떤 역할이든— 당신이 그를 떠받치고 있기 때문에 그가 꼭대기에 있는 것이 당신에게는 명백하더라도–(p.14)*

여성이 자신의 강점을 포기함으로써 남성을 강화시켜야 한다는 역설적 생각이 오늘날에까지 보편화되고 있다. 이 철학의 분명한 예는 Marabelle Morgan' s Total Woman 같은 원리를 기초로 한 베

스트셀러인 Fascinating Womanhood에서 찾을 수 있다. 1980년 판에서 Andelin은 결혼유대를 보호한다는 분명한 목표를 위하여 어떻게 아동스럽고 의존적인 입장을 키울 것인가에 관한 자세한 지침을 독자에게 제공하였다. 예로 독자가 어린 소녀들의 행동과 판에 박힌 태도를 주의 깊게 관찰하고 본뜨도록 지시하였고, 반면 다른 장에서는 유능하고 자존적인 남성적인 독립적 노력을 표현하려는 경향을 억제하기 위한 방안들을 제시하였다.

남성이 여성을 보호하게 함으로써 여성이 남성을 보호해야 한다는 역설적인 처방을 포함하는 전해져오는 요정 이야기가 있다. 이 이야기는 수동-의존적 행동은 남성의 독립과 활동성을 가능하게하고 격려하는 지렛대일 뿐만 아니라 성공적인 여성성의 상징이라는 것을 가르쳐 준다(Bettelheim 1970). 이야기에서 용기 있는 구원자에게 용을 살해하거나, 어려운 문제를 해결하고 영웅이 되게 하는 여왕은 고민에 빠져있는 처녀이다. 남성 사냥꾼은 소녀가 늑대 앞에서 완전히 무력하고 자신의 할머니와 모자 쓴 늑대를 구분할만한 지적능력조차 없었기 때문에 빨간 모자(Little Red Riding Hood)를 구원할 수 있었다. 빨간 모자는 자신의 문제들을 해결하는 것이 아니라 남성에게 그녀를 대신하여 설명할 기회를 제공해주는 많은 요정 이야기에 나오는 여주인공들 중의 하나에 불과하다.

대중문화에서 말하고 있는 것들은 오늘날 임상실천과 여성들의 실제 생활 경험과 거의 관계없는 진부한 것으로 보고되기도 한다. 확실히 우리 상담실에 들어오는 대부분의 여성들은 남성 자아를 떠받쳐서 그들 관계의 안정성을 확실히 하기 위해 기꺼이 혹은 억지로, 어린아이 같은 의존성을 실천하지 않는다. 그럼에도 그러한 행동은 의식적이거나 비의도적, 즉 무의식적으로 일어나게 된다. 많은 여성들의 수동의존적 입장저변에는 자신의 중요한 관계를 지속하기 위하여 상대적 약자의 위치에 남아있어야 한다는 무의식적 신념뿐만 아니라 다른 사람을 강화시키고 보호하기 위한 무의식적 동기가 있다. 심지어 지적으로 자유로운 여성들조차도 자신들의 독립적 사고와 행동 능력을 충분히 발휘할 때 다른 사람 특히 남성을 다치게 하는 데에 대하여 무의식으로 두려워하고 죄의식을 느낀다. 실제로 그들 자신들의 삶의 한계를 보다 명확히 규정하기 시작하는 여성들은 자주 남성들을 위축시키고 아이들을 상처 주며 어떤 방식으로든 다른 사람들에게 파괴적이라고 비난받는다. 여성이 보다 자유롭게 행동할 때 발생하는 불안의 반응을 통해 발생하는 이러한 반응들은 변화에 대한 강력한 역세력이 된다.

여성다움의 정의뿐만 아니라 성배열은 많은 여성들을 지도하는 무의식적 규칙으로 남는 중요한 메타커뮤니케이션을 내포하고 있다. 메시지는 더 약한 성은 강한 성을 보호해야 하는데, 강한 성이 약한 성의 강점을 통해 약해지고 있다고 느끼지 않도록 그러한 약한 성의 강점을 인식하지 못하게 해야 한다는 것이다. 이 메시지는 시대의 변화와 평등신념에도 불구하고 지속된다. 그리고 여성은 남성이 그들 자신 안에서 두려워하는 수동성과 의존성을 억압하여 표현함으로써 남성을 보호하도록 여전히 고무된다(Miller 1976, Lerner 1978). 여성이 자율적이고 자기지향적인 사람이 된다는 것은 다른 사람들, 특히 남성에게 상처를 주는 것이라고 배우기 때문에 그들의 의존적 행동은 자주 그들이 사랑하는 사람들에 대한 무의식적 "선물" 혹은 희생이다. 그것은 자아를 포기하는 선물이므로 다른 사람들은 자아를 얻는다.

말할 필요도 없이 모든 여성이 남성에 대한 의존적 역할을 하라는 압력에 굴복하는 것은 아니며, 모든 이성애적 관계가 상보성을 바탕으로 하는 것은 아니다. 상대적으로 높은 분화수준에서 작용하는 부부에서는 분리와 투사적 동일시에 덜 의존하게 된다. 그리고 각 배우자는 자신의 자아 안에서 양극성(적극성-수동성, 의존성-독립성)을 통합하는 복잡하고 갈등적인 경험을 인내할 수 있다. 각 배우자는 의존성, 취약함, 무력감을 최소화하거나 강조할 필요없이 유능하게 느낄 수 있고 상대를 유능하게 볼 수 있다. 그럼에도 우리 상담실에 오는 많은 여성들은 수동-의존적 입장을 고무함으로써 무의식적으로 남성을 보호한다. 이 역기능적 입장은 부분적으로 여성의 힘과 남성의 취약성에 대한 불합리한 환상에 의하여 고무되는 저기능에 대한 강력한 명령을 나타낸다(Lerner 1974, 1978). 그러나 그것은 또 분리-개별화 이슈가 처음으로 협상되는 원가족 안에 그 뿌리를 두고 있다. 성장하는 소녀가 가족체계를 보호하고, 그녀의 부모 관계상의 문제를 해결하기 위하여 보다 자율적인 기능을 위한 투쟁을 금지하는 것을 배우게 되는 곳이 바로 그 곳이다.

부부관계가 약하고 어머니 자신이 스스로의 성장을 차단당해온 가족 안에서 딸들은 마치 딸 자신의 분리, 자율성에 대한 변화가 불충성, 배반인 것처럼 자주 어머니의 아이로 남아 있으려는 무의식적 충성심 맹세로서 수동-의존적 행동에 집착하도록 배운다. 이후에 이 드라마는 성인 이성애적 관계에서 계속되고 남성들은 여성의 모든 힘과 능력으로부터 보호되어야 한다는 여성에 대한 경고에 의하여 강화된다. 나는 소녀와 여성이 그들의 원가족으로부터 독립선언 하는 것은 특히 불안과 죄의식에 취약하다는 것을 믿는다(Lerner 1978, 1980). 많은 심리치료사들이 여성의 자율성과 분리에 대한 불안과 죄의식은 부분적으로 여성의 가장 중요한 관계가 계속적인 성장과 독립을 인정할 만큼 융통성이 거의 없으며 더군다나 수동-의존적 자세는 다른 가족성원들을 위한 보호기능을 한다고 말한다. 역설적으로 환자는 의존적 입장을 유지함으로써 도움이 되는 적응적 기능들을 식별하고 존중할 수 있을 때 의존적인 위치를 기꺼이 포기할 수 있게 된다. 또 스스로 보다 자율적이고 자기지향적으로 행동함으로써 다른 사람들이 직면하는 실제 위험과 잠재적 상실들을 인식할 수 있게 될 때 의존적 입장을 쉽게 포기하게 된다.

치료에 주는 시사점

여성의 의존적 자아경험과 행동은 자주 여성의 의존욕구가 약하고 유아적, 과도하다는 뜻을 함축하는 부정적인 해석을 끌어낸다. 환자의 죄의식이나 부적합감을 강화시키는 한편, 이러한 개입은 심각하게 요점을 상실하게 된다. 사실 환자가 모든 것을 제공하는 어머니와의 공생적 융합 혹은 수동적으로 양육되는 영아적 소망에 의하여 동기부여가 되는 어린아이로 스스로를 나타내기도 하지만 그것은 실제의 상황을 절반도 표현하지 못하는 것이다. 모든 인간은 성과 진단적 범주와 상관없이, 자율성과 유능함을 위하여 투쟁한다. 성장을 향한 내적 압력은 역기능적 아동으로 남아있으려는 소망보다 항상 강력하다. 환자가 성장하고 싶어 하지 않는다는 것을 함축한 치료개입은 성장의 대가가 다른 가족원들 안의 증세 발발과, 중요한 관계의 와해 위협을 포함하여 아주 크다는 것을 인식하지 못한다.

심각하게 의존적인 여성의 특징인 "구순적 분노"는 그들의 과도한 의존요구가 좌절된다는 사실로부터 나오는 것이 아니라 그들의 분노가 자신들이 가족유대를 보호하고 가족 충성심과 의무를 이행하기 위하여 자신의 성장을 철회해야 한다는 무의식적 신념과 연관된 것이다. 가족체계이론은 환자의 변화에 대한 저항이 다세대에 걸친, 규칙이 지배하는 가족과 문화체계에 의한 변화에 반한 강력한 압력이라는 맥락 안에서 이해되어야 한다.

현대의 여성운동이 치료자가 여성의 수동-의존적 행동에 직면하지 못하는 것을 더욱 자각하도록 도와준 반면 여기서의 초점은 치료적 오류에 대해서이다. 자주 치료자는 환자의 의존적 행동으로 인하여 도움을 얻고 있는 적응적 기능과 해결된 가족 문제를 먼저 분석하지 않고, 환자가 더욱 자기주장적이거나 독립적이 되도록 고무시킨다. 이로 인하여 환자는 변화를 강요하는 치료자와 평형을 강요하는 가족 커뮤니케이션 사이에 갇혀있다는 느낌을 자주 받고, 저항적인 곤경에 처하게 된다. 여기서 치료자가 환자의 의존성뿐만 아니라 변화에 대한 저항(마치 이 저항이 단순한 치료에 방해가 되는 해석을 통해 없어지는 부정적 전이 반응인 것처럼)에 까지도 강한 부정적 의미를 부여함에 따라 치료는 더 악화된다. 저항의 곤경은 치료자가 가족체계를 변화에 대한 가족체계의 내성을 충분히 측정하고 환자의 의존적 입장이 갖는 기능을 인정해 줄 수 있을 때 깨어진다. 그러기 위하여 환자가 독립적으로 변화함에 따라 체계의 평형이 깨어질 때 다른 가족원의 실질적인 반응을 주의깊게 살펴보는 능력이 필요하다. 치료자가 환자가 변화를 선택하든 하지 않든 중립적, 존중, 정서적으로 거부하지 않는 태도를 유지할 수 있기 위해서는 치료자의 현상학적 변화가 요구된다.

전이-역전이의 이슈에 있어서 또 다른 관심이 요구된다. 여성환자가 더 단호하고 독립적으로 되도록 미성숙하게 격려하는 치료자는 아마도 치료적 관계 내에서 자신도 모르게 의존성을 장려하게 될 것이다(Bernardez-Bonesatti 1976, Lerner 1982). 화가 나서 "더 이상 어떻게 더 해석하고, 당신을 더 격려할 수 있겠어요. 당신은 여전히 남편에게 자기주장을 할 수도 없는데..."라고 불평하는 치료자는 그러한 개입이 환자에게 일상생활에서 자기주장을 하도록 함으로써 이중구속 상황을 야기시킨다. 또한 치료적 관계 내에서 "좋은 환자"가 되어야만 한다는 비전문적 메시지를 제공하고, 치료자의 충고와 가치에 의무적으로 따라야만 한다는 이중구속을 하게 되는 것이다. 치료자는 정확하게 환자가 치료자의 도움을 거절하는데 따른 부적응적 측면을 해석해야 한다. 그러나 치료자는 환자가 스스로 주장하고 싶어 하지 않는 소원을 주장하도록 함으로써 성취하고자 한 적응적 요인들을 평가하는데는 실패할 것이다. 치료자의 개입의 결과에 따라 환자는 차이점을 표현하는 것을 억누르게 될 것이며, 무의식적으로 치료자가 유용하고, 중요하다고 느끼는 행동만 시도할 것이다. 이런 관계는 순응적 관계에 대한 일종의 저항이다. 치료자는 이러한 변화를 "개선"이라고 볼 수 있겠지만, 환자는 실제로 회유하고, 치료자의 자기애적 경향을 보호하는 것이다. 그러면서 자신은 원래의 자신의 삶에 머물러 있게 된다. 치료자가 환자가 치료자에게 보이는 저항을 긍정적으로 관찰할 수 있을 때, 그리고 치료자가 환자 자신의 독립적인 결정에 대한 책임을 가질수 있도록 도울 때 환자는 치료자와 남편 모두로부터 분리되는 위치에 놓인다고 하더라도 안심하게 될 것이다.

특히 남성치료자는 여성환자가 마치 요정이야기에 나오는 주인공처럼, 치료자가 보호받고, 떠받듦을 받고 있다고 느낄 수 있도록 무의식적으로 행동하기 때문에 치료시간을 제대로 활용하고 있는지에 대해 정확히 판단하기가 어렵다(Lerner 1982). 환자는 치료자의 바램에 의존하거나 과도한 걱정과 근심을 표현하는 식으로 욕구를 과장할 것이다. 왜냐하면 자신을 낮추는 행동을 통해 보다 "친밀한" 관계를 유지할 수 있도록 무의식적인 계약을 하거나, 충성을 맺은 것이 위배되고 있다고 느끼기 때문이다. 불충성, 배신, 잠재적 상실과 관련한 무의식적인 자율성과 분리와 관련하여 여성 환자들은 반복적으로 치료자가 자신을 의존적이거나 역기능적인 것으로 보는지 어떤지 정도에 대한 전이 반응을 시험할 것이다. 또한 치료자가 환자의 능력과 자율성에 대해 얼마나 편안하게 느끼는지의 정도도 시험할 것이다. 무의식적인 시험은 다양한 방식으로 실시된다. 때로 환자들은 어떤 일을 할 수 없다는 요청이나 요구를 통해 시험하기도 한다. 그 "어떤 것"이란 추가사건일 수도 있고, 집에 전화하는 것일 수도 있으며, 세션 후에 시간을 연장시키는 행동, 또는 치료자의 부재 기간동안 다른 치료자를 만나기를 요청하는 등 다양하다. 치료자가 환자의 요청과 역기능적 가족 안에서의 과도한 보호, 과잉염려, 지나친 책임감 등을 강조하는 것에 동조함으로써 이러한 시험에 쉽게 빠질 수 있다. 가족 안에서의 그러한 역기능적 행동은 환자의 저기능화에 대한 명령이나 처방으로 해석될 수 있다. 치료자는 흔히 여성환자가 배우자에 대하여 단호하도록 고무시킨다. 반면 환자-치료자 이인체계 안에서 분노와 경쟁이, 표현을 포함한 도전과 독립적 입장은 좌절시키고 순종적 행동은 조용히 지시한다. 이러한 치료적 개입의 부적절한 특성은 환자, 치료자 스스로 의식하지 못하는 경우가 많다.

본 장은 여성 의존성에 대한 다면적이고 복합적인 측면에 대한 포괄적 분석 시도보다는 특별한 치료의 방향과 성격을 중요하게 변화시킬 수 있는 요점에 초점을 두고 있다. 역기능적 수동-의존적 입장을 고수하고 있는 여성들은 단지 부정적인 치료결과를 일으키고, 변화시킬 수도 있는 저항을 강조하는 것만으로도 개입의 부정적 측면을 해소할 수 있다. 특히 여성의 수동-의존적 자기표현과 행동이 본질적으로 자기희생임을 인식하는 것은 어려운 일이다. 능력, 명확성, 성장의 희생이 이차적 이득이나 피학적 만족으로는 이해될 수도 없으며(비록 현실적으로 존재하고 있음에도) 마찬가지로 환자의 투사, 여아적 소망의 비합리적 불안, 초기박탈, 왜곡된 내면화된 대상 표상의 측면에서도 성공적으로 분석될 수 없다. 환자의 행동을 항상성을 추구하는 가족체계뿐만 아니라 변화를 받아들일 수 있는 융통성으로 이해하고 분석하는 것은 중요하다. 또한 이러한 행동들이 환자가 환자의 의존적 행동을 체계적으로 개념화함으로써 환자가 성취하려고 하는 것의 충성심과 적응적 측면을 인식하고 그녀의 의존성이 전체로서의 가족체계의 자기규제적 욕구에 있어서의 중요한 역할을 하는 방식을 인식할 수 있도록 된다. 환자의 계속적인 개인적 성장과 희생의 체계적 의미를 인정하는 것은 그것이 환자의 자율성을 고무하고 환자의 기능저하 상태에 기반한 환자-치료자의 "친밀함"을 장려, 촉진하지 않는 맥락에서 이루어질 때 효과적이다.

참고문헌

Andelin, H. (1980). *Fascinating Womanhood.* New York: Bantam.

Bardwick, J. (1971). *Psychology of Women.* New York: Harper and Row.

Bernardez-Bonesatti, T. (1976). Unconscious beliefs about women affecting psychotherapy. *North Carolina Journal of Mental Health* 7(5):63–66.

Bettelheim, B. (1976). *The Uses of Enchantment.* New York: Knopf.

Bowen, M. (1978). *Family Therapy in Clinical Practice.* New York: Jason Aronson.

Dahl, A. (1965). *Always Ask a Man*. Englewood Cliffs, N.J.: Prentice-Hall.

Dowling, C. (1981). *The Cinderella Complex*. New York: Simon and Schuster.

Keeney, B. (1979). Ecosystemic epistemology: an alternative paradigm for diagnosis. *Family Process* 18:117–129.

Lees, H. (1957) *Help Your Husband Stay Alive*. New York: Appleton-Century-Crofts.

Lerner, H. G. (1974) Early origins of envy and devaluation of women: implications for sex-role stereotypes. *Bulletin of the Menninger Clinic* 38(6):538–553.

——— (1980). Internal prohibitions against female anger. *American Journal of Psychoanalysis* 40(2):137–148.

——— (1978). On the comfort of patriarchal solutions: some reflections on Brown's paper. *Journal of Personality and Social Systems* 1(3):47–50.

——— (1982). Special issues for women in psychotherapy. In *The Woman Patient: Medical and Psychological Interfaces*, vol. 3, ed. M. Notman and C. Nadelson, pp. 273–286. New York: Plenum.

Miller, H. (1973). *Psychoanalysis and Women*. New York: Brunner/Mazel.

Miller, J. (1976). *Toward A New Psychology of Women*. Boston: Beacon.

Pleck, J., and Sawyer, J. (1974). *Men and Masculinity*. Englewood Cliffs, N.J.: Prentice-Hall.

Symonds, A. (1971). Phobias after marriage: women's declaration of dependence. *American Journal of Psychoanalysis* 31(2):144–152.

Women On Words And Images. (1972). *Dick and Jane as Victims*. Princeton, N.J.: Carolingian.

일과 성공을 방해하는 것[22)]

CHAPTER 12

열정적으로 노력하는 것과 능력을 행사하는 것에 대한 여성의 불안과 죄의식은 보편적이어서 "성공에 대한 두려움" 증후는 일상적인 단어가 되어버렸다(horner 1972). 여성들은 성취에 대하여 치러야 할 것을 두려워하고 성공이나 성공에 대한 갈망을 상실(여성성, 매력, 중요한 관계, 건강, 인생의 상실)과 동등하게 여긴다(Person 1982).

> *B부인은 38세로 박사 학위논문을 계속할 수가 없었다. 일주일 이상 서론부분을 쓰고, 또 쓰고 있었지만 성공하지 못했다. 그러나 어느 날 아침 새로운 아이디어가 생각났고 좀 더 분명하고 쉽게 논문을 다시 수정하기 시작했다. 그녀는 자신의 능력의 실현과 논문에 대해 열의가 있었으며 처음에는 자신이 자기 분야에서 가치 있는 공헌을 할 수 있을 것으로 보았다.*

22) 이 장에서 보여지는 사례는 "The Challenge of Change," in Everywoman;s Emotional Well-being, ed. C. Tarvis, pp. 375-392. New York: Doubleday, 1986 이외에 Family Therapy Networker 9(6):36-39, 1985 내 "Can a Feminist Still Like Murray Bowen?"에서도 논의되었다. 이 장은 1987년 Bulletin of the Menninger Clinic에 "Work and Success inhibitions in Women: Family Systems Level interventions in Psychodynamic Treatment"으로 처음 출판되었다.

오후가 지나자 그녀는 가슴의 통증을 경험하였고 심장발작이 일어날 것 같은 두려움을 느꼈다. 다음 날 치료 세션에서 내가 그녀를 만났을 때 그녀는, "나는 이게 미친 소리 같다는 걸 알아요. 그렇지만 나는 모든 것이 확실하다고 확신합니다. 나는 내 자신에게 '사실, 네가 뭐든 얻는다는 것, 그것은 너의 처벌이다. 그것은 박사 학위를 얻으려고 노력하는 너에게 닥칠 것이다'라고 말했다"고 말했다.

B부인의 경우, 그녀가 야망이라는 죄를 속죄하는 것에 의식적으로 두려워하고 있음에도 불구하고, 사람들은 종종 행동에 나타난 무의식 만을 바라본다.

자기희생적 · 자기파괴적 행동과 마찬가지로 우울감-불안감은 여성이 자신의 능력과 성공에 대해 유감을 표시하는 흔한 방법이며 다른 한편으로는 능력부족을 확신하는 방법이기도 하다.

정신분석 지향적인 치료자들은 여성들의 더 높은 성취를 방해하는 내적, 외적 장애물들을 파악하도록 도와주는데 효과적이지 못하였다. 치료자들은 자주 자신도 알지 못하는 사이에 여성안의 열정적이고 경쟁적인 소망들에 부정적 의미를 띠는 질문과 해석들을 함으로써 여성의 불안과 죄의식을 강화시키거나 이 소망들을 남성적인 분투를 나타내는 것으로 본다. 여성주의 치료자조차도 일에 대한 성취를 무의식적으로 억압하는 여성 환자 안에 있는 억압을 문제로 인식하고 분석하는 것을 생략하거나 소홀히 하게 된다.

여성의 직업문제를 야기하는 복합적 요인들을 요약하는 것은 이 장에서 다룰 내용에서 벗어나는 것이다. 그러한 요인들은 정신내적이고 정신 역동적 작업을 포함할 수도 있고(Applegarth 1976, Nadelson, Notman, and Bennett 1978, Person 1982, Stiver 1983,

Krueger 1984, Moulton 1985), 역할 고정관념에 의한 부정적 영향일 수도 있으며(Lerner 1983, Krueger 1984), 차별과 기회의 부족 때문이기도 하다(GAP 1975). 또한 남성중심의 직업 환경에서 여성에게 영향을 미치는 상황적, 결과일 수도 있으며(Kanter 1977, Stiver 1983), 부모역할의 책임에 대한 구조와 분할 등(GAP 1975)을 포함할 수 있다. 정신내적, 가족적, 제도적, 사회문화적 요소들의 복잡함은 모두 여성의 전문적 성취를 어렵게 하는 요인들이다.

여성의 일에 대한 성취를 억압하는 것에 대한 부분적 이론 구조화를 위해 나는 단일 임상사례에 초점을 둘 것이다. 이 사례는 개인심리 역동치료에서 체계수준 개입의 유용성에 초점을 둔 사례이다. 나는 또한 임상적 개입을 강조할 것이며, 이러한 개입은 결혼체계와 핵가족체계, 다세대 가족체계 내에서 연관된 역동성과의 관계에서 변화의 과정에 있어 매우 중추적인 것이다.

▌임상사례

J부인은 30세의 기혼여성으로 경제적으로 성공한 남편과 2살 된 딸이 있다. 그녀는 출산 후 부터 시작된 지속적인 우울증 때문에 치료를 요청하였다. J부인이 초기에는 문제를 직업전환과 관련된 어려움으로 정의하지 않았지만, 이러한 문제는 그녀의 개인적 스트레스와 결혼관계에서의 긴장에 있어 오랫동안 초점이 되어왔다.

첫 만남에서 J부인은 그녀의 삶이 "아무것도 아닌 곳으로 가고" 있다고 말하며 두려워했다. 그녀는 보조교사 생활이 매우 지루하고, 소진되고 있다고 설명하면서 직업기회와 임금상승을 위해 대학원으로 돌아가는 것에 대해 계속 생각하고 있다고 했다. 그러나 치료 초기단계에서 J부인은 딸이 유치원에 들어갈 때까지는 남편이 일을 하지 못하게 하여 갈등이 있다는 말을 하였다. J부인은 그녀의 남편을 "훌륭한 일중독자"

라고 설명하면서, 남편이 반복적으로 가족 안에서 거리를 두고, 주도성을 행사하는 사이클을 만들고 있다고 했다.

치료 탐색 결과 그녀의 말에 따르면 그녀의 남편은 아내가 자신이 제외된 일에 깊이 관여하는 것이나 그녀가 능력을 발휘하는 것을 용인하지 못하는 강력한 군주자로 드러났다.

문화적 환경, 결혼의 상보성, 환자 자신의 본가에서의 패턴대로 J부인은 남편을 높이고 조화로운 관계를 유지하기 위하여 자신의 야심은 제쳐두면서 충실하게 기능 저하를 보였다.

내가 다른 곳에서 이야기 한 이 역동성은(Lerner 1979, 1983, 1985) 여성들 안에 보편적이어서 변화를 용인하는 실제적 부부, 가족, 문화적 체계의 실제적 융통성뿐만 아니라 어머니-딸의 융합과, 그와 관련된 아버지-딸의 거리감의 측면들과도 부분적으로 깊이 관련되어 있었다. 나는 간략하게 결혼관계 초기에 J부인이 일을 하지 못하도록 결정하기 전의 가족과의 이인체계에 대해서 그녀의 원가족과의 관계를 통해 논의할 것이다.

부부 체계

초기 단계에서는 체계적 질문으로 남편을 비난하는 입장에서 벗어나도록 도왔다. 그로 인하여 J부인이 대학원 문제에 대한 자신의 행동력 부족이 결혼 속에서 어떻게 연대감을 보호하고 남편을 보호하기 위하여 기능했는가를 인식하도록 하였다. 비록 지면관계상 체계적 틀에서 나온 해석 작업을 모두 서술하지는 않았지만(Lerner and Lerner 1983), 아래의 임상치료사례에서의 질문들은 자신의 문제에 대하여 책임감을 느끼도록 도움으로써 자신의 전문적 성장이 결혼에 어떤 영향을 줄 것인가를 의식적으로 생각할 수 있게 하였다. 심리내적 관점에서 실질적인 내적 문제들을 탐색하기 보다는 관계체계에 초점을 두는 것은 저항을 강화시킬 수 있다. 그러나 실제로는 그렇지 않았다. 오히려 환자의 "궁지"의 적응적 체계-유지 기능을 주의 깊게 확인하면서 저항은 상당히 완화되어 자기탐색이 급속도로 진전된다(Lerner and Lerner 1983). 더구나 여성들 자신의 성장과 자기추구 노력이 이혼까지는 아니더라도 혼란을 야기할 것이라는 여성들의 두려움은 환상과 투사뿐 아니라 그들 관계 체계의 실질적 원칙과 역할들 속에도 나타나고 있다(Lerner 1979, 1983, 1985).

▌임상사례

<< 3회기 >>

환 자 : 조나단과 대학원 문제로 얼마나 많이 싸웠는지 몰라요. 그 사람은 절대 바뀌지 않을 거예요.(환자는 계속해서 남편의 주도적이고 지나치게 독선적인 태도에 대해 비판했다)

치료자 : 당신은 남편이 그 문제에 대해 어떤 감정을 갖고 있는지 아시나요?

환 자 : 그는 단지 우리 딸 카라를 엄마가 집에서 돌봐야 한다는 거예요.

치료자 : 잠시동안 카라 옆에 있으면서, 당신이 대학원에 들어가서 직업경력을 개발하도록 하는 것은 남편과의 관계에 어떤 영향을 미치는 거지요?

환 자 : 무슨 뜻인가요?

치료자 : 글쎄요. 두 분 사이는 가까워질까요? 아니면 더 멀어질까요? 당신은 얼마나 더 싸워야 하는 것이지요? 남편은 기쁘게 느끼는 것일까요? 아니면 위협을 받고 있다고 생각할까요? (침묵) 두 분 모두에게 어떤

방식으로 영향을 주고 있는 것이지요?

환 자 : 정말 나도 모르겠어요. 아마도 그렇게 차이는 없을 것이에요.(신경질적으로 웃음) 그는 아마도 내가 더 이상 잔소리를 하지 않고 불평을 늘어놓지 않게 되어 좋아할 수도 있지요.

치료자 : 남편 가족들 중에서 다른 사람들은 어떤가요? 아내가 직업이 있는 남성이 있나요?

환 자 : 글쎄요. 대부분 집에 있어요. 일하는 아내는 없는 것 같은데요.

치료자 : 남편 형제들은요?

환 자 : 막내 남동생은 서점을 운영하고 있는데 동서인 클레어가 일을 돕고 있어요. 그렇지만 그녀는 남편을 "돕기 위해" 일을 하는 거지요. 바로 아래의 동생은 법학대학원에 다녔던 여성과 결혼했지만, 그녀도 일은 하지 않았었고, 작년에 이혼했어요.

치료자 : 남편가족들 중에서 맞벌이로 일하는 가족은 없는 거군요?

환 자 : 맞아요.

<< 5회기 >>

J부인은 대학원 문제로 남편과 갈등이 심해지고 있다는 문제에 대해 아주 구체적으로 설명하면서 남편을 이해할 수 없고 미운 존재로 묘사하고, 치료자로 하여금 남편에 대한 비판에 참여하도록 하였다.

치료자 : 두 분 모두 머리를 쾅 부딪히고 있는 것 같은데요. 그 소리는 마치 "고질라가 티라노사우루스 렉스를 만난 것" 같군요.(환자가 웃으면 긴장을 품) 질문하나 하지요. 만약 당신이 남편과 싸우지 않고, 조용히 대학원에 가야 하는 이유에 대해 설명한다면 어떻게

될까요?

환 자 : 아마 그는 내가 갈 수 없는 이유를 백 가지도 더 댈 것이에요.

치료자 : 만약 남편과 싸우지 않는다면, 더 이상 싸울 이유가 없어진다면 말이지요.(환자가 웃음) 만약 싸우지도 않고, 비난하지도 않으면서 대화할 수 있다면, 남편이 카라를 걱정하는 것을 이해하고, 또 당신이 오랫동안 굉장히 복잡한 심정으로 대학원 가는 문제를 고민해 왔고, 결국 가기로 했다는 것을 이야기한다면 어떨까요?(침묵) 남편에게 당신의 결정에 대해 남편이 찬성하거나, 좋아할 것이라고 생각하지는 않지만 그래도 지금 당신에게 최선의 것이 무엇인지에 대해 생각하고, 그 일을 할 필요는 있지 않겠어요?

환 자 : 아마 절대로 그렇게 할 수 없을 것이에요. 당신은 우리 남편을 몰라요.

치료자 : 그렇죠. 그 말이 맞아요. 나는 이 문제를 꼭 어떻게 해야 한다고 제안하는 것은 아니에요. 다만 나는 당신의 남편에 대한 보다 분명한 관점을 찾고 싶고, 그가 이러한 변화에 대해 어떻게 반응할 것인지, 그리고 당신이 남편의 반응에 대해서는 또 어떻게 반응할 것인지에 대해 알고 싶기 때문에 물어보는 것입니다.(침묵) 그래서, 남편이 특별히 무엇을 이야기하든, 또 무엇을 하든지 만약 당신이 과거에 하던 방식대로 싸우기보다는 좀 따뜻하게 뒤로 물러나 있거나 설명을 좀 더 자세히 한다면 어떨지를 묻는 것입니다.

환 자 : 글쎄요. 잘 모르겠어요. 나는 그가 왠지 기절할지도 모른다는 생각이 들어요.

치료자 : (웃으며) 어째서지요?

환 자 : 그냥 나하고는 많이 다르니까 그렇게 짐작한 것 뿐이예요. 나는 예전의 잔소리하는 아내가 되고 싶지는

않아요. (웃으며) 나는 절대로 그렇게는 하지 않을 거예요.

치료자 : 남편이 기절한다면, 그 다음에는 무얼할까요? 그는 스스로 다시 일어난 다음에 무얼할까요?

환 자 : 정말 모르겠어요. 한 번도 생각해보지 않았어요. 다만 내가 그걸 할 수 없는 이유를 대면서 나를 비난할 것 같아요.

치료자 : 만약 예전처럼 싸우지 않는다면, 당신은 그 결정에서 물러서서 남편의 걱정을 좀 더 생각해보면 어떨까요?

환 자 : 글쎄요. 그러면, 그가 좀 물러날 것도 같아요. 그는 정말 우울해지고 화를 낼 때가 있는데 그러면 좀 거리감을 느끼게 하고 무뚝뚝해져요. 그리고 부루퉁해서 집 주변을 돌아다니겠지요.

치료자 : 그럴 때 당신은 무얼 하지요?

환 자 : 나는 화가 나 있거나 남편을 쫓아다니면서 대화를 시도하지요. 그리고 문제에 대해 이야기를 하고자 하지요. 그러다 보면 내가 혼자 그를 떠날 수 없기 때문에 더 화가 나요.

치료자 : 만약 당신이 적대적으로 대하지 않고 뿌루퉁해 있으면 남편은 얼마나 오랫동안 우울하고, 무뚝뚝한 상태로 그대로 있나요?

환 자 : 글쎄요.

치료자 : 일주일? 두 달? 삼 년?

환 자 : 글세요. 한 일주일쯤 그런거 같아요. 사실은 그렇게 심각할 정도로 우울한건 아니예요.

치료자 : 이전에 남편이 심각한 정도로 우울한 적이 있었나요?

환 자 : 결혼하기 전에 한 번 있었어요. 다른 여성과 약혼을 했는데 결혼하기 한 달 전에 약혼이 깨졌어요. 그때 정말 심각하게 우울해졌고 병원에 일주일 동안 있었

다고 하더군요. 그 이후로는 잘 지내고 있어요.

치료자 : 당신은 남편이 상실에 대해 매우 강렬한 반응을 하는 것 같은가요? 분리나, 상실이 그에게 중요한 문제인가요?

환 자 : 네, 매우 그런거 같아요. 그는 살면서 사람들이 죽거나 하는 상실을 많이 겪었어요.

치료자 : 만약 당신이 대학원에 가서 직업을 갖게 되면 일종의 상실이 되는 것은 아닐까요? 남편에게는 다른 종류의 상실일 수 있을거 같은데요?

환 자 : 글쎄요. 잘 모르겠어요.(침묵) 일종의 상실일 수 있지요. 그렇지만 그는 그걸 잘 조절할 수 있을거 같은데. 우리가 이혼을 하거나 다른 문제가 생기지는 않을 거예요.

계속된 대화는 이전의 임상과정에 대한 묘사였으며, 나는 J부인이 대학원에 가는 것이 남편과 결혼관계에 미치는 영향에 대해 관찰하고 생각해보도록 했다. 이러한 질문을 통해 J부인은 좀 더 유연한 입장이 되었다.

<< 15회기 >>

환 자 : 당신도 아시지요. 어젯밤에 우리가 또 싸웠어요. 정말이지 너무나 힘이 들고 희망이 없는 것 같아요. 영원히 이런 기분이 계속될 것 같고요. 카라가 학교 다닐 때까지 또 다른 아이를 임신하자는 거예요. 똑같은 일이 반복되는 거지요. 내가 남편에게 마구 소리를 질렀고 예전과 같은 패턴으로 돌아가 버렸어요.

치료자 : 글쎄요. 확실히 어려운 문제이기는 하지요. 쉽지 않은 문제이고, 고통없이 해결할 수 없는 문제입니다.

환 자 : 무슨 뜻인가요?

치료자 : 만약 대학원에 가게 되었을 때를 생각해보면 결과적으로 당신은 매우 죄책감을 느낄 것이고 모든 게 불확실할 겁니다. 남편에 대해 불신하게 될 수도 있고, 남편이 그러한 변화에 어떻게 반응할 것인지에 대해 걱정을 하게 되겠지요. 우리는 남편이 매우 예민해질 수 있다는 것을 알아야 하는데, 그는 우울증의 가능성이 있기 때문에 기분이 불안정해질 수 있지요(이러한 해석은 다른 세션을 통해 얻은 자료에 근거한 것이다). 다른 면에서 만약 당신이 자기 자신의 야망과 목표를 계속해서 희생해간다면 어쩌면 결혼이라는 배는 조용하게 유지될 수는 있겠지요. 그렇지만 당신은 괴롭고 후회스럽고 우울해질 수 있지요.

환 자 : (침묵) 그래요. 나는 어떤 것도 새로운 문제는 아니라고 봅니다. 내가 무엇을 시작해야 하는가 하는 점이 중요해요.(침묵) 아마 많은 여성들이 똑같은 문제를 가지고 있었겠지요. 이런 일은 정말 평범한 문제예요.

치료자 : 이런 어려움으로 고통 받는 20세기 여성들 중에 첫 번째 여성이 아니라는 건 좀 안심이 되는데요.(웃음) 당신이 혼자가 아니라는 것을 알고, 이런 문제를 위해 싸워 나가야 하는 중요한 이유를 갖는 것이 상황을 해결하는데 도움이 되나요?

환 자 : 네. 정말 그래요. 그렇지만 여전히 어떻게 해야 할지는 모르겠어요. 이렇게 하려고 하면, 또 하지 않는다고, 또 하지 않으려고 하면 또 하라고 비난하는 것 같이 느껴져요.

치료자 : 그렇지요. 어떤 종류의 비난이 더 나을까요? 선구자가 되어야 할까요 아니면 이기적이라는 느낌과 죄책감을 가져야 할까요? 또는 개인적인 목표와 우선순위를 희생하고, 더 괴롭고 우울해져야 하는 걸까요?

환 자 : (미소지으며) 확실히 두 번째가 맞아요. 아니.. 잘 모

르겠어요. 두 번째가 더 익숙하지요.(침묵) 그렇지만 내가 생각하는 것은 만약 내가 대학원에 간다면, 나는 아마도 잘 해낼 수 없을지도 몰라요.

치료자 : *글쎄요. 남편과 계속 싸워온 과정 속에서 그나마 한 가지 이점은 당신 자신이 거기서 스스로를 평가할 기회를 갖지 못했다는 것이네요. 학교로 돌아가면 평가를 받겠지요.*

환　자 : *항상 나는 학교에서 공부를 잘했어요. 그런게 걱정이 되지는 않았지요. 그런데 그건 옛날일이예요. (침묵) 때때로 나는 집에서 카라를 키우면서 머리가 엉망이 된 것 같아요. "사용하지 않으면, 잃어버린다"고 하잖아요(환자는 계속 좋은 성적을 받을 수 있을 지에 대한 불신과 불안에 대해 이야기 했다).*

만약 이후의 일련의 사건들을 예측할 수 있는 것이 치료자가 여성 환자 스스로 결혼관계 안에서 혹은 다른 중요한 관계 안에서 자신의 성장에 따른 결과에 대해 분명한 관심과 의식을 가져올 수 있도록 도울 수 있다면, 환자 자신은 자신의 관점을 보다 넓혀 나갈 것이며 변화에 대한 불안을 탐색해 나갈 것이다. 반면 환자가 외적 장애물들에 초점을 두는 데에 대한 부정적인 의미를 던지는 해석은 저항을 고조시키고 많은 여성들이 존재하는 체계들을 규정하는 변화에 대한 막강한 감추어진 금지명령을 서로 인정하는 것을 방해할 깃이다. 관계를 지키기 위하여 자아를 희생할 것인가 혹은 관계를 위협하는 위험을 무릅쓰고 자아를 강화할 것인가 하는 선택에 직면했을 때 많은 여성들이 전자를 선택한다. J부인의 사례에서 그녀의 남편은 그녀가 싸움을 멈추고 직업에 대한 계획과 노력을 기울여 실천해갔을 때, 우울해지고 증상이 생겼다. 예측할 수 있듯이 J부인이 잔소리하고 심술궂은 역할에서 벗어나 보다 높은 수준의 주장과 분화를 보이기 시작했을 때 새로운 부부갈등이 발생하였다. J부인은 원가족에 초점을 두었던 치료 작업 후에 결혼관계에서의 다양한 어려움들을 잘 관리해 나갔다.

상황 안에서의 어머니-딸의 이인체계

가족구성원들이 환자의 야망과 성취에 어떻게 반응하는지에 대한 초기조사는 거의 대부분 J부인의 홀어머니, 릴리에 초점을 맞추고 있다. 환자에 따르면 릴리는 딸의 성취에 대해 모순적 메시지를 보냈다.

> *어머니, 제가 수영을 할 수 있을까요?*
> *그럼, 내 딸아. 옷을 나무에 잘 붙들어 매고, 물 가까이에는 가지 마라.*

J부인에 따르면 그녀의 어머니는 양가적 태도를 아주 쉽게 동일시할 수 있도록 했다. "독립적이 되어라"고 말했다가 "나를 좋아해라" 라던가 "나를 위해서 살아라"라는 모순적 메시지를 보냈다. "성공해라!"라고 말하지만 릴리는 의도적으로 딸의 성공을 무시하거나 평가절하하곤 했다. J부인에 따르면 "대학을 졸업했을 때, 어머니는 편두통 때문에 졸업식에 오지 않았다. 내가 석사학위를 하고 싶다고 했을 때 어머니는 의과대학에 들어간 친구의 딸에 대해 이야기했다. 이제 나는 그녀에게 아무것도 아니라고 말한다. 그녀는 정말이지 아무 것도 듣고 싶어하지 않았다."고 한다.

이러한 주제는 비록 보편적이지는 않지만 익숙한 것이다. 자신의 자아발달과 성장을 차단당해온 어머니는 딸의 능력을 무시, 평가절하 한다. 혹은 그 반대로 딸이 어머니가 대리로 즐거워할 성공을 하는 "특별한" 혹은 "재능 있는" 자녀가 되도록 고무한다. 초기의 치료단계 동안 J부인은 심리적인 안정감을 가지고 어머니와의 관계에 대해 언급하지 못했다. 이는 감정적 반응이 강렬했기 때문이다.

환자는 남편과 자신의 관계에서 자신의 입장과 유사하게 어머니를 비난하는 경직된 입장에 갇힌다.

이러한 입장은 융합되고 적대적-의존적 유대관계를 유지하는 역할을 한다. 부부관계의 분화 수준은 자신의 본가에서 성취한 정도와 같으므로 어머니와의 관계와 남편과의 관계 사이에 유사성이 많다는 것은 당연하다. 비난과 조절을 교대로 나타내는 부부패턴은 어머니와의 관계를 나타낸다. 동시에 그녀는 자신의 개인적 성취를 희생함으로써 보호받고자 하거나 싸움을 계속한다.

J부인은 어머니의 범죄 사실들을 나열하느라 치료시간을 끊임없이 소모했다. 그래서 나를 방문하면서 환자와 치료자의 친밀함이 어머니와의 관계에서 작동하는 외부자 역할 혹은 비난자의 역할을 하는 삼각관계를 만들도록 하고 있다. 그녀의 결혼에서처럼 환자의 분노는 부분적으로 그녀 자신이 어머니와의 융합을 유지함으로써 어머니가 부러움과 경쟁적인 느낌을 갖지 않도록 하려고 했던 희생으로부터 비롯된 것이다. J부인은 또한 어머니가(남편과 마찬가지로) 그녀의 고통과 문제에 "원인을 제공한다"는 인식에 매달려서 이러한 관계를 유지하는 자신에 대해 탐색하는 것에는 저항을 했다 (불행히도 치료자와 끊임없이 이 문제를 토론했지만).

결혼관계에 대한 환자의 분노는 부분적 그녀 자신이 어머니와의 융합을 유지하면서 희생양이 되었다는 것에 있었다.

그래서 어머니가 경쟁적 감정과 시기심을 경험하지 않도록 하였다. 그녀는 남편 뿐 아니라 어머니가 자신의 성공에 의하여 상처받고 위협받을까 두려워 했다.

또 어머니에 대한 그녀의 경험은 만일 자신의 딸이 더 자율적이고 전문적으로 성장하게 되면 더욱 우울해하고 질투할 사람이라는 것이었다.

많은 여성들처럼 그녀도 어머니로부터의 의존심을 남편에게로 전이함으로써 분화라는 어려운 도전에 대한 타협적 해결책을 채택했다. 그녀가 보다 진지한 일에 대한 투여와 연관시켰던 경제적, 심리적 분리는 그것이 예전 어머니-딸의 유착에 도전하고 중요한 유대의 상실에 대한 무의식적 두려움을 일깨웠기 때문에 그녀를 두렵게 만들었다. 초기 연구에서(Lerner 1979, 1980) 나는 딸이 그녀의 분리와 어머니와의 차이를 표현하도록 직면하는데 있어 겪는 특별한 어려움을 묘사함으로써 이러한 주제에 대해 조사하였다. 이러한 어려움은 "자연스럽"거나 어머니-딸 관계에서 본래적 속성으로서 구체화되어서는 안 된다. 왜냐하면 임상적으로 이러한 유대감은 역기능적 가족과 문화적 패턴에서 왜곡되어 나타나기 때문이다. 또 중요한 것은 환자 세대의 성인 여성들이 여성의 자기부재, 자기희생, 봉사라는 오랜 전통에 뿌리 깊은 불안과 죄책감은 그들 스스로 이전세대의 여성들이 할 수 없었던 것을 스스로 찾고자 노력함으로써 여성들이 유산으로 물려받은 것이다. 그런 반응은 치료적 탐색에서 주의 깊게 이루어져야 할 것이다. 정신역동작업은 매우 협소하게 전이현상과 전오이디푸스적이거나 오이디푸스적 어머니와의 관계에서의 내적 드라마의 해석에 초점을 두고 있으나, 여성들이 자신의 직업을 가짐으로써 갈등으로부터 벗어날 수 있도록 하는데 방해가 되는 죄책감들(분노와 비난으로 모호해질 수도 있지만)을 극복하고 확인하도록 도울 만큼 효과적이지는 않다. 다음 글에서 나는 선별적으로 다세대 죄책감이라고 칭하는 현상과 관련된 임상적 개입영역에 초점을 두고 있다. 이는 환자 자신의 핵가족과 확대가족의 성원들이 원인이 되는 중요한 감정적 이슈를 설명하여 환자를 돕고자 하는 특별한 개입이다.

다세대적 죄의식

어머니에 대한 만성적인 불만에 깔려있는 것은 전문적 자아충족을 향한 환자의 노력을 차단시킨 가족에 대한 강한 충성심과 죄의식이다. 이 죄의식은 치료 초기에 의식하기가 불가능하고 일반적인 정신분석적 용어로 분석도 안 되는–그녀의 가족에서 이전 세대 여성들의 곤경, 박탈, 채워지지 않은 갈망들에 대한 희미한 인식과 관계되는 것이었다. 다세대적 죄의식은 특히 부모와 조부모가 이전해 온 상황(여성들의 정체감과 삶에서의 요인들을 조직하는 관계의 대량 상실과 정서적 유대의 붕괴와 관련된 외상적 사건)에서 특히 강하다.

어머니 세대에서는 남성의 세계였던 곳으로 들어가려는 노력을 하는 현대 여성들은 당연히 예전 패턴에서 벗어나는 데에 어려움이 있었다. 과거 여성의 전통으로부터 현대 여성인 자신을 분리하는 도전은 스스로 받아들이기가 쉽지 않았으며, 갈등이 있을 수 밖에 없었다. 그러나 특별히 치료적 관심을 두어야 할 것은 여성들 자신의 다세대 역사에 대한 사실들을 통합하여 일에 대한 불안과 죄의식에 대한 보다 명확한 관점을 형성하기 시작할 수 있도록 돕는 방법에 관한 것이다. 여기에는 점진적이고 주의 깊은 치료 작업이 요구된다. 그들 삶에 대한 자료를 수집하기 위하여 가족과 다시 유대를 갖는 데에 대한 환자가 강하게 저항할 수 있기 때문이다. 그리고 불안의 정도는 가족 관계에서의 융합의 정도에 비례한다.

Bowen의 질문기법(Bowen 1978, Kerr 1981)을 이용해서 그녀가 어머니에 대한 인과론적인 비난의 입장에서 벗어나 성취와 직업이라는 주제가 그들 사이에 논쟁거리가 된 상황에 대하여 보다 깊게 접근할 수 있게 하였다. 심리치료의 첫 해 동안 환자는 실제 자신의 가족사에 대해 민감하게 반응했다. 사례를 보자.

<< 20회기 >>

환　자 : *나의 어머니는 진짜 대단해요. 어머니는 절대로 나를 믿지 않아요. 지난주에 나는 대리수업을 했고, 매우 들떠 있었지요. 아이들은 대개 대리교사를 싫어하지만, 나는 문법을 게임처럼 가르치려고 했고, 아이들이 매우 좋아했지요(환자는 매우 창조적이고 혁신적 방법들을 설명했다). 어쨌든 밤에 제 어머니가 전화하셨기에 그 이야기를 했어요. 나는 만약 내가 대학원에 간다면 아마 그런 생각들을 좀 더 발전시키고 논문을 쓸 수도 있을 거라 했지요. 글쎄, 어머니가 뭐라 하셨는지 아세요? 어머니는 주제를 바꾸더니 금방 제 여동생이 다시 우울해졌다고 이야기하기 시작했어요.*

치료자 : *그 때 당신은 뭐라고 하셨나요?*

환　자 : *그냥 포기했어요. 불가능해요. 나는 내 자신이 모욕당하도록 그냥 두고 싶지는 않았거든요.*

치료자 : *이런 주제가 나오면 전형적인 패턴으로 보이는 것이 그런 모습인가요? 어머니는 거리를 두려고 하고, 그러면 당신도 역시 거리를 두는군요?*

환　자 : *나는 오래전에 잊어버리는 법을 배웠어요(환자는 오랫동안 어머니의 무감각함과 따지는 듯한 성격에 대해 설명했다).*

치료자 : 당신은 어머니의 반응에 대해 어떻게 보시지요?(침묵) 당신은 감정이 섞이지 않는, 중립적인 주제가 아닌 흥분하거나 화가나는 일에 대해 어머니와 공유할 수 있는 방법이 있는지요?

환 자 : 몰라요. 아무 생각 없어요.

치료자 : 가족에 대한 어머니의 그러한 반응을 이해할 수 있는 측면도 있나요?

환 자 : 글쎄요. 나는 잘 모르겠어요. 어머니는 항상 내게 비판적이었고, 내가 두뇌가 있는 사람이라는 것을 모르는 것 같아요(자신의 머리를 가리킨다).

치료자 : 당신의 할머니는 어머니가 능력과 기술을 얻는 것에 대해 어떻게 반응했나요?

환 자 : 누가 알겠어요. 저는 할머니와 어머니가 많이 싸우셨다는 것만 알아요.

치료자 : 어머니는 두뇌가 좋다고 생각했을까요. 아버지의 눈에는 어머니가 어떻게 보였을까요?

환 자 : 잘 모르겠어요. 다만 외삼촌들은 대학을 갔어요. 여자라서 어머니는 못갔고요. 정말 할머니께서 어머니를 머리가 좋다고 생각하셨는지 어땠는지는 정말 모르겠어요.

치료자 : 어머니께서 더 배우셨더라면 할 수 있었을까요?

환 자 : 글쎄요. 잘 모르겠어요. 우리는 그런 문제에 대해 이야기해 본 적은 없어요. 그렇다고 다른 일을 이야기하는 것도 아니지만. 우리는 서로 대화를 하지 않았어요. 당신은 우리 어머니에 대해 잘 몰라요.

사실상 J부인은 자신의 어머니에 대해 잘 알지 못했다. 시간이 지남에 따라 환자는 어머니의 행동과 반응을 어머니 자신의 가족 맥락 안에서 이해되어져야 하는 개인의 것으로 분리하기 시작했다. 이는 가계도 활용을 통해(그림 1 참조), 그리고 Bowen의 가족체계

[그림 1] J부인 가족의 가계도

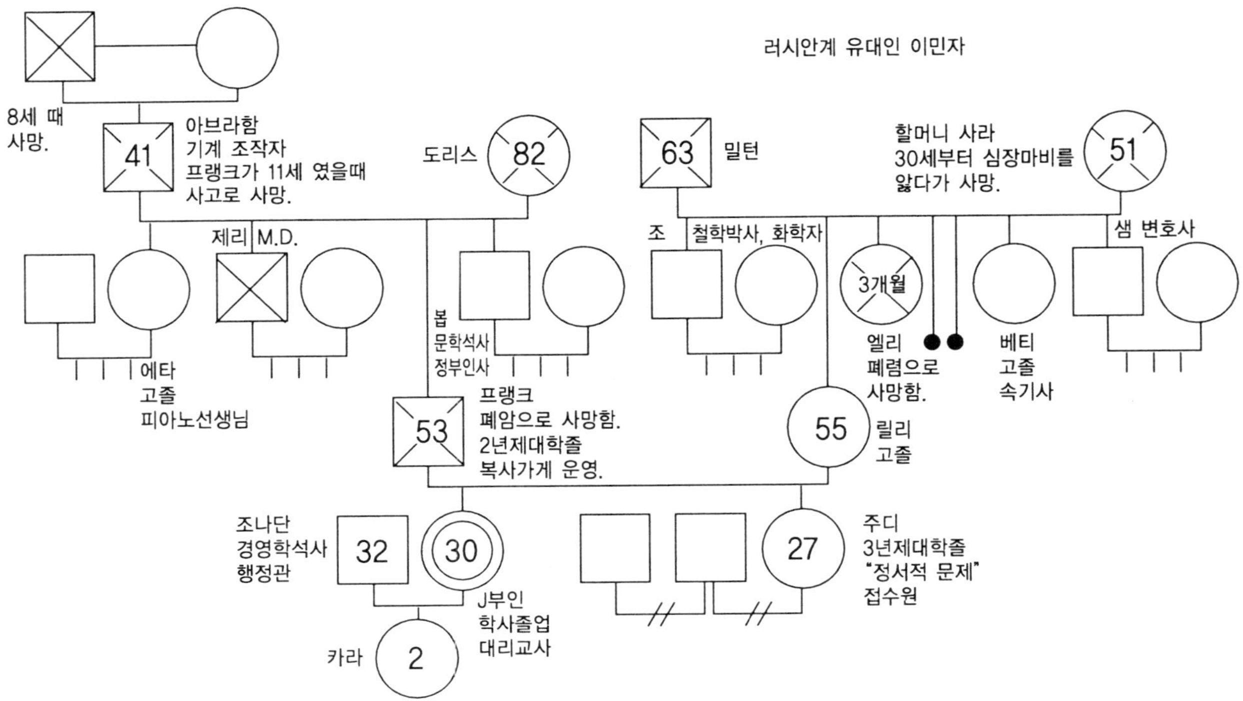

이론에 의한 확대가족에 대한 질문에 통해 이루어졌다(Bowen 1978, Kerr 1981).

어머니의 가족

J부인의 어머니는 러시안계 유대인 이민가족의 둘째이면서, 첫째 딸이었다. 이들 가족에게는 아들의 교육이 최우선이었다. 환자의 어머니인 릴리는 릴리의 어머니가 두 번의 유산과 폐렴으로 첫딸을 잃은 후에 태어났다. 이후로 릴리의 어머니는 두 번의 유산 후에 두 동생을 낳았다. J부인은 이 상실들의 영향으로 첫 딸인 첫딸이자 맏이로서의 역할을 하게 되었다. 그녀는 상당히 유능하고 책임감 있게 동생들을 보살폈으며, 아무런 불평없이 건강이 안 좋았던 어머니 사라를 도와 어머니 역할을 하였다. 릴리는 고등학교를 차석으로 졸업했지만, 경제적으로 어려운 가정형편 때문에 아들인 동생들만 대학에 갔다. 릴리는 동생들의 학비를 도와주었다.

폭넓은 관점에서 어머니 릴리와의 관계를 보기 시작함에 따라 J부인은 자신의 문제와 선택에 대해 보다 신중해졌다. 심리치료 10달 후에 J부인은 결혼관계에서 더욱 자기주장적이 되었다. 대학원 입학신청서를 열의에 차서 제출하였으나, 막상 학교로부터 입학허가서를 받은 다음 다시 불안해져 남편과 비생산적인 방식으로 다투고 어머니로부터 냉담해졌다. 그들이 그녀의 새로운 결정과 자기주장적 태도에 불안으로 반응하였고, 남편은 일에 더 몰두하였고, 어머니는 그녀의 여동생에게로 근심을 더 초점화시켰다. 이 시점에서 그녀에게 어머니와 학교진학에 대한 자신의 불안에 대하여 직접 이야기 하도록 하였으며, 나의 임상적 경험에 비추어보면 이러한 대화는 관계체계 안에 있는 기본 갈등을 해소시켰다. 이러한 관계체계는 서로의 투사에 의하여 보다 뚜렷하게 볼 수 있으며 예측할 수 있는 것처럼 환자의 반응은 부정적이다.

<< 46회기 >>

환　자 : *나는 절대 내 문제를 어머니한테 이야기하지 않을 겁니다. 중요한 것은 그게 아니에요. 어머니는 절대로 변하지 않을 거예요.*

치료자 : *확실히 당신의 어머니가 변하도록 노력하는 것이 초점이 아니라는데 나도 동의합니다. 나는 다만 이 일이 오랫동안 지속되어 왔고, 세상의 모든 어머니들이 절대로 변하지 않을거라고 말하는 거예요(환자가 웃음). 나는 그저 당신을 위해서 할 수 있는 일이 무엇인지, 당신이 싸워 이겨야 할 중요한 문제가 무엇인지에 대해 이야기하고자 합니다.*

환　자 : *어떤 문제요?*

치료자 : *대학원에 대한 것이지요. 당신이 "하자!"고 했던 일과 다른 부분에서 "아니야!"라고 했던 부분에 대해서 말입니다. 직업문제로 돌아오면 당신은 오랫동안 힘들었잖아요.*

환　자 : *어머니에 대해 말한다면 아마 어머니는 내가 당신한테 뭔가 잘못된 일을 비난하고 있다고 생각하고 방어할 거예요.*

치료자 : *중요한 점입니다. 만약 당신이 내 문제는 이것이라고 분명히 말한다면, 아마도 당신은 당신 자신에 대한 아주 중요한 어떤 것을 알게 될 것입니다. 그리고 아마 당신이 그 문제에 대해 어떤 관점을 갖고 있는지도 알 수 있을 것이고요.*

환　자 : *어머니는 주디가 하는 일을 내게도 하라 하시지요. 주디는 치료자로 일을 하고 있는 데 뭐 치료자는 한*

명이면 충분하잖아요(치료자가 웃음).

치료자 : 그러면 어머니는 좀 틀에 박힌 사람인가요?(환자는 웃으면서 고개를 끄덕였다) 당신이 어려움이 있을 때는 어머니께서 불안해하고 뭔가 충고를 주고, 그 문제를 해결해주려고 하셨나요?

환 자 : 맞아요. 지금까지 내가 걱정한 것은 걱정하고 있는 문제에 대한 어머니의 걱정이나 충고였어요.

치료자 : 그 말은 당신이 고민이 있으면, 어머니께서 그 문제에 대해 고민하고 있다는 것에 대해 당신이 걱정한다는 말인가요?(환자 웃음) 그래서 당신이 가려운 곳을 누군가 긁어준다면.(환자는 어머니의 간섭에 대한 사례를 들어 설명했다)

치료자 : 당신이 어머니에게 충고를 요구하지 않으며-비록 좋은 충고라도-당신이 뭔가 다른 여성들이 비슷한 문제에 닥쳤을 때 자기 자신의 목적에 따라 가족 안에서의 책임감과 함께 조화를 이루어가는 방법들을 배워가면서 문제를 해결하고 싶다고 말한다면 어머니는 어떻게 반응하실까요?

환 자 : 절대로 그런 일은 없을 거예요.

몇 달 간의 심리치료 후에 나는 환자에게 행동을 고무하지는 않았으나 어머니와 자신의 취약하고 의존적이며 미기능적인 측면을 공유하지 못하게 하는 그녀의 내적 금지들과 관련된 문제뿐만 아니라 어머니-딸의 융합의 측면들을 계속 탐색하고 분석했다. 후에 나는 그녀가 자신을 자신의 가족 안에서 보다 명확히 규정할 수 있고 그녀의 삶에서 중요한 정서적 이슈를 솔직히 공유할 수 있다면 본인에게 이득이 될 것이라고 제안했다. 환자가 이제 덜 반발하고 어머니와의 관계에 대해 더 사려 깊게 행동할 수 있었으므로 어떻게 그녀가 어머니에게 접근하는가에 대한 내 생각을 공유했다(이러한 생각들은 가족체계이론의 임상적 발견에서 나온 것들이다). 심리역동적 작업 안에서 Bowen의 지도하기(coaching) 작업은 투사나 왜곡된 내적 대상 표상들이 전이관계보다는 오히려 두드러진 갈등과 관련된 가족 사실들을 수집한 다음 환자가 정서적으로 중요하게 여기는 이슈들을 둘러싸고 가족원들과 다시 유대를 갖도록 도움을 주는 것과 같은 가족체계 내에서의 직접적인 작업을 통해서 해결된다는 것을 지지한다.

환자의 어머니와의 이 새로운 행동이 치료에서의 몇 가지 중요한 전환점 중 하나로 증명되었지만 확실한 상호작용은 치료 초기에 일어나지 않았다. 환자가 가족패턴과 그 패턴 안에서의 자신의 부분에 대한 충분한 통찰을 얻은 이후에야 둘 사이에 이미 고조된 불안을 더 상승시키지 않는 조용한 방법으로 어머니에게 접근할 수 있게 되었다.

치료를 통한 도움으로 J부인은 처음으로 자신의 일과 관련된 문제를 논의하는 데에 어머니를 관여시킴으로써 어머니를 자신에 대하여 더 많이 공유하게 하여 딸을 도울 수 있는 한 여성으로서 인정하게 되었다. J부인은 "당신은 알고 있어요. 어머니, 나는 대학원에 대해 조나단과 싸우고 있었지만 나 스스로도 혼란스러워 하고 있었어요. 나는 앞으로 더 좋은 직업을 얻고 싶어요. 당신에게 대답이나 조언을 원하는 것이 아닙니다. 결국에는 나 스스로 문제를 결정해야만 하기 때문이에요. 그래도 당신의 생각과 경험에 대해 더 많이 듣고 싶고, 도움을 받고 싶어요."라고 말했다. 환자는 어머니에게 어머니도 비슷한 문제를 경험한 적이 있는지, 집안의 다른 여성들은 일과 가족을 어떻게 균형을 맞추는지, 어머니가 자신의 문제에 대한 어떤 생각들이 있는지를 물었다.

이후의 대화에서 J부인은 어머니 가족들이 그 이전 세대에서부터 여성과 일에 대해 갖고 있었던 중요한 생각들에 대해 더 많이 이해하기 위해서 다양한 질문을 하였다.

- 어떻게 당신의 어머니와 아버지는 당신의 재능과 성취에 반응을 하는가?
- 당신은 가족 안에서 똑똑한 것으로 인정받고 있는가?
- 당신의 여동생은 어떠한가?
- 당신은 대학에 가는 것에 대해 생각해본 적이 있는가?
- 당신의 부모는 그것에 대해 어떻게 생각하는가?
- 만약 당신이 좀 더 일찍 일을 시작했다면 당신의 첫 번째 선택은 무엇이었겠는가?
- 당신은 그 때 성공할 수 있었을까?
- 당신이 하고 싶은 일은 무엇인가?
- 어떻게 당신의 남동생들이 대학을 갈 수 있었고, 당신은 가지 못하는 것으로 결정되었는가?
- 그에 대한 당신의 감정은 무엇인가?
- 당신이 성장하면서 가족에 대해 많은 책임감을 갖는 것을 원하였는가?
- 할머니는 어떤 특별한 재능이나 야망을 가지고 있었는가?

J부인의 어머니는 J부인이 과거에 대해 많은 이야기를 하는 것에 대하여 놀라워 했다. 내 경험으로 환자가 현재의 고통을 나누고, 가족성원들이 경험한 것과 문제를 다루는 유사한 방식들에 대해 더 많이 배우고자 한다는 말을 가족성원들, 특히 가장 역기능적인 부모를 포한 가족 성원들에게 표현했을 때 대부분의 가족들은 흔쾌히 그러한 경험들을 나누고자 하였다. 릴리는 딸에게 영어선생님이 되

고 싶어 했었음을 털어놓으면서, 그런 꿈을 원가족의 다른 가족들에 대한 책임감 때문에 포기할 수 밖에 없었다고 말했다. 또한 그녀는 환자에게 자신의 어머니인 사라 할머니가 매우 훌륭한 재봉사였으며, 죽기 전까지 작은 가게를 여는 것이 꿈이었다고 말했다. 비록 불가능한 꿈이었지만, 그런 꿈을 가지고 있었던 것이다. 할머니는 집에서 일을 했으며, 딸에게 수작업한 디자인 종이들을 보여주었다. J부인은 스스로 더 나은 직업을 얻기 위해 노력하는 결혼한 여성들인 외가 가족들에 대해 알게 되었다.

환자는 이런 모든 정보에 대해 모호하고 전 의식적 방식으로 이해하고 있지만, 나는 이러한 사실에 대한 개방된 토론을 통해서 변화를 시작할 수 있다고 믿는다. 우선 J부인은 어머니가 그녀 자신에 대해 양가적 태도를 보이는 것에 대한 인정하고 공감하게 되었다. 그러한 양가적 태도는 J부인의 어머니인 릴리와 할머니 사라가 할 수 없었던 것에 대한 기억을 갖고 있기 때문에 보이게 되는 것이다. 이러한 이해는 단지 지적과업에 머무는 것이 아니라 더 큰 분화를 위해 불안을 야기하는 것이다. J부인이 릴리를 분리되고 구별되는 "타인"으로 경험하기 시작할 때, 더욱 그러하다. J부인은 이제 가계 내의 중요한 여성들이 살아있는 존재로 인식됨에 따라, 그 여성들 삶은 그녀 자신보다 훨씬 더 어려웠다고 상상하기 전에는 인식하지 못했던 개인적 야심과 자기 추구노력과 관련된 죄의식과 "기묘한 우울증"을 경험하기 시작하였다. 그녀는 또한 선구자가 된다는 것이 얼마나 스트레스가 되는 일인지에 대해 이해하기 시작했다. 일년 반 동안의 치료에 대해 J부인은 "(가계도에서 어머니 쪽을 가리키면서) 어떤 사람도 몇 백 년 동안 가족과 직업적 경력 모두를 갖지는 못했다. 왜 내가 제일 처음 이 일을 시작해야 하지?"라고 말했다. 나는 그녀가 이전에 중요한 여성에 대한 설명없이 선구자가 되어야 하는 것에 대해 어려움을 겪을 수 밖에 없다는 사실에 대해 동의했다.

이러한 치료는 J부인의 대학원 1년 동안 시작되었다. 그러나 그녀는 대학원 과정을 즐기는 것을 어려워했다. 그녀에게 생각할 수 있는 주제로 기말보고서를 작성하여 동료들에게 나누어줄 수 있도록 하라고 한 교수와 만나고 난 뒤에 J부인은 잠재적으로 심각한 증상을 보였다(적색신호등을 통과하는 등의 행동). 나는 그녀의 자기-파괴행동(self-sabotaging act)을 죄책감을 반영(무의식적으로 다른 사람에 대한 선망을 불러일으키는 것에 대한 두려움과 관련된)한 것이며, 이전 세대 여성에 대한 변명의 노력으로 해석했다. 나는 임시로 그녀가 어머니와의 갈등을 나누도록 제안하였고, 무의식적 행동화보다는 문제의 원인을 개방적으로 공유할 수 있도록 하였다. 그러한 과정을 통해 그녀가 보다 명확하고, 깊이 있게 자신의 딜레마를 다룰 수 있도록 돕고자 하였다. 또한 그녀가 어머니를 비난하지 않고 자신의 문제를 어머니와 공유할 수 있도록 도왔다.

아마도 함께 작업했던 3년 동안 가장 용기 있었던 순간은 그녀가 어머니-딸 사이의 경쟁을 비난하지 않고 직접적으로 해결할 수 있었던 것이다. 환자의 보고에 따르면 그녀는 "당신은 알거예요, 어머니. 미친 소리로 들리겠지만 치료에서 나는 나 자신에 대해 더 많이 배웠어요. 나는 내가 성공하는 것에 대해 죄책감과 두려움이 있었다는 것을 깨달았어요. 나는 어머니와 할머니가 하지 않았던 영리하고, 능력있는 여성과 같은 기회를 갖는다는 것에 대해 걱정하거나 죄책감을 느끼고 있었던 거예요. 당신은 당신이 있는 그대로의 삶을 선택한 것에 대해 만족한다고 했지요. 그러나 나는 여전히 어머니와 할머니가 비록 원했음에도 가질 수 없었던 것들을 내가 가지려고 한다는 것에 대해 기묘한 느낌을 가지게 되었죠. 그리고 당신은 만약 그렇게 했더라면 할 수도 있었던, 그렇지만 나는 할 수 없었던 환상 속의 선생님처럼 매우 영리하고 유능했어요."

J부인의 자기노출에 대한 반응으로 어머니 릴리는 매우 혼란스러워했다. 그녀는 머리를 흔들면서, "글쎄, 너에 대해 그렇게 생각하지 말아라."라고 했다. 그러면서 주제를 바꾸어 버렸다. 그러나 일주일 후에 어머니는 전화를 걸어 자신이 대학과정에 등록했고 청강을 해야 할지 학점을 이수해야 할지 고민이라고 했다. "신은 왜 내가 이 나이에 이런 일을 하고 싶어하는지 아신다!"고 하였다. J부인이 전화를 받고 난 뒤에 그녀는 기대하지 않았던 어머니에 대한 사랑을 느꼈고, 이유를 알 수 없는 눈물이 쏟아졌다.

비록 릴리는 딸이 그들의 관계에서 어렵게 느꼈던 점을 변화시키려는 새로운 능력에 대한 반응으로 달라진 것이지만 이 경우 변화에 있어 그녀의 유연성은 중요하지 않다. 중요한 것은 J부인 자신이 다세대 패턴에 대해 알게된 것이고, 그녀 스스로 일에 대한 어머니와의 관계를 보다 명확히 할 수 있게 된 것이다(또한 결국 가족 안에서의 관계와 마찬가지로 다른 사람들과의 관계에도 적용될 것이다). 그리고 새롭게 드러난 갈등은 일차적인 감정적 근원에 대한 투사와 왜곡을 교정하였다. 이러한 성취는 직업과 관련된 불안의 대부분을 완화시켰으며, 어머니-딸 양자관계에서의 융합과 감정적 밀착을 감소시킨다.

상황 안에서의 아버지-딸의 이인체계

J부인이 조나단과 결혼 한지 일 년 후에 아버지가 돌아가셨다. 환자는 아버지와 오랫동안 거리를 두고 지냈었고, 서로 관심이 없었다는 점에 초점을 두면서 아버지를 잃은 상실의 감정적 충격을 최

소화하였다. 아버지와의 관계는 그녀가 11살 때부터 특히 서로 소원한 관계가 되었다고 했다.

이러한 관계에 있어서 정서적 거리감 속에서 아버지인 프랭크는 J부인이 지적으로 성장하고 학업수행을 하도록 격려했다. 치료과정 동안 J부인은 아버지를 좋은 성적을 받은 분(A만 받은 분이다)으로 기억했다. 그리고 그녀에게 더 많은 성취를 하도록 자주 독려하셨다고 회상했다. J부인이 9살 때, 수술 장면을 다룬 TV프로그램을 흥미 있게 보고 있었다. 그때 아버지께서는 "만약 네가 정말 한 가지 일을 하고 싶다면, 외과의사가 되거라"고 하시면서 며칠 뒤 다양한 의학 관련 서적을 사오셨다. 그날 저녁 그녀의 어머니는 나이에 맞지 않는 어려운 책을 사왔다고 아버지에게 화를 냈다. 이 일로 부모님이 심하게 싸우고, 서로 소원해지자 J부인은 절대로 그 책을 보지 않았다.

어머니와 아버지 둘다, 어머니가 중간에 개입하지 않은 일대일의 관계를 아버지와 딸이 갖게 되는 것에 대해 심각한 불안을 가지고 있었다. 게다가 J부인은 아버지가 어머니와 생각이 다른 상태에서 "누군가가 되어라"라고 말할 때 매우 혼란스럽고 불안해졌다. "아버지는 내게 내가 가지고 있는 최선을 다하기를 원하셨어요. 그렇지만 어머니가 버거킹에서 일을 하시는 것은 아무렇지도 않게 생각하셨죠. 나는 아버지가 다른 사람들 앞에서 어머니를 무시하는 것을 여러 번 보았고, 어머니가 그런 걸 그대로 받아들이는 것을 볼 때마다 몹시 화가 났어요."

J부인의 지적, 전문적 노력은 무의식적으로 아버지를 향했으며 더 가깝게 동일시하고자 하였다. 이것은 중요한 어머니와의 관계를 위협할 것이라는 두려움을 갖게 했지만 그 자체만으로는 문제가 되지 않았다.

이러한 복합적인 요인들이 이러한 구조를 불러오고, 유지하고 있는 동안, 나는 오이디푸스적 이슈가 삼각관계와 인간체계 내의 동맹을 은폐하는 복잡한 특성 중의 하나라는 점을 강조하고자 한다. 지나치게 강한 어머니 역할과 지나치게 먼 아버지 역할의 상호강화의 패턴이 점점 형성되어 간다는 것은 전통적 핵가족의 구조적 측면들로부터 나온 자연스러운 결과이다. 환자가 "나의 아버지는 그의 일과 자녀들을 가졌고 어머니는 단지 딸 둘만 가졌다"고 하였다. 아주 어렸을 때 조차도 환자는 본인이 아버지에게 가까이 가는 것에 대하여 어머니가 위협적이고 배반당하는 것으로 느낀다는 것을 알았으며 또한 아버지는 불안해하고 당황해 하고 있다고 느꼈다.

아버지와 딸 사이에 서로 거리를 둠으로써 가족불안이 감소되는 반면 이 해결책은 그녀가 무의식적으로 남성다움으로 본 직업과 관련된 노력을 평안하고 갈등이 없이 성취하는 것을 방해했다. 여성환자는 진지한 일은 남자가 하는 것이라는 신념을 강화시키는 심리내적, 가족, 문화적 요인들을 다루어야 한다. 동시에 수 세대에 걸친 가족 역할의 규칙들은 자주 남성, 아버지를 소원하고 그늘진 인물로, 정서적 관계성과 동일시의 대상으로 부터 멀어지게 하여 삼각관계를 만들어낸다.

아버지의 가족

J부인은 친가 쪽의 가계도를 그리는 것에 대해 저항하였다. 왜냐하면 가계도 작성은 그녀가 아버지에 대해 가족 신화와 환자 자신의 무의식적인 불안, 소원, 투사에 의해 정의된 존재로써 생각하기보다 한사람의 인간으로 보도록 하기 때문이다. 동시에 다세대적

관점은 J부인이 아버지를 더욱 명확하고 객관적으로 볼 수 있도록 한다. 예를 들면 가족 내의 사건들을 수집하는 것은 J부인에게 아버지가 부모로서의 역할에서 위축되었던 이유를 이해할 수 있는 새로운 상황을 제공한다. J부인의 아버지 프랭크는 교통사고로 자신의 아버지를 잃었다. J부인이 11살 때 였는데, 그 때의 상실은 딸과의 관계를 위축되게 했다. J부인은 또한 할아버지가 8살 되던 해에 자신의 아버지를 잃었음을 알게 되었다. 두세대에 걸쳐서 아들들이 자신의 아버지를 잃었다는 것을 알게 됨으로써 J부인은 아버지가 자신에게 거리를 둔 것이 애정의 부족 때문이 아니라 불안의 표현이었음을 알게 되었다.

치료적 질문과 개입으로 J부인은 모든 가족원들이 아버지와의 거리감을 유지하도록 하는데 일정한 기여를 한 방식들을 확인할 수 있었다. 또한 그녀 자신이 아버지와 정서적으로 가까운 관계를 갖는데 대한 불안과 죄의식을 탐색하도록 도왔다. 환자가 이 관계를 재탐색하고 난 이후에 아버지 쪽의 가족들과 다시 관계를 갖도록 돕는 것이 치료의 중요한 부분이었다. 왜냐하면 J부인이 일을 할 수 없도록 한 것은 부분적으로 미완성되고 미해결된 애도 과정과 어머니와의 강한(갈등적이었음에도) 관계에 비해 아버지는 두 여성 바깥에 멀리 떨어져 있는, 중요한 가족의 삼각관계로 인해 강화되었기 때문이다.

치료에 있어 중요한 점은 J부인이 아버지의 생존 중인 형제들로부터 이전 세대의 직업과 경력에 대한 정보를 수집하는 것이며, 특히 아버지의 직업력과 경험에 대한 정보를 조사해야 한다는 것이다. 편지와 방문을 통해 J부인은 자신의 고통에 대해 설명하고, 삼촌과 숙모에게 할아버지와 아버지, 아버지의 형제들에 대해서 많은 질문을 했다. 특히 그들의 직업력과 경험이 그녀의 직업과 비교했을 때 유사점과 차이점이 있는지에 대해 더 구체적으로 파악하기 위한 질문을 했다.

이전에 환자는 일과 관련된 징후들, 즉 정신 역동적 문헌에서 남근선망의 표현으로 간주하고 있는 증상들을 드러내왔다. 부정한 것으로 밝혀질 것에 대한 두려움, 상당한 능력이 있음에도 자신의 성취에 대한 불확실성, 자신의 성공을 보장하는 데에 필요한 요소가 부족하다는 신념, 남자보다 열등하다는 느낌 등 이런 징후는 환자가 일과 관련된 노력을 신비화하고, 남성화한 것에서 부분적으로 비롯된다. 또한 아버지 쪽 가족과 정서적 유대가 형성됨에 따라 극적으로 완화되어 남성적인 일과 경력에 대한 환상을 사실적 자료로 바꾸도록 하였고, 아버지-딸 관계에서 정서적 유리라는 다세대에 걸친 패턴에 도전하는 작지만 의미 있는 변화를 만들었다.

놀랍게도 J부인은 아버지의 죽음을 둘러싼 고통스러운 감정을 다시 경험하였다. 사실 친가 가족에 의해 그러한 감정적 반응은 실제 아버지의 죽음 앞에서는 표현될 수 없었던 감정이었다. 아버지 쪽의 친척들은 항상 J부인에게는 "덜 중요한" 존재들이었다. 또한 친척들과의 유대는 매우 표면적이었고, 아버지 장례식 이후에는 거의 존재하지 않았다. 친척들과 아버지에 대한 이야기를 하면서 아버지를 그리워하고 아버지를 더 잘 알 수 있는 기회를 잃어버린 것에 대한 슬픔이 표출되었다. 또한 아버지의 중요성을 드러내놓고 인정하고 가족성원들과 자신의 관계를 보다 독립적으로 만들어감으로써 어머니에게 상처가 될 것이라는 구체화되지 않은 이전의 죄의식을 의식하게 되었다. 결국 이전의 무의식적인 정신 활동이 완전히 드러났고, 이후의 치료적 작업을 통해 접근할 수 있었다.

여성의 일과 직업에 관련된 어려움은 여성이 있는 현재 가족과 일의 체계의 구조와 역할, 규칙들 뿐만 아니라 초기 관계 패러다임에 근거한다(Ulrich and Dunne, 1986). 앞서 지적한 것처럼 나는 여성에게 있어 지적이고 전문가적인 성취의 완성을 어렵게 하는 다양한 요인들을 요약하고자 하는 것이 아니다. 또, 가족체계 관점에서 파생된 임상적 이론과 기법들의 복잡함에 대해 다루고자 하는 것도 아니다. 그보다는 본 장에서 서술된 개입방법들은 특별한 환자들이 경험하는 여성의 직업 억압에 대한 정신 역동적 이해를 묘사하고 있다. 또한 일부 발달단계에서의 역기능적 패턴에서 비롯된 무의식적 갈등과 왜곡된 내면화된 대상표상은 그들 실제 가족 관계의 강한 정서적 분야에서 다시 조성되지 않으면 충분히 해결될 수 없다는 것이 나의 믿음이다.

참고문헌

Applegarth, A. (1976). Some observations on work inhibitions in women. *Journal of the American Psychoanalytic Association* 24(Suppl.): 251–268.

Bowen, M. (1978). *Family Therapy in Clinical Practice.* New York: Jason Aronson.

Chernin, K. (1985). *The Hungry Self: Women, Eating and Identity.* New York: Harper & Row.

GAP, Committee on the College Student (1975). *The Educated Woman: Prospects and Problems* 9(92).

Horner, M. (1972). The motive to avoid success and changing aspirations of college women. In *Readings on the Psychology of Women,* ed. J. Bardwick, pp. 62–67. New York: Harper & Row.

Kanter, R. M. (1977). *Men and Women of the Corporation.* New York: Basic Books.

Kerr, M. E. (1981). Family systems theory and therapy. In *Handbook of Family Therapy*, ed. A. S. Gurman and D. P. Kniskern, pp. 226–264. New York: Brunner/Mazel.

Krueger, D. W. (1984). *Success and the Fear of Success in Women*. New York: The Free Press.

Lerner, H. G. (1979). Effects of the nursing mother–infant dyad on the family. *American Journal of Orthopsychiatry* 49:339–348.

——— (1980). Internal prohibitions against female anger. *American Journal of Psychoanalysis* 40:137–148.

——— (1983). Female dependency in context: some theoretical and technical considerations. *American Journal of Orthopsychiatry* 53:697–705.

——— (1985). *The Dance of Anger: A Woman's Guide to Changing the Patterns of Intimate Relationships*. New York: Harper & Row.

Lerner, S., and Lerner, H. G. (1983). A systemic approach to resistance: theoretical and technical considerations. *American Journal of Psychotherapy* 37:387–399.

Moulton, R. (1985). The effect of the mother on the success of the daughter. *Contemporary Psychoanalysis* 21:266–283.

Nadelson, C. C., Notman, M. T., and Bennett, M. B. (1978). Success or failure: psychotherapeutic considerations for women in conflict. *American Journal of Psychiatry* 135:1092–1096.

13 CHAPTER

우울증[23)]

우울증은 상실과 관련된 정서적 반응의 한 가지 형태이다. 본 장에서는 여성이 관계상의 조화를 유지하기 위하여 자아를 희생하거나 배반할 때 일어나는 상실의 구체적 측면과 관련된 여성의 우울증에 대하여 언급할 것이다. 여성들은 자주 "나"와 "우리"사이의 미묘한 균형을 위하여 "나"를 희생함으로써 관계에서 탈자아(de-selfed)된다. 우울증은 자아의 희생과 자기배반을 무의식적으로 자각함에 따른 자긍심의 상실에서 비롯된다.

과도한 자기희생, 탈자아는 우리가 자신의 성장을 차단하는 관계패턴에 참여할 때 혹은 자아의 너무 많은 부분이 관계의 압력 하에서 포기될 때 일어난다. 탈자아과정은 원가족에서 시작되고 여성의 남성과의 관계에서 가장 분명하게 지속된다. 이전 작업에서 나는 성인의 이성 관계와 변화를 완화해주는 강력한 정신내적, 가족, 문화적 힘 안에서 그러한 지위를 떠맡은 여성에게 주어진 복잡한 압

23) 이 장은 1987년에 Women and Depression: A Lifespan Perspective, ed. A. Gurian and P. Formanek, pp. 220-221. New York: Springer.내 "Female Depression: Self-sacrifice and Self-betrayal in Relationships"으로 처음 출판되었다.

력을 설명했다(Lerner 1983, 1985).

다음의 임상 예는 여성의 우울증이 핵심적인 관계와 관련된 대상 상실에 대한 두려움에서 일어나는 자아의 희생과 밀접하게 관련되어 있다는 것을 보여준다. 또 우울증, 분노와 "여성의 관계 지향성" 사이의 개념적 연관성들도 명확해질 것이다.

▌임상사례

<< R부인의 경우 >>

10세의 쌍둥이 딸과 4세 된 아들을 가진 35세 가정주부인 R부인은 우울증과 부부관계에서의 불행감으로 치료에 왔다. 그녀는 일부러 여성주의적 경향을 가진 치료자를 택하였으며 첫 세션에서 남편의 독재적 태도와 폭발적인 행위에 대하여 불평하였다. 결혼 생활에서 그녀는 여성들에게 공통되는 모습이었다. 그리고 그녀는 남편에 대하여 불평하고 자신의 불행에 대하여 남편을 비난하였다. 그러나 그럼에도 불구하고 남편의 요구에 맞추고 관계 안에서의 자신의 입장을 탐색하고 바꾸는 데에는 강한 저항을 보였다.

R부인의 증후적 우울증은 그녀가 움직일 수 없는 대단히 좁은 공간에 갇혀있는 느낌과 관계되었다. 그녀의 결혼 환경들은 그녀에게 아주 참을 수 없는 것이어서 더 이상 그녀는 예전과 같은 상태를 지속할 수 없었다. 그러나 그녀는 자신에게 무엇인가 부족한 것이 있을 수 있을 수 있다는 가능성을 생각조차 하지 않았다. 그녀는 남편과 자신이 변화가 가능한지 여부를 테스트하는 위험에 직면할 준비가 되어있지 않았으며 이미 자신들의 관계가 많은 변화를 견디어낼 수 없다는 것을 알아차리고 있었다. 그녀는 "이 불행한 결혼을 계속하고자 한다."고 말할 수도 없었으며 가장 중요한 점을 명확히 하고 "만일 이 상황들이 변하지 않는다면 나는 떠날 것이다"라고

말할 수도 없었다.

R부인의 우울증은 그녀를 "환자"의 역할에 둠으로써 부부 문제를 모호하게 하였다. 그러나 그것은 그녀가 속한 체계가 제대로 작용하고 있지 못하다는 데에 관심을 끔으로써 체계를 고발하는 역할을 하였다. 역설적으로 그것은 현상을 보호하는 동시에 저항하여 변화하게 하는 역할을 하였다. 예를 들면 그녀의 증후의 심각성은 그녀가 가정과 아이들을 다루는 능력을 파손시킴으로써 따라서 자신이 보다 직접적으로는 항의할 수 없는 "신성한 소명(sacred calling)"에 투쟁할 수 있었다. 이전에는 모든 가족 책임을 피해왔던 그녀의 남편은 이제 자녀들을 밤에 재우고 때때로 아침을 하기도 하였다. 왜냐하면 그렇지 않으면 이러한 과제들이 실행되지 못했기 때문이다. 그러나 그는 역기능적 아내를 채워주기 위하여 그렇게 하였다. R부인이 자신의 욕구를 명확히 하고 그녀가 할 것과 하지 않을 것을 재규정함으로써 관계의 예전 규칙들에 솔직하게 도전했기 때문은 아니었다.

많은 여성들에게 있어서 우울증은 분노를 묶어두고 그 이유들을 모호하게 하는 역할을 함으로써 이 여성들이 부부관계의 어려움을 완전히 부인하고 "나한테 잘못된 것이 무엇일까?"라는 질문에만 초점을 두게 한다. 그러나 R부인의 경우 우울증 때문에 그녀가 배우자에 대한 분노를 경험하고 표현하지 못한 것은 아니었다. 남편이 자신을 무시하도록 만들거나 자신을 비합리적, 히스테리적, 아픈 것으로 인식하도록 하고, 고려의 대상에서 제외시키도록 하여 자신의 분노를 해소함으로써 심각한 대화의 위협으로부터 자신들을 보호하였다. R부인은 남편의 우쭐대고 자신을 어린아이 취급하는 태도 때문에 남편에게 몹시 화가 나 있었다. 마침내 그녀가 남편과 이 문제를 이야기하게 되었을 때 그녀는 스스로 통제력을 상실하고 신경질적으로 소리치기 시작하였다. 그리하여 남편이 R부인이 그렇게 되기를 필요로 했던대로 자신이 약하고 비합리적인 아이라는 것을 확인시켜 주었다. 그 남편은 아내의 폭발을 침착하게 경청한 다음 동정적으로 그녀에게 그날 약을 먹었는지 물었다. 치료적 탐색결과 R부인은 자신의 입장을 그녀가 쉽게 그렇게 생각될 수 없다는 것을 확신시켜주는 방식으로 이야기하는 것을 두려워했음이 드러났다. 그녀는 확고하고 침착하며 세련된 태도로 자신의 불만족을 나타내고 실제적인 대화를 통하여 남편을 위험한 상태에 빠지게 하기보다는 한 단계 낮은 입장(one-down position)에 있기를 더 선호하였다. 무의식적으로 그녀는 남편이 남의 말을 잘 듣는 아이-아내만을 견딜 수 있다고 확신했으며 그녀가 옳았다. 치료 후기에 R부인이 높은 수준의 자기주장과 성숙을 나타내게 되었을 때 그녀의 남편은 소원해졌으며 외도를 하였으며 결혼을 해체하자는 위협을 하였다.

많은 여성들의 경우처럼 본 환자도 아프거나 우울한 존재로서 남아있는 것이, 자신의 불만의 원인을 분명히 하고 탈자아화된 상태에서 빠져나오는 것보다 쉬웠다. 이것은 그녀가 희생화되거나 학대받는 위치에 있음으로써 피학적 만족을 얻기 때문이 아니라 무의식적으로 자신의 아주 중요한 관계가 자신이 현상을 계속 유지했을 때에만 존속될 수 있다고 확신했기 때문이다. 더 명확해지고 더 강하게 행동하며 더욱 분리, 주장적이고 자기지향적으로 된다는 것은 보복하거나 자신을 떠날 수도 있는 자신의 배우자를 왜소화시키고 위협하는 거세적이고 파괴적인 동일한 것으로 여겨진다. 이러한 무의식적 신념은 비록 보편적이지는 않지만 많은 여성들에게 공통적이다 (Lerner 1980, 1983, 1985).

비록 그녀가 의식적으로 스스로 자신의 문제를 구체화시키지는 않았으나 그녀는 자신이 결혼을 유지하는 것과 자아를 찾는 것 사이에서 선택해야만 한다고 깨달았다. 그녀를 특정한 방향으로 고무시키는 것보다 부부관계에 대한 치료 작업에서는 그녀가 자신의 우울증적인 입장에 의한 체계유지 기능과 그것이 자신과 남편을 위하여 했던 긍정적, 보호적 기능을 확인하도록 돕는 체계적 질문들이 포함되었다. 탈자아라는 위치

에서 벗어나는 데에 따르는 실제적이고 환상적인 위험들이 그 위치를 유지하는 데에 따른 대가와 마찬가지로 주의 깊게 탐색되었다.

치료 초기에 그녀의 결혼에 변화를 가져오는 것은, 그녀가 혼자가 되는 것을 심리적인, 심지어 신체적 죽음과 동일시하고 있었기 때문에, 그녀에게 선택 대안이 되지 못한다는 사실을 인정해주었던 것이 중요했다. 이 높은 불안 수준은 결혼에 의하여 야기되고 지속된 문제들 뿐만 아니라 그녀의 원가족으로부터의 분리와 자율성을 성취하는 데에 있어서의 그녀가 가지고 있는 어려움에 그 뿌리가 있었다. R부인은 가정에서만 있었으므로 이렇다할만한 기술, 지지체계와 자신이 없었으며, 이혼할 경우 자신이 스스로와 자녀들을 위하여 무엇인가를 해줄 수 있다는 자신감이 거의 없었다. 남편의 상실은 정체감의 상실뿐만 아니라 경제적 안정성과 사회적 지위의 실제적 상실로 그녀를 위협했다. 비록 내적 강점과 자원들이 있었어도 저기능 상태에 있었던 역기능적 부부패턴에 의하여 경험 속에서 잘 드러나지 않았다. 단지 그녀가 자신이 결혼 없이도 생존할 수 있다는 확신을 갖게 된 후에만 달리 변화가 가능하였다.

원가족 안에서의 자기희생

그녀가 결혼 생활 속에서 자신을 보다 명료하게 규정하고 이전에 부정되었던 자아의 측면들에 목소리를 부여하도록 돕기 위해서 상당한 치료 시간을 원가족 내에서의 자기희생 패턴과 우울증을 탐색하는 데에 보냈다. 이전 작업(1979, 1980)에서 나는 성인관계에서 여성의 탈 자아 입장은 초기의 어머니와의 탈 자아와 연관되어 있다고 주장해왔다. 즉 딸은 자주 자신의 자율성과 성장을 위축시키고 어머니–무의식적으로 딸의 분리와 성공에 대한 움직임을 용인할 수 없다고 인식되는-와의 특별한 유대를 보호하기 위하여 자아의 가치 있는 측면들을 희생한다. 나는 그러한 어려움들이 어머니-딸 관계의 본질적이거나 "자연스러운" 측면이 아니라 오히려 여러 세대에 걸친 성역할의 구조화와 여성의 종속적 지위를 포함한 보다 큰 체계의 문제를 나타낸다고 강조해왔다(Lerner 1978, 1987).

그러나 현재 나의 관점에서 볼 때 어머니들에게 제한하여 이론적, 임상적 초점을 두는 것은 문제가 된다. 한편 어머니-딸의 둘 관계는 가장 강렬하고 갈등적인 경우가 많다. 동시에 이 관계는 가족관계나 가족에 형체와 형태를 주는 다세대 패턴에서 격리될 수도, 별도로 이해될 수도 없다. 많은 정신치료자들은 이론상으로는 이 체계적 관점을 인정하지만 특히 환자 자신이 어머니에게 강렬하게 초점을 두고 다른 가족원들은 가려지거나 중요하지 않게 제시될 때 자주 그것을 실천으로 구체화하는 데에는 당황한다. 나의 임상 경험에서 가계도와 다세대적 관점을 활용하는 것은 임상가로 하여금 다른 맞물려있는 가족관계들을 탐색하지 않는 대신 어머니-딸 둘의 관계에 지나치게 초점화하는 경향을 완화시키고 어머니와 딸을 배경 뒤에 놓을 수 있도록 도와준다. 나는 이러한 관점에서 R부인이 자기 가족 안에서의 자기희생적 행동과, 궁극적으로 결혼 생활에서 탈자아화되고 우울증적 입장과 관련된 가족 패턴과 역사적 사실들을 논의할 것이다.

R부인의 원가족

[그림 1]은 R부인의 원가족의 부분적인 가계도로서 첫 만남 때 수집된 것이다. 제한된 가족 정보에는 중요한 관계들과 날짜, R부인

의 우울증과 관련된 패턴들이 강조되어 있다. 가계도의 구조에 낯선 독자들은 Lerner(1984)와 McGlodrick과 Gerson(1985)을 보아야 한다.[24)]

가계도가 보여주듯이 R부인이 태어날 때 가족은 상실로 점철되었다. 그녀의 출생 즈음에는 어머니 메리가 15개월 전에 두번째 유산으로 3개월 된 아이를 잃은 것으로 인한 정서적 소용돌이 하에 있는 상태였다. R부인 아버지의 어머니인 캐더린은 R부인이 태어나기 불과 수 주전에 오랜 병으로 죽었으며, 어머니의 아버지인 앤드류는 그녀의 첫 생일 직후에 자동차 사고로 사망하였다. 이러한 세 가지 중요한 상실-R부인 출생 즈음과 최초의 1년 동안에 이루어진 유산과 조부모 두 분의 사망은 가족관계에 영향을 주었으며 R부인의 우울증 가능성과 연결된 중요한 가족 삼각관계를 강화시켰다.

R부인의 아버지는 맏딸의 출생 시기와 일치한 어머니의 죽음으로 인한 강한 슬픔을 아내와 태어난 딸로부터 거리를 둠으로써 대처하였다. 일에 대한 추구를 강하게 하는 한편, 그는 자주 상처한 아버지가 편안히 계신지 그리고 맏누나인 로이스와의 관계에 점점 빠져들게 되어 자신의 어머니의 죽음과 아버지의 재정 상태를 둘러싼 문제들에 대하여 이의를 제기함에 따라 점점 더 갈등적으로 되었다. 부부 간의 거리가 멀어짐으로써 메리의 상실감은 점점 커지고, 그리고 새로 태어난 딸에게 더욱 관심을 기울이고 보호적으로 되었다. 가계도가 보여주듯이 메리 자신의 형제 집단의 첫 딸인 로즈메리가 너무 일찍 죽었다는 사실이 더욱 확실히 자신의 첫 딸에 불안하게 집착하도록 만들었다.

24) 가계도에서, 사각형은 남자를 의미하고, 원형은 여자를 의미한다. 사각형과 원형과 연결된 수평선은 결혼을 의미한다. 자녀들은 결혼선에서 내려오는 수직선에 그려지고 나이순으로 왼쪽에 가장 나이가 많은 자녀부터 시작한다. 원형이나 사각형 안의 ×는 사람이 죽었다는 것을 의미한다.

[그림 1] B 부인 가족의 가계도

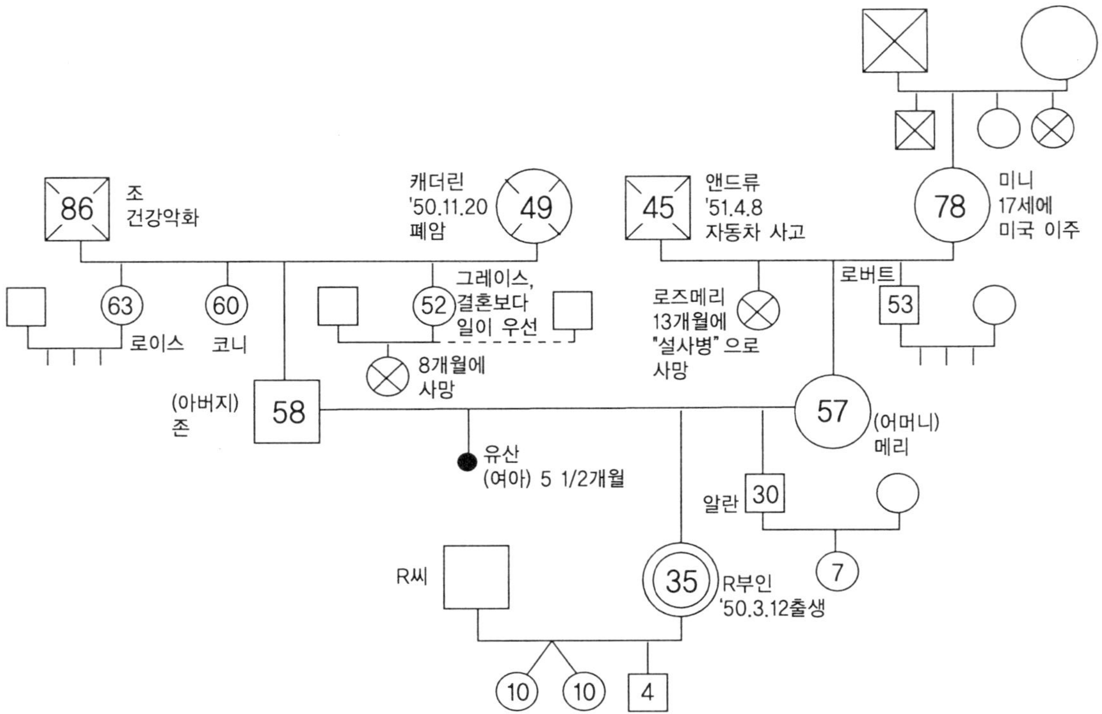

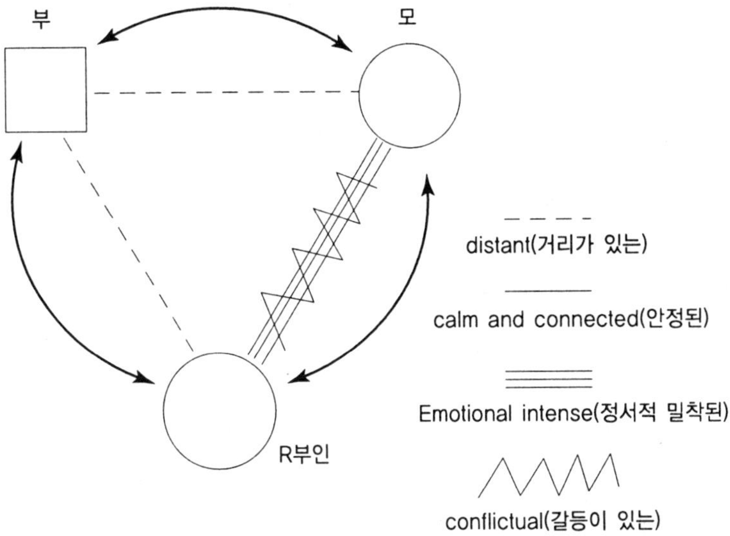

[그림 2] 가족 관계

R부인에 대한 어머니의 강한 관심의 증거는 명백하다고 하는 이상이었다. 예를 들면 그녀의 남자 형제인 알란의 출생 때까지 그녀는 밤에 불안해지면 부모 침대에 와서 자는 일이 자주 있었다. 이러한 사실에 대한 메리의 설명은 R부인은 두려움이 많은 아이고 불안해지면 혼자 자지 "않으려는" 아이라는 것이었다. 존도 이렇게 하는 것에 함께 참여하였는데 아마도 어머니-딸의 관계가 공고해지는 것이 여성들로부터 정서적 거리를 유지하는 것을 도와주기 때문이었을 것이다. 죤의 위축과 메리가 R부인에 관심을 집중하는 것은 이 가족 안에서 고정된 위치를 차지하게 되었다. R부인은 자신이 더 어렸을 때 일을 했거나 경력을 가졌었는가를 물은 적이 있었다. 그리고 메리는 "내가 낯선 사람들에게 내 자식들을 두고 떠날 수는 없어. 그리고 너의 아버지가 너와 알란을 잘 키울 수 없기 때문에

내가 혼자 두 부모역할을 해야만 한단다."라고 대답하였다.

거리감 있는 아버지, 거리감 있는 부부관계, 어머니와 딸 사이의 지나친 강화로 이루어진 핵심 삼각관계는 시간이 감에 따라 점점 공고해졌다(그림 2).

그림의 화살표는 가족관계의 순환성을 보여준다. 다른 말로 하면 아버지가 딸과 아내와의 관계에서 정서적 공백을 만듦으로써 R부인과 어머니가 지나치게 연루되도록 "야기했다"고 이야기하는 것이 어머니가 가족 안에서 R부인을 어렵게 만들고 아버지를 외곽에 위치하게 하도록 "만들었다"고 이야기하는 것보다 더욱 정확하다. 삼각관계의 각 측면은 다른 두 측면들의 이유도 되고 결과도 된다. 어머니를 포함한 가족 누구도 전체에 대하여 일방적으로 영향력을 가지고 있지는 않다. 가족 관계의 순환적 유대감(circular connectedness)을 충분히 인정하는 능력이 치료자로 하여금 가족원 한 사람이 다른 가족원의 증후와 행동들에 책임이 있다고 은연중 주장하는 질문과 해석들을 피할 수 있도록 도와준다(Lerner and Lerner 1983).

결혼 이후에 R부인은 외곽에 위치해 있는 남편과 비슷한 삼각관계를 맺었다. 그녀는 자주 친정어머니에게 남편이 지배적이고 공정하지 않게 처신하는 것에 대하여 불평하였는데 이로 인하여 그녀는 자신의 결혼과, 어머니가 사위와의 관계를 희생하고서 자신의 동지가 되게 만들었다. 부부 간의 긴장이 R부인과 그 남편 사이에 쌓이게 되자 그녀는 가끔 아이들을 데리고 자신의 부모 집으로 "사라졌다." 어머니는 이 사라지는 행동에 동조하였고(폭력의 위협이 없었음에도 불구하고) 자신의 딸의 어려움에 대하여 사위를 비난하고 그가 아내와 아들을 찾느라 전화하면 모르는 척 하였다. 이 시기에 R의 아버지는 극단적인 정서적 거리감으로 불안을 견디어 내고 있었다. 그는 딸에게 왜 딸과 손자들이 잠시 집을 나와 있는지 묻지 않았으며 R부인의 행동에 대해 자신은 어떻게 해야 하는지 사위에게 그런 중요한 비밀을 감추고 있는 것이 마음 편한 것인지에 대하여 아내나 딸과 분명히 하지도 않았다. 이 때 R부인과 어머니는 R의 불행한 결혼에 대하여 깊은 대화를 나누고 있었다. 그리고 아버지는 옆방에서 마치 아무 일도 일어나고 있지 않은 것처럼 독서를 하곤 했으며, 이러한 상황은 그의 가족 내에서 남성이 외곽으로 벗어나 있는 이상한 위치를 공고히 만들었다.

비록 R부인이 자신의 원가족 내의 관계 유대를 보호하기 위해서 의식적으로 자신을 희생한 것은 아니었지만, 그럼에도 그녀는 자신의 성장을 위축시키고 그녀를 우울하게 만든 삼각관계와 패턴에 참여하였다. 결혼 속에서처럼 원가족에서의 그녀의 입장은 무의식적으로 자아의 분화를 희생하고 가족 역할과 규칙들을 계속 따르는 '기분을 맞추어주는 사람' 으로서의 역할을 하였다. 많은 정서적 에너지가 어머니를 '위하여' 그리고 아버지가 아내와 딸과의 관계에서 정서적 이슈들을 대하지 않도록 하는 쪽으로 사용되었다. 많은 딸들처럼 R부인도 가족 안의 감추어진 문제들에 레이더와 같은 민감성을 가지고 있으며 자신의 중요한 변화들이 가족의 안정성을 위협하고 부모의 결혼과 어머니와의 융합된 관계 등 가족 유대의 안정성을 깨뜨릴 것이라고 무의식적으로 느꼈다. 그녀는 또 우울증에 대한 부모의 취약함과, 그들 각자 R부인 자신이 태어날 즈음에 고통 받았던 중요한 상실들에 대하여서도 무의식적으로 인식하고 있었다.

나의 임상 경험으로는, 가족체계 이론(Bowen 1978)에 근거한 치료 작업이 특히 여성이 성인기의 탈자아와 우울증을 가져오게 하는 역기능적 가족 패턴을 파악하고 벗어나도록 돕는 데에 특히 유용하다. 치료의 한 측면은 가족에 대한 사실들을 수집함으로써 여성이 현재의 투쟁들과 관계패턴들을 보다 폭넓은 다세대적 관점에서 볼 수 있게 하는 것이다.[25] 다음은 [그림 2]에 나타난 중요한 삼각관계와 환자가 원가족과 현재의 가족에서 더욱 분리하고 분화된 입장을 가지는 데에서 가지는 어려움에 영향을 주는, 이전 세대에서의 패턴들의 간단한 양상이다.

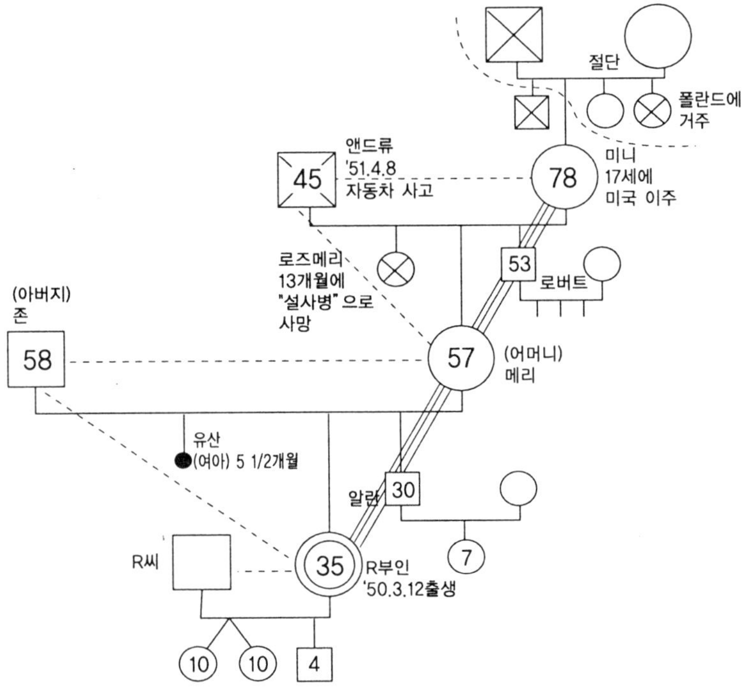

[그림 3] 외가족

25) 체계이론-가계도를 임상적으로 사용하는 것을 강조하는-에 낯선 독자들은 Kerr(1981), S.Lerner (1984), McGoldrick and Gerson(1985), and Ault-Riche(1986)를 보아야 한다.

R부인의 어머니인 메리는 그 어머니인 미니와 대단히 강렬하고도 결탁된(enmeshed) 관계를 가지고 있었다(그림 3). 메리는 계속하여 다른 가족원들에게 미니를 비난하면서도 그녀의 요구에 맞추어주고, 마치 그녀가 자기 어머니의 안녕에 혼자서만 책임이 있는 것처럼 처신하였다. 메리가 자기 어머니에 대하여 가지고 있는 오랜 책임 의식은 아버지인 앤드류의 죽음 이후 강화되었는데, 그것은 메리가 한편으로는 어머니로부터 거리감을 두면서 다른 한편으로는 어머니의 외로움과 우울증을 "고치려고" 노력하는 두 입장 사이를 번갈아 취하였음을 뜻한다. R부인이 태어났을 때 나는 막 미망인이 되었으며, 메리는 자신의 새 딸, 첫 손자가 미니의 기분을 고양시키고 인생의 목적이 되어줌으로써 지나치게 초점이 되었던 아이로서의 자신의 역할을 더욱 도와주기를 바랐었다.

할머니인 미니는 17살 나이에 폴란드에서 극적 이주를 경험하였다. 그녀의 오빠와 미국에 보내진 후 부모와 두 여동생들은 계획대로 그 나라를 떠날 수가 없게 되었다. 미니는 부모가 반대했던 폴란드 농부와 사랑에 빠졌는데 그는 미니가 미국에 온지 1주년 기념을 한 다음 날 자동차 사고로 죽었다. 미니는 아이들에게, 자신은 "사랑이 아니라 안락함을 위하여" 앤드류와 결혼하였으며, 메리에게 자신은 이전에 알아온 폴란드 농부를 절대 잊지 못하였다고 고백하였다. 분명히 미니가 젊은 폴란드 남성에게서 정서적으로 벗어나지 못하는 것은 부모, 두 형제, 고국을 상실(devastating)한 것과 연관되어 있었다. 미니와 앤드류와 결혼할 때 즈음 그녀는 폴란드에서 온 가족 사진들이 들어있는 상자를 불태우며 그것들을 보기가 너무 괴롭고, "과거 속에서 살 이유가 없다"고 이야기하였다. 그러나 그녀는 폴란드 농부에게서 받은 선물은 보관하고 있었다. 당연히 미니의 앤드류와의 결혼은 거리감이 있고 서로 불만족한 것이었다.

미니가 자신의 원가족의 중요한 성원들과 경험했던 심각한 지리적, 정서적 단절감은 자녀들과의 관계에 정서적으로 과부하되었다. 미니가 13개월 때 첫 딸을 잃게 됨으로써 미니는 메리와의 관계에서 더욱 불안해지고 융합되게 되었다. 미니는 마치 어느 순간 메리가 사라질 것처럼 과잉보호하였다. 그리고 메리는 어린 시절의 많은 시간 동안 미니와 함께 잤으며, 서로의 안녕에 대하여 걱정하였다. 성인 여성으로서 메리는 어머니의 딸로 남아서 둘 사이는 계속하여 융합된 상태로 남아있게 되었고 따라서 서로의 차이점들을 솔직하게 이야기하거나 중요한 관계의 문제들을 이야기하지 못하였다. 예를 들면 메리는 정기적으로 교회에 출석하지 않으면서도 이와 다른 사실들에 대하여 어머니에게 거짓말을 하였는데, 그것은 미니가 사실을 알게 되면 "너무 좌절할 것"이라는 것이었다.

시간이 지남에 따라 R부인은 자신이 어머니와 자신의 관계가 어머니와 미니와의 관계와 어떻게 비슷한가를 탐색했으며 몇 세대에 걸친 가족관계를 형성한 더 큰 맥락에 대하여 보다 명확하고 실제적인 양상을 얻었다. 그렇게 하는 데에 있어서 그녀는 어머니들과 딸들이 아버지-딸의 관계, 부부간의 만족, 개인적 목표의 추구와 자아명료화를 희생시키면서 아주 강력하고도 상호적으로 서로 보호적이었던 수 세대에 걸친 삼각관계를 반복하는 역할을 하고 있음을 점차 알게 되었다.

R부인의 아버지인 존은 자녀 중 셋째였고 네 형제 중 유일한 아들이었다. 그는 그의 어머니에게 "특별한 아들"이었고 따라서 그녀는 가족 중에서 가장 "친한 친구"로 그를 과잉보호하고 그에게 편향되었다(그림 4). 존의 패턴은 또 그의 어머니와의 과잉으로 아버지와는 그에 상응되게 심하게 거리감 있는 관계였다.

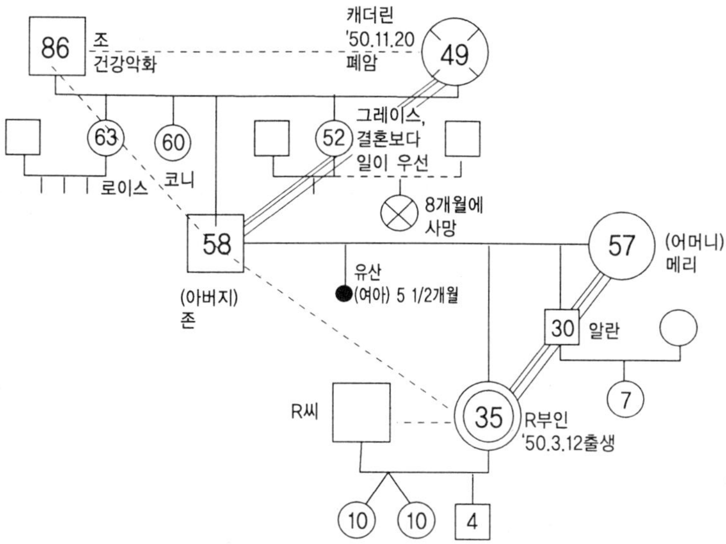

[그림 4] 친가족

존이 어머니 카트린느와 특별한 관계에 있음으로써 다른 셋의 여자 형제들과의 관계에 정서적으로 부담을 지우게 되었다. 첫째인 루이는 자신은 과도한 가족, 가사 책임을 맡은 반면 존은 "버릇없이 되고" 특권을 받는 것에 대하여 특히 이의를 제기하였다. 또 존은 카트린느에게 조언자로서도 보여졌기 때문에 루이는 맏이로서의 지위라는 혜택을 받은 것이 아니라 부담을 얻게 되었다. R부인이 치료를 시작했을 때, 그의 아버지와 루이는 나이 드신 아버지를 보살피는 일에 관하여 격렬한 논쟁을 하였다. 자녀들이 성장하는 동안 루이는 아버지와 가장 가까웠고 자주 다른 가족원들에게 아버지의 행동을 정당화해주거나 변명해주려는 역할을 하는 경우가 많았다.

존의 부모인 카트린느와 죠는 부부 간에 거리를 두고 자녀에 초점을 둔 삼각관계-여기서 존이 아주 중요한 역할을 하였다-를 통하여 그들 관계의 긴장을 관리했다. 그녀의 결혼에서 카트린느의 역할은 상대방의 편의를 잘 봐주는 역할이었다. 그리고 그녀는 자신의 욕구나 불만을 표현하지 못하였고 자신의 인생 목표나 계획을 구체화하지 않았다. 부부간의 불만과 분노로 인하여 아들 존과의 관계가 강력해지고 그를 특별한 동맹과 막역한 친구로 의지하게 되었다.

존이 태어난 초기부터 시작된 이러한 패턴은 성인이 될 때까지 계속되었다. 예를 들면 존의 막내 여자동생인 그레이스는 가족에서 멀리 떨어진 도시로 옮겨간 첫 해 혼외 임신을 하게 되었다. 그녀는 아이를 입양시킬 계획을 하였으나 출산 한 달 전에 유산되었다. 카트린느는 그레이스에게 죠를 포함하여, 임신했다는 것조차 몰랐던 다른 가족원들과 이 소식을 이야기하지 않도록 경고하였다. 그런 다음 카트린느는 존에게 그 이야기를 모두 털어놓으면서 그가 그것을 이야기하지 않도록 하였다. 존은 그가 그 큰 비밀을 감추지 못하리라는 그의 엄마 생각과는 달리 30년 이상 후에까지 그는 그것을 절대 이야기하지 않았다. 이 예는 존이 다른 중요한 가족관계를 희생하면서 한 가족원(이 경우는 카트린느)과 지나치게 강력한 유대를 가졌던 침해적이고 유독한 삼각관계를 보여주는 많은 예들 중의 하나였다. 이제 메리와 결혼한 두 번째 가족에서 그는 자신의 아버지의 위치를 반복하여 "내부자"로부터 "외부자"로 위치를 확 바꾸어 버렸다. 그러나 기본적인 삼각관계는 여전히 그대로 남았다.

원가족 작업

치료를 통해 R부인은 자신의 불만족스러운 결혼 관계를 보다 폭넓은 가족 양상 맥락 속에서 볼 수 있게 되었다. 이전 세대들의 유산에는 거리를 둠으로써 아버지/남편, 아이에게 초점을 두는 아내-어머니에 의하여 유지되어온 불만스러운 결혼이 포함되었다. R부인은 이 삼각관계를 더욱 강화시킨, 두 부모를 상실한 시점에 그 가족으로 들어갔다. 그리고 R부인이 치료를 시작했을 때 그녀는 아버지의 소원하고 고립된 위치와 공모하는 한편 그녀 어머니의 정서적 동맹의 역할 속에서 실질적으로 침해당했다. 그리고 그 삼각관계는 부모의 결혼을 안정시켰지만 관련된 모든 사람들의 성장을 위축시켰다.

그녀 자신의 결혼에서 현상 유지에 도전하도록 작업하기보다, R부인은 예전 삼각관계를 반복하고 시간을 정지시키는 역할을 할뿐인 방식으로 자신의 어머니와 치료자에게 불평했다. 어머니와 딸을 함께 결속시킨 보이지 않는 줄은 두 여성이 남성에 대한 자신들의 실망과 배제를 둘러싸고 자신들의 친밀감을 결속함으로써 더욱 조여졌다. 다음으로 남성들은 문화적 처방에서 뿐 아니라 원가족 안에서 깊은 뿌리를 가지고 있는 이 드라마에서 자신들의 입장을 만들어 유지하는 데에 적극 참여하였다. R부인의 증후적 우울증은 유사하게 그녀를 자신이 어머니에 묶여있게 하였으며 그녀의 어머니는 자신의 문제보다 딸의 우울증에 더 많은 걱정을 하였다. R부인의 우울증이 그녀를 모든 부분에서 고착시켰기 때문에 그것은 R부인이 절대 성장해서 집을 떠나지 않으려고 하는 어머니에 대한 충성을 맹세하는 역할도 하였다.

R부인은 자신의 상황에 대하여 분명히 생각할 수 있었고 그녀가

다세대체계 양상을 이해한 후 자신의 행동을 새롭게 할 수 있었으며, 증후적 우울증이 발병한 현재의 상호작용적 맥락을 이해할 수 있었다. 동시에 보기에 간단한, 가족 사실들을 얻는 과제가 불가피하게 침해적 패턴에서의 변화를 가져왔다. 예를 들면 R부인은 그들 가족사에 대하여 아버지와 아버지 형제들에게 물음으로써 다른 가족원들의 "비밀들"뿐 아니라 그녀의 고모인 그레이스의 임신과 상실에 대하여 알게 되었다. 그렇게 하는 데에 있어서 그녀 스스로는 아버지–딸의 거리감이라는 오랜 유산에 저항하고 처음으로 존과 정서적으로 중요한 문제들을 이야기하기 시작하였다. 이 경험으로 인하여 그녀는 자신을 포함한 모든 가족원들 안에 대단히 높은 수준의 불안과 저항을 직접 관찰할 수 있게 되었다. 또 어머니와 지나치게 강력한 관계가 아버지와의 소원함과 서로 맞물려있기 때문에 어머니와 얽힌 관계에도 도전하였다.

치료동안 R부인은 침해된 가족 삼각관계 속에서의 자신의 역할을 서서히 변화시켰다. 예를 들면 그녀는 우울증과 불행한 결혼에 대한 강한 마라톤에 어머니를 끌어들이기를 멈추었다. 거기서 두 여성은 R부인의 남편은 비난받아야 하고 그녀의 아버지에 대해서는 이야기하지 않아야 한다는 데에 암묵적으로 혹은 터놓고 합의하였다. 대신 R부인은 부모를 따로 연결하여 조용히 사실대로 자신의 부부간의 어려움에 대한 자신의 관점과 자신이 거기에 어떻게 기여하고 있는가에 대하여 함께 이야기 나누었다. 그녀는 아버지가 듣지 않는 곳에서 어머니에게 "비밀들"을 이야기하기를 멈추고 서서히 확대가족 안에 유지되어온 비밀이라는 유산에 도전하였다. 그녀의 결혼이 격해졌을 때에, 여전히 그녀는 남편으로부터 일시적인 거리를 유지하려고 하였다. 그러나 더 이상 세 자녀들을 자신의 부모 집에 데려가거나 그들 아버지에 저항하여 자신과 동맹을 맺도록 유도하지 않았다.

R부인이 이런저런 변화들을 이룩했을 때 전에는 무의식적이었던 자료들이 나타났다. 예를 들면 그녀가 아버지와 남편과의 정서적 유대를 더 형성하려고 노력할 때 어머니에 대한 깊은 죄의식과 불충성이 나타났다. 더 큰 분리와 분화를 향한 자신의 움직임이 어머니를 상처 줄 것이라는 그녀의 두려움은 스스로의 분리불안과 어머니에게 투사했던 변화에 대한 저항-이것은 R부인의 눈으로 보기에 메리를 더욱 취약하게 만들었다-에 의해서 뿐 아니라 두 부모들로부터 강한 "이전 상태로 변화하라"는 반응에 의하여 강화되었다. 게다가 R부인의 변화된 행동은 가족을 안정되지 못하게 만들었고 예측컨대 체계 전체에 심각한 반향을 가져왔다. 첫째, 그녀 부모들 사이의 부부 문제들은 R부인이 예전 삼각관계에서 벗어남에 따라 강력한 힘으로 표면화되었다. R부인의 아버지는 아내에게 자신이 수년 동안 동성애 관계를 가져왔다고 아내에게 고백하였다. 그리고 그 부부는 부부치료를 시작하였고 R부인이 종결할 때까지 계속되었다. R부인의 어머니는 R부인이 보다 분화된 형태로 어머니와 할머니와 상호작용하기 시작함에 따라 자신의 어머니인 미니와의 관계에서 정서적 문제에 직면하게 되었다. 그녀 아버지도 딸이 단절과 비밀 유지라는 오랜 유산에 도전하기 시작함에 따라 가계 상의 사람들과의 관계를 재타협하는 비슷한 도전을 받게 되었다. 예를 들면 존의 루이와의 적대적이고 비난적 관계에서의 변화, 어린 여동생 그레이스(그가 그녀의 충격적 임신과 상실에 대하여 절대 이야기 하지 않았던)와의 소원한 관계 속에서의 변화가 R부인이 둘에 대한 그녀 아버지의 반발이라는 강렬한 정서적 부분에서 비교적 자유로운 아주머니들과의 1:1 관계를 형성하려고 노력함에 따라 일어났다. 확실히 R부인은 가족 사실 수집, 다세대 패턴과 삼각관계 이

해, 그녀가 한 부분에 대한 침착하고 보다 객관적인 관점을 얻으면서 상당한 시간동안 치료받기 전까지는 원가족 내에 중요한 변화를 주도하거나 유지할 수 없었다.

R부인이 원가족 안에서 했던 작업 결과, 그녀는 보다 명료하고 분리된 자아인식을 공고히 할 수 있게 되었고 그녀의 우울증이 사라졌다. 그녀는 자신의 결혼 문제에 대하여 보다 사려 깊고 책임 있으며 반발이 덜한 입장을 취하고, 예전의 가족 각본(그녀가 다른 관계는 희생시키고 어머니를 위해서 존재할 필요와 같은)에서 자유로운 부부 사이의 상호작용을 더 잘 관찰할 수 있게 되었다. 그러나 R부인의 부부관계 문제에 대하여 보다 명료해지고 객관화됨에 따라 상대방에 맞추고 탈자아적 배우자 역할에서 벗어나려는 그녀의 저항도 강해졌다. 나는 정신 역동적 혹은 가족 체계 모델에서 비롯된 치료 작업에서 자주 간과되고 최소화된 저항의 토대에 간단히 초점을 두고자 한다. 여기서 나는 여성의 남성에 대한 경제적 의존성이 주는 광범위한 시사점들을 이야기할 것이다.

경제적 의존성의 영향

R부인의 경제적 독립성의 부족이 그녀 남편과의 근본적 관계를 명확히 하는 데에 따른 무의식적 두려움에 깔린 중요한 요인이었다("이것들은 내가 이 관계를 지속시키기 위하여 변화시켜야만 하는 것들이다. 이것들은 내가 앞으로 더 이상 할 수 없는 것들이다"). 앞에서 언급하였듯이 R부인이 결혼이 필요하다 하더라도, 결혼 없이도 살 수 있다는 확신을 할 때까지 결혼을 변화시킬 수 없었다. 그녀가 변화에 대한 내적 장애물들을 작업한 이후에 조차도 그녀의

결혼에 있어서의 꼭 갇힌 위치에서의 인식되지 않은 요인은 의존적 자녀들과 가난한 이혼녀들이라는 최하층의 범주에 들어가게 될 것에 대한 두려움이었다. 나는 이 두려움이 직업이 없는 가정주부나 저임금 직업에 갇혀 있는 여성들에게 보편적이라고 생각한다. 여성들이 자신들이나 다른 사람들에게 있어서의 이러한 문제점들을 구체화하려고 하지 않는 한("나 자신을 위하여 할 필요가 있는 것을 하는 것은 궁극적으로 내 결혼을 해체시키게 되며, 그것은 나를 빈곤과 심각한 긴장 상황으로 빠뜨릴 것이다") 그들은 치료 과정에서 그것이 확인되고 언급될 때까지 나아가지 못할 것이다.

R부인의 경우, 나는 그녀의 현 경제적 상황을 변화시키거나 그대로 유지하는 것의 의미들을 계속적으로 물음으로써 검토 중인 논점에서 벗어나도록 하였다. 이러한 질문들은 그녀가 결혼에서 자신의 우울증과, 수반되는 분노와 슬픔을 극복하기 위하여 필요하다고 결국 인식했던 바로 그것들을 할 수 없다고 불평하는 맥락에서 제기되었다. 예를 들면 환자의 우울증의 분명한 근원은 가정 상황에 대한 과잉기능과 과잉책임을 지는 위치에서 비롯된 것이다. 치료가 진행됨에 따라 이 상황은 그녀의 증후적 입장(Symptomatic Position)과, 남편과의 눈물 섞인 논쟁의 결과가 아니라 이 부분에서 과잉기능하지 않으려는 그녀 스스로의 결심의 결과로서 변하게 되었다. 그러나 이러한 방향(그녀 남편에게 그녀가 이제 피곤하고 스스로를 더 보살피는 것이 필요하기 때문에 남편의 점심을 차리거나 세탁을 하지 않을 것이라고 말하는 것과 같은)으로 구체적인 작은 변화나마 계획했을 때 그녀는 끝까지 버티지 못했다. R씨가 예측했던 대로 불안과 저항을 보임에 따라 R부인은 본래의 상태로 되돌아가 우울증과 서글픔의 상태로 되돌아갔다. 그럴 때 나는 그녀가 이 관계 체계상의 변화로 인한 결과들에 대하여 어떻게 보고 있

는지를 정확하게 파악하기 위한 체계적 질문들을 하였다. 그러한 질문들을 통해서 그녀는 자신의 최악의 두려움은 자신이 계속적으로 변화될 경우 결혼이 희생당할 것이라는 것에 대한 것임을 인식하게 되었다.

그녀에게 남편이 없을 경우 자신을 어떻게 보살필지, 그리고 자신을 위해서 어떤 단기-장기적인 계획들을 가지고 있는지에 대한 구체적인 질문들을 피하지 않았다. 나는 내가 이혼을 생각했다기보다는 현재의 이혼율과 딸린 자녀를 둔 이혼한 어머니들의 빈곤상태에 대하여 얻을 수 있는 사실들의 입장에서 진지하게 그녀가 자신의 불안을 받아들이도록 하는 것이라는 것을 분명히 했다. 이러한 질문들을 구체적으로 물을수록 그녀는 자신을 위한 인생과 직업의 목표들에 대하여 생각해보지 않았음이 보다 분명해졌다. 성역할 사회화를 습득한 결과, R부인은 그녀가 결혼하면 보살핌을 받을 것이며 그녀가 필요로 하는 모든 것이 남편과 아이들을 통하여 충족될 것이라는 것을 믿도록 키워져 왔다. 그 대신 그녀는 자신이 모든 사람을 보살피는 반면 그녀의 우울증으로 인한 최소한의 부차적 이득 외에는 아무도 자신을 보살펴주지 않음을 발견하게 되었다. 그러나 그녀가 자신의 변화들이 중요한 정서적 관계와 생존의 문제였던 부부 관계의 안정성을 잃을 것을 두려워한다면 스스로를 보살피기 시작할 수 없었다.

나는 여성이 자신을 스스로 구제할 수 있을 때까지는 불행한 결혼은 구제할 수 없다고 생각한다. 또 나는 결혼을 요구하지도 배제하지도 않는 인생의 계획을 가지고 있는 것보다 여성에게 더 중요한 것은 없다고 생각한다. 이 말은 남성과 여성이 장기적인 개인적, 일의 목표들을 가지지 않고는 특히 우울증과 다른 증세와 역기능적 행동들에 취약하다는 나의 신념 이상의 더 많은 것을 나타낸다. 더욱 중요한 문제는 경제적 생존의 문제이다. 통계에 의하면 현 경향대로 계속되면 나이 든 여성뿐만 아니라 딸린 자녀를 둔 편모가 21세기 무렵에 국가의 빈곤의 거의 모두를 차지하게 될 것이라고 한다. 여성으로 하여금 직업을 찾도록 하는 것은 내 일이 아니지만 조심스러운 체계적인 질문(이전 세대의 여성들에 있어서의 일과 경력의 유산에 대한 질문을 포함한)이 환자들을 문화적 압력과 다른 사람들의 소망과 기대에 반하지도 동조하지도 않는 것에 기초하여 그 문제에 대한 그들의 입장을 곰곰이 생각하게 만들 것이다(Lerner 1987).

R부인은 치료동안 직업 계획은 세우지 않았다. 그러나 경제적 의존이 결혼에 미치는 영향과 한 가지 역할의 바구니 안에서 달걀들을·모두 얻으려는(역자 주: 결혼 생활에서 모든 만족을 얻으려는 것을 의미함) 자신의 선택을 탐색하게 되었다. 자긍심과 자신의 자원들에 대한 믿음이 쌓여감에 따라 그녀는 필요한 경우 스스로 생존할 방법을 찾을 수 있다는 확신을 하게 되었고 더 이상 스스로를 희생시키면서 결혼을 유지할 필요는 없음을 확신하게 되었다. 따라서 그녀는 남편을 잘 돌보아주는 한편 남편을 비난하는 역할을 포기할 수 있게 되었고 가정에서 과도하게 책임지는 그녀의 입장 등 남편과의 관계에서 문제가 생길 때 자기를 주장할 수 있게 되었다. 그녀의 변화된 행동들은 부부의 위기를 촉진시켰지만(남편의 잠깐의 외도로 이혼을 요구하는 등) 결국 변화의 어려움을 잘 견디어 결혼 생활이 보다 강화되었다. R부인이 치료를 마친지 일 년 후 그녀는 나에게 가족이 남편의 승진으로 다른 곳으로 이사했다는 편지를 보내왔다. 그녀는 상담심리 석사 과정에 들어갔으며, 비록 그녀가 힘들게 지내고는 있으나 전혀 임상적으로 우울한 상태는 아니었다.

우울과 분노

대중적이고(Rubin 1970) 고전적인 정신분석 문헌(Abraham 1927, Freud 1956)에서 우울증은 분노의 인식과 표현을 회피하는 것과 연결되어져 왔다. 우울증은 마치 억압된 공격성이 우울증의 실제 원인이며 우울증이 자신의 분노나 화를 적절한 대상에게 단순히 쏟아냄으로써 해소될 수 있는 것처럼 "내부로 향하여진 분노 혹은 자아에 대항하는 분노"로 개념화되어졌다. 최근에 예전의, 분노를 쏟아냄으로써 분노가 완전히 차단될 때 초래되는 심리적 위험으로부터 보호될 수 있다고 이야기하는 분노 내재화/분노 표출(anger-in/anger-out theory)이 경험적 자료와 임상적 경험에 의하여 도전을 받아왔다(Tavris 1982, Weissman and Klerman 1984, Lerner 1985).

화를 드러내고 자신을 위하여 항의하는 능력은 자신의 위엄과 자기존중을 유지하는 데에 필수적이며 개인적, 사회적 변화에 중요한 매개체라는 것은 분명하다. 여성주의의 두 번째 흐름 이전에 R부인처럼 우울 상태에 있는 여성들은 자신이 불행한 것에 대하여 스스로를 비난하고, 오직 자신의 신경증에 초점을 두거나 그렇지 않으면 어머니를 비난하였다. 반면 현재는 여성의 삶을 잘못 규정, 위축, 잘못 이름붙인 역할들과 규칙들을 도전하고 변화시키기 시작하였다. 우울증은 이러한 의식고양 과정과 사회정치적 변화(분노의 인식이 중요한 역할을 하는)의 부족으로 인한 여성의 상황의 보편적인 측면이다. Bernardez-Bonesatti(1978)가 처음으로 여성의 분노에 대한 강력한 내적, 문화적 금지들과 그러한 금지명령들에 따른 심리적 결과(우울증이 그 한 가지)를 탐색하기 시작하였다.

우울증이 간접적인 항의의 형태로서의 역할을 해온 한편 그것은 또 분노를 속박하여 그 원인을 모호하게 한다. 앞에서의 R의 경우에 그녀의 우울증은 부부관계에서의 변화를 가져오게 하였으나 또 현상에 자유로이 도전하고 그녀의 불만을 분명히 구체화하지 못하게 하였다. 그녀의 가족 안에서의 환자 혹은 우울증 환자로서의 위치로 인하여 그녀의 자긍심과 유능감은 더욱 저하되었고, 그로 인하여 그녀의 불만들을 토로하고 자신을 위하여 새롭고 다른 조치를 취하는 것이 타당하다는 느낌을 덜 가지게 되었다.

동시에 분노를 터뜨린다고 하여 우울증을 막을 수 있는 것은 아니다. 본 환자는 자신의 불행에 대하여 남편을 비난하고, 남편에 대하여 비난함으로써 어머니와의 유대를 공고히 했다는 사실에 의하여 도움을 받지 못했다. 우울증의 여성은 아무런 효과도 없는 다툼, 불평, 비난의 끝없는 순환을 자주 경험하고 단지 무력감, 낮은 자존감을 강화할 뿐이다.

우울증, 낮은 자존감, 자기배반, 자기증오는 여성이 다투면서도 불공평한 상황에 계속 굴복할 때 그들이 자신의 믿음, 가치, 개인적 목표들과 상반하는 관계를 맺을 때 혹은 스스로 잔소리 많고 파괴적인 여성이라는 사회적 고정관념을 충족시킬 때 불가피하다 (Bernardez-Bonesatti 1978, Lerner 1985).

많은 경우처럼 R부인도 그녀의 우울증이, 권리를 가지고 있다고 생각하고 후원자적 태도를 가진 남편, 소유욕과 과도한 관여를 하는 어머니, 거리감과 정서적 접근이 불가능한 아버지 같이 자신에게 중요한 사람들에게 분노를 터뜨린다고 해서 완화되지는 않는다. 오히려 그녀의 분노는 그녀가 보다 큰 관계 패턴을 더 잘 관찰할 수 있게 되고 그 관계 패턴 안에서 그녀의 역할을 변화시킬 필요성을 더 잘 인식하게 된다는 점에서 보다 큰 과정의 한 부분이 된다. 예를 들면 R부인이 치료시 자신이 아버지의 정서적 부재에 관하여 반복적으로 분노에 차 불평한 것들은 그녀의 우울증에 거의 도움이 되지 않았다. 중요한 것은 안팎으로 일어나는 심한 저항에도 불구하고 시간 경과에 따라 그와 서서히 연계하는 궁극적인 능력이었다. 그녀의 그러한 변화는 그녀가 가족사실들, 패턴, 삼각관계 자료들을 수집하여 가족문제의 원인을 어느 개인에게 두기보다 폭넓은 체계의 관점에서 아버지의 소원함들을 볼 수 있게 된 후에야 가능했다.

요약하면 비록 분노의 부인과, 그 원인에 대한 자각의 부족이 우울증을 강화시키고 효과적인 대처를 약화시킬 수 있다 하더라도 우울증은 내부로 향하여진 분노는 아니다. 임상적 우울증과 만성적 분노와 슬픔은 함께 발생되는데 자주 그것은 은연중 변화를 견뎌내는 융통성의 부족으로 보이는 관계체계 안에서의 변화 필요성을 의미한다. 비록 분노가 다른 사람을 지향하고, 우울증이 자기를 향하는 것이라 하더라도 두 가지 형태의 정서적 반응성은 여성이 그녀를 옭아매는 관계패턴과 삼각관계 속에서의 그녀의 역할을 파악하고 변화시킬 수 있고, 자아의 욕구, 바램, 우선권들에 대한 전문가가 될 수 있을 때 덜 강렬해진다.

우울한 감정이나 분노가 궁극적으로 여성을 긍정적 변화의 방향으로 움직일 경우, 그것들은 중요한 목적에 이바지한 것이다. 그러나 정서적 강렬함을 반복적으로 표현하는 것은 내재된 치료적 가치는 거의 없고 환자가 단순히 그것에 반응하기보다 자신의 문제에 대하여 생각하는 능력을 차단하는 경우가 많다. 치료자가 치료 목적으로 우울증 환자의 분노의 감정들을 드러내거나 다른 가족원들에 대한 환자의 불만들을 동조적으로 경청하는 데에 주로 노력한다면 나쁘고, 아프고, 비난받아야 하는 것으로 보이는 다른 가족원과 환자와의 관계를 희생시키는 대가로 치료자-환자의 친밀감이 형성되는 역기능적 삼각관계를 되풀이 할 수 있다.

우울증과 여성들의 관계지향성

여성주의 저자들은 여성들은 다른 사람들과의 친화와 그들에 대한 보살핌에 대한 욕구가 더 강하다는 점에서 남성과는 다르다고 주장한다(Miller 1976, Gilligan 1983). 정서적 유대가, 남성의 경우보다 여성의 자아에 대한 인식에 있어서 더 핵심이 된다는 생각은 여성이 우울증에 걸릴 가능성이 더 많다는 경제적 계층과 생애주기의 모든 단계 속에서의 취약성(Scarf 1980)을 의미하는 연구결과들을 설명하기 위하여 인용되었다. 여성주의 이론가들이 여성의 친화적 입장을 약점으로보다는 강점으로 보기는 하지만 그럼에도 그들의 작업은 관계에 주로 전념하는 것은 정서적 건강의 위기이며 여성의 우울증에 있어서의 중요한 요인이라는 것을 암시하는 것으로 해석되어왔다. 일부 전문가들은(Scarf 1980) 여성은 생물학적으로 관계가 사람 지향적이어서 관계에 실패하면 우울증에 걸리기 쉽게 한다고 하였다. 반면 다른 저자들은 같은 상황에 대하여 선천적이기 보다 양육에 의한 것으로 본다(Braverman 1986).

비록 여성의 우울증과 관계 속에서의 여성의 위치와의 사이에 실제로 관계가 있다 하더라도 친화와 우울증에 대한 취약성 사이의 관계는 명확히 정리되지 않았다. 결혼과 가족, 친밀감과 애착을 가치 있게 평가하는 것은 정신 건강상의 자산이지 불리한 점이 아니다. 즉 관계 지향성이 강하다고 하여 그 관계가 끝났을 때 개인을 쉽게 우울증에 걸리기 쉽게 만들지는 않을 것이다. 사실 연구는 재정적인 어려움에도 불구하고 여성이 남성없이 지내는 경우가 남성이 여성없이 지내기보다 훨씬 잘 지낸다는 것을 분명히 보여준다(Bernard 1973). 모든 보험회사에서 알고 있듯이 아내가 없는 남성들은 정서적, 신체적 질병에 놀랄 정도로 취약한 집단이다. 남성들은, 비록 그들의 의존성에 대한 욕구가 더 감추어지긴 하지만, 여성이 남성들을 필요로 하는 만큼 혹은 그 이상으로 여성을 필요로 한다(Lerner 1983, Eichenbaum and Orbach 1983).

요약하면 여성을 쉽게 우울증에 빠지게 만드는 것은 여성의 친화적 욕구나 관계지향성이 아니다. 왜냐하면 정서적 유대는 강점일 뿐만 아니라 기본적인 인간의 욕구이기 때문이다. 오히려 관심을 가져야 할 것은 관계 속에서 여성에게 어떤 일이 일어나는가 하는 것이다. 성 역할의 구조화와 여성의 종속적이고 평가 절하된 지위로 인한 심각한 영향이 여성의 원가족과 결혼에 있어서의 여성의 취약한 위치에 훨씬 커다란 영향을 미친다(Carmen 1981, Lerner 1985). 여성의 우울증 발생률이 높은 데에는 많은 원인이 있지만 관계를 일차적으로 중요하게 여기는 것(관계가 자아를 희생하는 대가로 일어나는 것이 아닐 때)은 문제가 아니라 해결책의 일부이다.

추신 : 개인적인 것은 정치적인 것이다

심리학자와 정신치료자로서 내가 우울한 상태에 있는 여성들과 일하는 데에 있어서 가장 중요하게 초점을 두는 것은 역기능적 가족 패턴과 서로 밀접하게 얽혀있는 심리내적 요인들이다. 그러나 개인과 가족 역기능이 가부장적 문화의 역기능성과 밀접한 관계에 있다는 것을 인식하는 것이 중요하다(Carmen 1981, Goldner 1985b, Hare-Mustin 1987). R부인 자신의 원가족에서의 입장이 바로 이러한 경우이다. 너무도 익숙한 춤-소원한 남편/아버지, 아이들에 초점을 맞추고 있는 아내/어머니, 너무 충성스러워서 스스로는 성장할 수 없는 증세를 가진 딸에 의하여 반복적으로 보여지는-은 특정 유형의 가족 구조가 같은 사회적 역기능을 강화, 지속시키는 것처럼 가부장적 사회체계에 의하여 처방되고 지속된다. 남성들이 가정 밖의 세계에서 문화의 창시자며 조성자인 한, 여성들이 자신의 삶이라는 측면에서 자유롭게 규정되지 않는 한, 사회가 계속적으로 어머니는 아동의 환경이라는 메시지를 계속 유지하는 한, 심리적으로 거리감이 있는 아버지, 정서적으로 강렬하고 지나치게 관여된 어머니, 성장의 여지가 거의없는 아동이라는 기본적인 역기능적 삼자관계는 자연스러운 성장결과인 동시에 문화의 한 축도이다(Lerner 1978, Goldner 1985a).

가족 구조와 사회적 구조는 순환적이고 자기 영속적이며 하향적 나선 구조적 순환을 형성한다(Lerner 1978). 더 많은 여성들이 자신의 성장을 지속하지 못하고 가정 밖에서 권한과 권위를 갖는 지위로부터 배제될 수록 그들은 과도하게 자녀에게 초점을 두게 된다. 정서적 강력함과 친밀함은 점점 어머니-자녀 둘 사이에 존재하게 됨에 따라 남편/아버지의 거리감과 정서적 고립은 더욱 견고해진다. 다음으로는 이러한 상황 속에서 성장하는 자녀들은 여성들의 "파괴적" 힘에 대한 두려움을 형성하고 방어를 위한 노력으로 성인들의 삶 속에서 여성들의 활동범주를 제한하고 위축시키며 가부장적 해결책을 선택하도록 한다. 물론 그 "해결책"은 문제를 지속시킬 뿐이며, 특히 여성의 우울증 발생률을 높이는 데에 기여하게 된다.

우리는 어떻게 그러한 순환을 무너뜨리며, 어디에서 우리가 변화를 만들어내기 위하여 개입할 것인가? R부인에 대하여, 나의 작업의 많은 부분은 그녀가 원 가족과 결혼생활 속에서 성장하는 것을 금지했던 경직된 패턴과 구조에 초점을 두었다. 내 경험으로는 가족체계에서 비롯된 개인적 작업이 자아의 분화를 촉진시키고, 초기 가족 경험에 기원을 가지고 있는 왜곡된 내면화된 대상 표상과 정신적 구조를 변경시키는 데에 특히 효과적이다. 그러나 개인과 가족의 역기능은 가족과, 자아의 분화 과정에 형태를 부여하는 가부장적 체계의 의미와 중요성을 철저히 탐색하지 않고는 이해될 수 없다. 확실히 개인과 가족 기능에 있어서 가부장적 구조의 결과에 관심을 두지 않을 경우 여성의 우울증에 대한 편파적이고 부정확한 이론과, 변화의 동인으로서의 우리의 능력을 제한시키는 결과를 야기할 뿐이다.

참고문헌

Abraham, K. (1927). *Notes on the Psychoanalytic Investigation and Treatment of Manic-Depressive Insanity and Allied Conditions.* Selected papers. London: Hogarth Press.

Ault-Riché, M. (1986). *Love and Work: One Woman's Study of Her Family of Origin.* Topeka, Kans.: Menninger Video Productions, The Menninger Foundation.

Bernard, J. (1973). *The Future of Marriage.* New York: Bantam.

Bernardez-Bonesatti, T. (1978). Women and anger: conflicts with aggression in contemporary women. *Journal of the American Medical Women's Association* 33(5):215–219.

Bowen, M. (1978). *Family Therapy in Clinical Practice.* New York: Jason Aronson.

Braverman, L. (1986). The depressed woman in context: a feminist family therapist's analysis. In *Women and Family Therapy,* ed. M. Ault-Riché, pp. 90–99. Rockville, Md.: Aspen.

Carmen, E., Russo, N. F., and Miller, J. B. (1981). Inequality and women's mental health. *American Journal of Psychiatry* 138(10):1319–1330. Also in *The Gender Gap in Psychotherapy: Social Realities and Psychological Processes*, ed. P. P. Rieker and E. Carmen, pp. 125–138. New York: Plenum, 1984.

Carter, B. (1986). Success in family therapy. *The Family Therapy Networker* 10(4):16–22.

Eichenbaum, L., and Orbach, S. (1983). *What Do Women Want?* New York: Coward McCann.

Freud, S. (1956). Mourning and melancholia. In *Collected Papers*, vol. 4, ed. E. Jones. London: Hogarth Press.

Gilligan, C. (1983). *In a Different Voice*. Boston: Harvard University Press.

Goldner, V. (1985a). Feminism and family therapy. *Family Process* 24(1):31–47.

——— (1985b). Warning: Family therapy may be hazardous to your health. *The Family Therapy Networker* 9(6):29–23.

Hare-Mustin, R. T. (1987). The problem of gender in family theory. *Family Process* 26(1):15–27.

Kerr, M. (1981). Family systems theory and therapy. In *Handbook of Family Therapy*, ed. A. Gurman and D. Knistern, pp. 226–364. New York: Brunner/Mazel.

Lerner, H. G. (1978). On the comfort of patriarchal solutions: Some reflections on Brown's paper. *Journal of Personality and Social Systems* 1(3):47–50.

——— (1979). Effects of the nursing mother–infant dyad on the family. *American Journal of Orthopsychiatry* 49(2):339–348.

——— (1980). Internal prohibitions against female anger. *The American Journal of Psychoanalysis* 40(2):137–148.

——— (1983). Female dependency in context: Some theoretical and technical considerations. *American Journal of Orthopsychiatry* 53(4):697–705. Also in *The Gender Gap in Psychotherapy: Social Realities and Psychological Processes*, ed. P. P. Rieker and E. Carmen, pp. 125–138. New

York: Plenum, 1984.

——— (1985). *The Dance of Anger: A Woman's Guide to Changing the Patterns of Intimate Relationships.* New York: Harper & Row.

——— (1987). Work and success inhibitions in women. *Bulletin of the Menninger Clinic* 51(4):338–360.

Lerner, S. (1984). *Constructing the Multigenerational Family Genogram: Exploring a Problem in Context.* Topeka, Kans.: Menninger Video Productions, The Menninger Foundation.

Lerner, S., and Lerner H. G. (1983). A systemic approach to resistance: theoretical and technical considerations. *American Journal of Psychotherapy* 37(3):387–399.

McGoldrick, M., and Gerson, R. (1985). *Genograms in Family Assessment.* New York: W. W. Norton.

Miller, J. B. (1976). *Toward a New Psychology of Women.* Boston: Beacon.

Rich, A. (1976). *Of Woman Born.* New York: W. W. Norton.

Rubin, T. (1970). *The Angry Book.* New York: Collier.

Scarf, M. (1980). *Unfinished Business.* New York: Doubleday.

Tavris, C. (1982). *Anger: The Misunderstood Emotion.* New York: Simon & Schuster.

Weissman, M., and Klerman, G. (1984). Sex differences and the epidemiology of depression. In *The Gender Gap in Psychotherapy: Social Realities and Psychological Processes,* ed. P. P. Rieker and E. Carmen, pp. 160–195. New York: Plenum.

Wheeler, D. (1985). The fear of feminism in family therapy. *The Family Therapy Networker* 9(6):53–55.

14 CHAPTER 여성주의 정신분석의 공헌에 대한 비평

마지막 장에서는 주로 여성주의 이론의 발달을 비평할 것이다. 비평의 우선 과제는 많은 여성주의 정신분석 이론이 편협한 모성중심적 초점을 유지하고 있음을 밝히는 것이다. 가족 내의 순환적 인과성과 상호 결합된 가족 과정을 간과하고 있기 때문이다. 덧붙여 여성주의자들이 부지불식간에 집단 내의 차이는 최소화하면서 오히려 집단 간의 차이는 과장하여 성에 대해 극단화된 일반화를 부추기고 있음을 지적하고자 한다. 이 책의 많은 부분에서 이미 이러한 비판을 해왔으며 실제로 논의하고자 하는 많은 문제에 대한 적절한 사례를 제공하고 있다.

여성주의자들이 전통적인 정신분석이론을 재평가하는 것은 그리 어려운 일은 아니다. 오히려 우리 자신과 여성주의 동료들을 비판적으로 보는 것이 어렵다. 그러나 여성주의 이론이 대중적인 참여와 호응을 얻지 못한다면 발전할 수 없기 때문에 이러한 비판적 시각은 필요한 것이다. 여성주의의 강점과 통합성은 이론의 다양성에 기인하는 것이며 보다 주의 깊은 관심을 필요로 한다. 비평의 기저에는 이러한 관점이 담겨있다.

여성주의 정신분석이론에서의 모성 중심

모권주의 역사가들은 산업혁명 이래 모성이 칭송과 비난을 동시에 받아왔다고 지적한다. 즉 낭만적인 이상화의 기운에 사로잡혀 있거나 명예훼손의 표적이 되고 있다고 지적한다(Bernard 1974, Rich 1976). 정신분석 이론은 대중문화를 형성하고 반영하고 있다. 또한 개별적인 병리를 설명하는데 있어 여전히 단선적이고, 시대에 뒤떨어진 "탐정소설(whodunit)" 게임처럼 보고 있어서 결국은 어머니가 지시하는 방향대로 결정된다. 정신분석의 초점이 "좋은 엄마"(또는 "충분히 좋은 엄마")의 민감성에 있든 "나쁜 엄마"의 병리적 특성에 있든 간에 특별한 특성이 암시적 혹은 명시적으로 드러난 가정은 엄마가 영아와 아동에게 많은 영향을 미친다는 것이다. 이러한 영향은 성장발달의 초기일수록, 중요한 시간일수록 특히 강하게 나타난다.

모성에 대한 비난이 문제가 되는 것은 정신분석적 관점을 가진 사람들이 이론과 실천에 있어 어머니라는 여성에 대해 무의식적 적대감을 숨기고 있기(비록 이러한 것들이 실제로 발생할 수 있는 사실임에도 불구하고) 때문만은 아니다. 그보다는 정신역동 이론이 인식론적 틀에만 갇히어 있다는 것이 문제이다. 이 인식론적 틀은 어머니가 어떤 사람인가, 그 어머니가 자녀에게 무엇을 하였고 무엇을 하지 않았는가가 아이들에게 지대한 영향을 미친다고 보았다. 이러한 가정은 가족 과정과 어떻게 남아와 여아가 가족 내 차별의 과정을 통과해 가는지에 대한 보다 폭넓고, 객관적인 이해 없이 모성의 힘과 어머니-아동 이인체계에 대한 강력한 선입견을 낳았다.

한 세기동안 여성주의 학자들은 어머니 역할이 이루어지고 있는 보다 넓은 가부장적 맥락에 관심을 가짐으로써 모성-비난에 도전했다. 비난의 원인을 모성에서 문화로 옮김으로써 병리적인 어머니-아동의 상호작용은 자연히 여성의 종속적 위치와 사회적으로 형성된 가족과 노동 생활의 구조로부터 나온 것이라고 주장하게 되었다. 여성주의적 관점은 주도적인 집단 문화로부터 정의되는 것으로, 어머니-아동 이인체계가 문화와 모권(motherhood) 제도로부터 고립되어 이해될 수 없다는 것을 증명하였다. Rich(1976)는 "여성 탄생(Of Woman Born)"이라는 책에서 신중하게 어머니-아동의 잠재적 교류와 제도로써의 모성을 통한 유대의 왜곡 간의 중요한 차이점을 명확히 했다.

비록 여성주의자들이 모성에 대해 많은 공헌을 했음에도 불구하고 문제가 없는 것은 아니다. 1982년에 Chodorow와 Contratto는 대중문화와 여성주의 이론 모두 모성의 힘에 대한 환상과 완전성의 편견을 갖고 있으며 모성의 책임에 대한 비이성적 관념에 뿌리를 두고 있음을 지적했다. 이상화와 비난이 강력한 모성에 대한 동일한 믿음에 있어 양쪽 측면이기 때문에, 이들은 여성주의 이론이 한계를 넘을 만큼 충분히 진보하지 못했다는 사실로 인해 제한이 되고 있다고 보았다. "모권에 대한 여성주의 이론은 주도적인 문화적 가정과 함께 환상적이고 증명되지 않은 아동발달의 관점에 의존하는 모성에 대한 환상에 사로잡혀 있기 때문에 더 진보할 수 없다." (1982, p.69). 여성주의자들이 모성행동을 개인적 신경증의 반영으로 보기보다는 가부장제 내에서의 함정의 결과로 보는 반면에 Chodorow와 Contratto는 어머니와 아동을 마술적이고 불행의 순환 고리 안에 존재하는 고립된 이인체계로써 보아야 한다고 주장하고 있다.

정신내적, 체계적 이론들

Chodorow와 Contratto는 "세상의 나머지 부분과 함께하는 다양한 관계"의 맥락에서 어머니와 아동간의 양방향적 관계를 보도록 하는 한편, Chodorow의 자신의 저술(1978)에서는 이러한 광범위하고 상호작용적 견해를 반영하지도 않았고, 여성주의 정신분석 관점으로부터 영향 받은 이론을 반영하지도 않았다. 어머니와 아동의 보호된 단위 또는 모, 부, 아동의 오이디푸스적 삼각구도가 비록 배제되지는 않았지만, 여성주의적 관찰과 이론 형성의 기본적인 틀로는 여전히 남아있다. 그래서 서로 맞물린 가족관계의 복잡성은 더욱 모호해진다. 최근의 변천이 여성발달의 긍정적인 재구성으로 나아가고 있는(Hartman과 Lewis, 1986, Jordan과 Surrey, 1986) 반면에 어머니-아동의 상호작용과 보다 폭넓은 핵가족과 다세대 가족 맥락 내에서의 자기 분화의 과정을 이해하는 데 있어서는 큰 변화가 없었다.

발달모델이 다른 관계와의 상호작용적 망 안에 어머니와 아동의 자리를 정해두고 있기 때문에(p.260:6) Chodorow와 Contratto는 대인간 맥락으로부터 분리된 정신내적 자아의 구체화를 회피하면서, 어머니-아동 이인체계를 전체에서 고립시키지 않는 체계적 이론을 언급하지 않았다. 가족체계 틀은 치료자가 개인을 개별적으로 만나든 커플 또는 가족을 함께 만나든, 또한 치료가 짧든 길든, 증상 중심이든 보다 깊은 치료이든 간에 상관없다. 체계를 보는 것은 그보다 인과성의 선형적 모델(한 가족 성원이 다른 가족의 문제의 "원인"이라거나 전체에 대한 단일한 권한을 가지는 것으로 보는 것)을 거부하는 인식론적 틀이다. 각각의 성원들이 서로 영향을 미치고 차례로 영향을 받는 상호작용의 순환 내에서 한 요소인 것으로 보는 것이다. 여성의 발달과 체계적 틀 내에서의 자기분화의 문제를 이해하기 위해서는 역기능적 증상의 원인을 정상적인 가족과정으로부터 이탈하는 상호교류적 결과들을 주의 깊게 찾아내야 한다. 관찰이나 조사는 어머니 되기나 어머니-아동 이인체계의 질보다는 모든 가족 성원들(과거의 세대를 포함하여)에 의해 유지되는 상호적이고, 반복적이고 순환적인 패턴을 보는 것이다.

우선적인 주제는 체계적 사고가 다른 관점들보다 더욱 "정확한"지 어떤지에 대한 것이 아니다. 그보다는 여성주의 정신분석학자들이 가족체계이론을 "not-thereness(거기가 아님)"으로 취급한다는 점이 중요하다. 최근의 여성주의 정신분석 문헌에서 Freud와 그의 동료들의 오도된 관념들을 요약하고 비판하고 있지만 가족치료에 있어서 여성들의 눈부신 성과나 체계 이론가나 여성주의 가족치료사의 공헌을 생략하는데 더 많은 관심을 기울이고 있다. 여성주의 이론이 자연스런 맥락이 된 이래로 눈에 띌만한 것은 어머니-아동 이인체계를 문화적인 체계에 놓고 보고 있지만 핵가족과 다세대 가족 과정의 체계적 분석을 간과하고 있다는 점이다. 이러한 모순적 위업은 마치 정신내적 관점과 체계적 관점을 명확히 분류하였고, 결국은 우리 스스로를 상호작용, 흐름, 과정, 맥락의 중요성을 인식하려고 노력해야할 때에 협소하고 선형적인 관점에 가두었다.

선형적 사고와 인과관계로의 귀속

선형적이고 양극화된 사고의 경향은 여성주의든 아니든 간에 자연스럽게 기우는 것이다. 그리고 어쨌든 어려움만은 극복한다. 최근 동부의 정신건강센터에서 숙련된 정신의학 팀의 자문을 하는 동안 이러한 사실을 다시 생각해냈다. 드보라의 사례에서 환자는 2학년이었고 집에서 행동상의 문제가 드러났다. [그림 1]에서는 문화에 의해 강화되고 만들어지는, 임상상황에서 자주 볼 수 있는 어머니, 아버지, 딸의 삼각구도를 보여준다. 전형적으로 가족구조 내에 부부관계는 멀고 아버지와 딸의 관계도 거리가 있고, 강하고 갈등적인 어머니와 딸의 관계가 있다. 이 장과 연관지어 어떻게 각각의 팀 성원이 드보라의 증상적 행동에 대한 책임감과 가족관계의 형태를 구성하는데 대한 책임을 표현하는지에 대해 간략히 요약하였다.

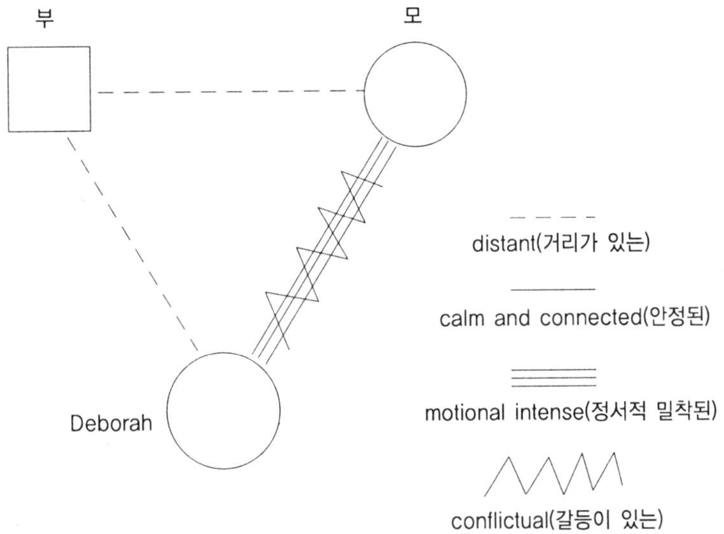

[그림 1] 가족 관계(p.262)

궁극적으로 진단의 책임이 있는 정신과 의사는 드보라의 증상을 잘못된 어머니 역할의 결과로 보았다. 보고서에서는 방임적인 접근 불가능함에서부터 과잉자극과 침해에 이르는 변덕스러움이 나타나 있었으며 "어머니가 아동의 정서적 욕구에 잘 맞추지 못함으로써 자아상과 자아와 타인표상(repusentations), 자아이상(egoideal)의 발달을 방해한다고 결론지었다. 드보라의 증상은 과도한 모성의 관여가 있는 기간 동안 더 나빠졌다. 그것은 딸이 두려움 없이 분리 · 개별화의 협상을 할 수 없게 만들었다." 의사는 드보라의 어머니가 행동 상으로 삼각구도의 세 측면 모두에 놓여있다고 지적했다. 즉 딸에 대한 과잉간섭은 "아버지를 밀어내고"(결국 아버지와 딸 이인체계에 거리를 만드는), 점차 결혼관계가 멀어지게 만들었다. 의사는 보고서에 드보라 어머니의 문제는 그녀와 그녀 자신의 어머니(드보라의 할머니)의 관계에서 찾아질 수 있을 것이라고 기록했다.

팀의 사회복지사는 의사의 인과 관계적 원인론에 도전하여 드보라의 아버지가 부분적인 책임이 있음을 주장하였다. 세부적인 자료와 가족 역사의 기록을 통해 사회복지사는 드보라가 2학년에 올라갈 때, 할아버지의 사망으로 인해 아버지가 우울증이 발병한 시점에 동시에 동반된 가족으로부터의 감정적 위축에 드보라의 증상이 즉각적으로 뒤따르는 것임을 지적했다. 사회복지사에 따르면 드보라의 증상은 성공적으로 "아버지가 가족 내로 다시 돌아오도록"하고 아내와의 결혼관계의 거리감(그리고 아버지의 우울증)이 부부사이를 위협하게 될 때 딸에 대한 관심으로 아버지와 어머니가 다시 연결되도록 하기 위한 것이다. 사회복지사는 아버지가 결혼관계의 거리감을 만들고 유지할 뿐만 아니라 어머니의 딸에 대한 과잉간섭을 불러 일으키고 있다고 보았다("아버지의 결혼관계에서의 철회와 양육의 부재가 증가함에 따라 어머니가 드보라와의 더 가까워지고 점차 결혼관계에서 충족되지 않는 감정적 부분을 딸과의 관계에서 충족해 간다."). 비록 비난의 경향이 있기는 하지만, 사회복지사의 평가는 삼각구도의 세 측면에서 출발점은 아버지라고 지목했다.

더욱더 복합적이고 다양한 측면으로 심리사의 생물학적 경향성은 세 번째 관점이다. 비록 드보라가 2학년에 올라갈 때까지 증상을 드러내서 보여주지 않았지만, 출생시부터 계속해서 정서적으로, 신체적 기질적으로 모두 까다로운 아이였다. 심리사는 신생아와 아동은 그들 자신의 자극물을 가족으로부터 받고 자신에 의해 형성된 만큼의 상호작용을 형성한다는 점을 지적했다. 까다로운 아동은 결혼관계에 심각한 스트레스를 주기 때문에 결혼관계의 거리감은 놀라운 일이 아니다. 또한 드보라의 문제 행동은 부를 밀어내는 동시에 모성의 불안과 과잉간섭을 불러 일으킨다. 요약하면 심리사는 초기의 어머니와 신생아의 상호작용에 대한 이해를 통해 "딸이 원인이고 이 사례에서 모의 잘못은 아니다"라고 결론지었다. 드보라가 지속적으로 "빈약한 모성의 반응을 이끌어냈음을" 지적했다. 이러한 관점에서는 드보라가 삼각구도의 세 측면에서 근본적인 원인으로 보일 수 있다.

팀 내에서 증상을 보이는 아동에 대해 "한사람만 비난하거나" "누가 시작했는지" 결정하려 하지는 않는다. 이론가들과 치료자들과 마찬가지로 우리의 초점은 항상 특별한 가족 성원을 지적하는 것 보다는 진단과 이해에 있다. 또한 팀은 평가의 측면 뿐 아니라 개방적으로 차이점을 분명히 밝히고, 각 팀 성원들이 전체를 파악할 수 있도록 하는 관점을 제공해 준다. 초점은 이러한 평가과정의 요약이 얼마나 자연스럽게 지도를 가지고 영토를 관찰할 수 있고 얼마나 쉽게 상호 관련된 관계 체계가 복잡하고 순환적이며 패턴화된 길을 모호하게 만들고, 선형적이고 인과적 용어를 사용하는지를 간단하게 묘사하고 있다는 것이다.[26)]

최근 여성 발달에 대한 여성주의 정신분석이론은 위의 사례에서

26) 아동의 증상적 행동의 체계적(순환적) 공식과 이 체제로부터 유도되는 치료 작업의 서술의 예로는, Lerner의 "Kessler"의 사례(1985, pp.163~180)와 Lerner and Lerner(1983)를 참조할 것. 또한 체계 사고의 훌륭한 정의를 보려면 Papp(1983, 2장)을 참조할 것.

정신과의사가 평가한 것과 같은 인식론적 틀로부터 영향을 받는다. 그러나 드보라의 증상과 발달에 대한 평가는 여성주의 이론가들과 다를 수도 있다. 그들은 어머니-딸의 상호작용을 더욱 긍정적인 렌즈를 통해 볼 것이다. 그럼에도 불구하고 사람들은 프랑스의 유명한 속담을 기억하고 있다. "더 많이 변할수록, 사람들은 더 같아진다." 여성주의의 지도로 찾아가는 땅은 여전히 어머니-아동의 이인체계이고 인과관계이다. 이는 정상적이고 병리적 기능이 자신의 생명을 소유한 것으로 보이는 보호된 단위 안에 존재한다는 점에서 더욱 그렇다.

이러한 측면에 부가하여 최근 여성주의 정신분석문헌에서 두 가지 사례를 조사하고자 한다. 첫 번째는 Chernin의 책 "배고픈 자아: 여성, 섭식과 정체성(1986)(Hungry Self:Woman, Eating and Identity)"이며 두 번째 책은 Jordan과 Surrey의 논문 "관계 안에서의 자아: 감정이입과 어머니-딸 관계(1986) (The Self-in-Relation: Empathy and Mother-Daughter Relationship"이다. 두 번째 책은 최근의 여성주의 이론을 포함하여 정신분석 이론을 개정하고 재구성하였고 여성 발달의 모델에서 새로운 "관계 속에서의 자아"를 보여준다. 비록 두 저작물이 여성주의 정신분석의 다양성을 보여주는 것은 아니지만 최근의 이론 형성과 임상실제의 상황에서 강점과 단점을 모두 반영한다는 점에서 영향력 있고 중요한 기여를 하고 있다.

Chernin의 "배고픈 자아"/역사적 맥락에서의 모녀 이인체계

Chernin에게 섭식장애와 음식에 대한 강박관념은 모녀의 분리투쟁에 뿌리를 둔 정체성의 문제를 반영한다. 대부분의 여성주의 정신분석 이론가들처럼 Chernin은 어머니의 삶을 속박하는 역사적 요인들을 강조함으로써 모성을 비난하는 것을 경고한다. Chernin은 자신의 삶의 가능성과 자신의 어머니의 한계가 강요된 삶 사이에 사로잡혀있는 딸들의 딜레마를 설득력 있게 서술하고 있다. 또한 그녀는 앞선 세대의 여성들을 부정하며, 사회적 진출을 위해 노력하는 새로운 여성 세대에 대한 통렬한 묘사를 제공하고 있다.

동시에 Chernin의 섭식장애에 대한 이해와 성 정체성과 발달에 실패한 여성에 대한 분석은 단일한 병인으로 묘사되는 어머니-딸 이인체계의 범위를 넘지 않는 것이다. "기본적인 신뢰"의 형성으로부터 자발적인 의지와 신념을 위한 노력까지 어머니가 딸에 대해 어떤 딸이고, 또 무엇이 될 것인지 대해 반응하는 태도와 딸의 초기 욕구를 만족시켜 주는지, 그렇지 않은지에 달려있다. 이런 점에서 Chernin은 전통적인 클라인학파(Kleinian)의 전오이디푸스적 어머니에 대한 강조와 분리된 것은 아니다. 그리고 "대부분의 여성심리에 대한 충실한 이해는 이중적 유대, 즉 어머니와 아동, 초기 아동기의 입과 가슴 이인체계 등에 대한 탐구로부터 나올 것"이라고 결론 내렸다. 어머니-아동의 유대는 근본적이며, 제한적이고, 마술적인 것이다.(예를 들어 "신생아는 그들의 엄마가 느끼는 것을 느낀다.〈p.122〉): Chernin의 글에는 아버지나 가족 과정에 대한 언급은 없다.

중요한 것은 여성주의 학자들 사이에서 이 책이 베스트셀러로 인기를 얻고 있는 것이다. '금요일의 어머니와 나(Friday's My Mother /Myself) (1977)' 는 여성주의자들로부터 모성-비난에 대한 탄원을 재비난하고, 실망스럽고, 불만족스럽다는 비판을 받았던 반면에 Chernin의 책은 우리 시대에 대한 고무적인 비유로써 여성주의 정신분석 집단에서 환영받았다. 다른 측면에서도 Chernin의 공헌은 최소화될 수 없다; Chernin은 여성의 생애에 대한 역사적 맥락에 지속적으로 주의를 기울이면서 꿈처럼 썼다. 그러나 이 책에 대한 폭넓은 인기는 저자가 지적한 것처럼 대중문화(여성주의 문화를 포함하여)가 선형적으로 고착되어 있으며, 일반적인 인간행동과는 다르게 여성 발달을 이해하고자 노력함으로써 대면하게 되는 정보의 복잡함을 조직하고 관찰하는 모성중심의 방식에 고착되어 있다.

Chernin의 저술은 또한 이전 세대 여성, 특히 우리 자신의 어머니와 할머니들의 강점과 약점에 대한 조화롭고 객관적인 관점을 유지하는 것이 얼마나 어려운 지를 묘사한다. Chernin의 경우 이런 여성들은 비록 그들 자신이 만든 것은 아니지만, 박탈과 곤궁함의 유산보다 더 많은 것을 남기지는 않았다. 특별한 강점과 용기, 용맹에 대해서 거의 언급하지 않았고 전통적 가치와 생활양식에 있어서의 만족감과 능력 또는 즐거움에 대해서도 언급하지 않았다. "아마도 귀중한 요리책 몇 권과 꿈을 깨는 생활과 환멸이 대부분의 여성들이 오늘날 그들의 어머니로부터 받을 수 있는 것들이다."라고 썼다. 다시 어머니로써의 양극화되고 부분화된 여성에 대한 관점은(그들은 자연스럽게 탈가치화되거나 이상화된다) 정신분석 문헌과 대중문화를 통해 드러난다. 나의 작업은 Chernin의 책에서처럼 모성 선망과 불충분함, 딸과 연관된 불안과 죄책감의 드라마에서 너무 일방적인 초점과 극단화가 또한 나타난다.

그런데, 아버지들은 모두 어디로 갔는가? Chernin의 책 앞부분에서 어머니에 대한 배타적인 초점은 아버지–딸 유대의 중요성을 부인하는 것은 아니라고 지적한다. 이러한 지적은 제쳐두더라도 발달과 증상학의 이론은 모성행동에 있어서 인과관계를 분명하게 주장한다. 인식론적 관점에서부터 더욱 중요한 것은 아버지–딸 이인체계, 결혼관계, 그리고 다른 상호연관된 가족관계로부터 떨어져 나온 어머니-딸의 이인체계를 이해할 수 있다는 관점이다. 그리고 삼각구도(그것은 조부모와 자매를 포함하는 것일 수 있다)는 가족 치료 문헌의 전체를 무시하는 인간기능의 선형적이고 비맥락적 관점이다. 이러한 점을 설명하기 위해 "잠재적인 섭식 장애"를 가진 것으로 소아과 의사로부터 보고된 임상사례를 보여주고자 한다. 요점은 사례의 복잡성을 정당화하고자 하는 것이 아니다. 그보다는 증상과 좌절된 발달을 중심에 두었으나, 여전히 선형적이거나 이인체계적 틀로 작업하는 다른 이론가나 치료자에게 관찰과 개입이 모호한 주요한 가족 삼각구도를 서술하는 데 있다.

▌임상사례

6세의 사라 B는 메닝거 재단에 부모와 함께 왔다. 학교문제(산만함, 과도한 수줍음, 또래관계에서의 고립)를 포함하고 있지만 이러한 문제들보다 아버지가 서술한 사라의 "건강을 위협하는 까다로운 섭식"이 더 부모의 관심대상이었다. 사라의 문제는 실제로 약 2세부터 시작되었고 유치원에 가면서 더 나빠졌다. 분명히 사라는 나이에 적합한 발달적 과업을 해 나가지 못했다.

과거력과 최근의 관계 패턴에 대한 평가에서 사라의 증상과 문제성 발달은 부모 모두가 딸의 양육 때문에 싸울 때 반복적이고 상호작용적 연관의 맥락속에서 나타난다는 드러났다. Sarah가 2세 때 B씨와 B부인 사이에 양육의 문제 때문에 결혼에 심각한 문제가 생겼다. 사라 어머니의 자세는 허용 적이고 거리감이 있는 것으로 "살고 살아지는 태도(live-and-let-live attitude)"로 서술되는 반면에 사라의 아버지는 "법과 질서"의 편이었다. 사라가 치료받으러 왔을 때 부모의 입장은 서로 다른 행동을 하고, 유지하면서 양극화되었다(예를

들면 아버지는 더욱 더 빠르고 강하게 사라를 훈육하였고, 어머니는 솔선수범을 보이지도 능력의 연습을 시키지도 않았다. 어머니가 사라의 문제에 대해 관심을 보이는데 실패하면 할수록 아버지는 더욱 더 과도한 행동을 보였다). 이러한 확고한 아동 중심의 삼각구도는 부분적으로 결혼의 문제를 증가시키고, 원가족에서의 중요한 사건과 문제를 처리하는데 실패하게 함으로써 부모의 높은 불안 수준에 의해 빠르게 만성화 된다.

사라가 평가를 받았을 때 섭식 행동을 둘러싼 상호작용의 결과는 아래와 같이 나타난다. 우선 사라는 저녁식사에서 음식을 가지고 소란을 피우거나 배고프지 않다고 한다. B씨는 규칙을 강요한다.("샐러드를 먹지 않으면 디저트는 없다") 그리고 딸의 건강에 대한 걱정을 드러내놓고 언급한다. 사라가 삶을 위협하는 섭식장애의 선구자가 된 것처럼 보여서 활기가 부족하다는 걱정을 늘어놓는다. 사라의 어머니는 남편이 사라의 섭식을 규제하려고 시도하는 중간에 끼어들어 "그냥 내버려두라는" 입장을 취한다. 이는 남편을 화나게 하는 것이며 B씨의 관심이 딸에서 그의 아내에게로 옮겨가게 한다. 계속해서 부부싸움이 일어나고 사라는 저녁 식탁에서 물러나 복통을 보인다. 이러한 삼각구도는 사라가 두 살이 될 때까지 계속적으로 일어났으며, 다양한 형태와 내용으로 명확해졌다. 사라가 유치원에 들어가면서 비록 음식의 문제가 유일한 것은 아니라 하더라도, 패턴은 반복되고 강한 순환을 보이면서 문제의 초점이 넓어졌다.

충성의 문제는 특히 사라가 나이에 적합한 발달적 과업을 수행해나가는 능력을 방해했다. 때때로 그녀는 아버지를 주요한 가족 삼각구도의 밖에 두면서 어머니의 동맹자로 역할 했다. 예를 들면 사라의 어머니가 사라에게 비밀을 지키도록 맹세시키면서 "비밀스런" 간식과 "간식거리"들을 제공한다. 또한 아버지가 없을 때 사라가 아버지의 규칙("소파에서 뛰지 못한다")을 어기는 것을 허락해서 아버지의 권위를 서서히 침식시킨다. 사라의 아버지도 마찬가지로 사라가 그녀의 어머니

가 사라를 돌볼 능력이 없다는 것을 반복적으로 언급하고 어머니의 희생에 사라를 끌어들인다. 정신의학자는 평가에서 사라의 샐러드와 아이스크림 간의 선택은 사라가 아이에 초점을 둔 부부싸움에서 지속적으로 "어느 한 쪽"과 연합하는 무의식적인 불안에 의해 지배되는 딜레마에 빠지게 한다고 지적하였다.

비록 의심할 여지없이 다양한 요소들이 사라의 증상과 발달을 위협하는데 공헌함에도 불구하고 상호작용의 결과는(더욱 은밀한 삼각구도와 동맹뿐만 아니라) 관찰되거나, 질문을 통해 드러나거나 중요한 것으로 간주되지 않을 것이다. 만약 증상이론(음식과 관련이 되거나 다른 이유일 수 있는)과 손상된 여성적 발달은 발달과 차별의 "현실적인"드라마가 어머니와 아동 간에 나타난다는 고정된 생각에 의존한다면 말이다. 전오디푸스시기 동안의 관찰을 통해 나타나는 아버지의 결정적 역할 뿐 아니라 이원론적 생각은 실질적인 관계의 과정과 삼각구도, 과거와 현재를 동일시하는 능력을 가로막는다. 이원론적 생각은 또한 가족과정과 남성과 여성발달에 대한 장애물을 만든다.

앞서 지적한 이론의 초점에서 벗어난 아버지의 소외는 더 많은 장점이 있다. 예를 들면 사라의 사례에서 아버지는 주변적이거나 감정적으로 유리된 부모는 아니었다. 사라의 출생 시기로부터 B씨의 관여는 감정적으로 강렬하였고 원가족의 경험으로부터 파생된 투사로 인해 영향을 받았다. 원가족에서 중요한 여성(그의 어머니와 손위 누이를 포함하는)은 모두 사망하였다. 이러한 두 가지 트라우마적 손실은 B의 아버지와 계모가 얽힌 연속적인 유해한 가족 삼각구도를 초래하면서, 가족 내에서 비탄에 잠길 수도 감정적일 수도 없었다. 지금 현재도 아내와 딸이 비슷하게 가고 있다. 또한 이러한 진행되지 않는 손상은 첫 번째 딸인 사라에 대한 반응을 민감하게 하였을 뿐 아니라 건강과 섭식행동에 대한 그의 불안과 보호적 입장을 강화하였다. 그러나 비록 Mr. B가 방어적 거리두기를 통해(많은 남성들이 그런 것처럼)불안과 감정적 격렬함을 조절해간다 하더라도, 이는 그가 가족 삶의 초기에 주변자가 되도록 하는 것은 아니다. 거리와 분리는 과도한 관여와 융합의 측면을 가볍게 여기는 것과 마찬가지로 가족관계에서 영향을 미친다. 사실상 주의 깊게 남성에게 가정 내에서 주변의 "타인"의 자리를 주려는 경향을 조사하는 것이 절대적으로 필요하다. 마찬가지로 아버지 역할에 대한 (아버지는 "비모성적 공간"을 제공하거나 상징적인 어머니-아동 연합이 느슨해지는 것을 촉진한다는) 정적이고 제한적인 신념에 반대하여 보호해야만 한다. 이는 단지 객관적으로 특별한 가족 내에 발생할 수 있는 삼자적이고 순환적 과정을 관찰할 수 능력을 방해하기 때문이다.

Chernin의 여성 정체성과 발달을 이해하기 위해 "조율된 렌즈(lens setting)"는 최근의 많은 여성주의 정신분석적 사고를 대표한다. 그것은 발달적 현상의 체계적이거나 맥락적 견해를 회피하기 위한 주도적인 문화적 가정을 혼합하고 있다. 문제는 정신분석의 회고적 방법과 가족 체계이론가들의 체계적 관찰로부터 파생되는 자료들이 지나치게 엄격하게 구분된다는 것이다. 치료는 개입과 임상적 기법이 이론으로부터 자연스럽게 흘러나오기 때문에 심오한 것이다. 만약 어머니와 딸이 다른 이들의 불행의 근원적 원인으로 보인다면, 또 딸의 증상이 어머니의 한계와 감정적 능력의 부족으로 인한 것이라면, 질문과 개입은 쉽게 진행될 것이다. 그리고 어머니가 전적으로 책임이 있다면, 동시에 결백한 희생자라면 그때 여성을 위한 치료적 과제는 무엇인가? Chernin에 의하면 모성-비난을 넘어서는 것은 분노와 좌절, 자포자기의 마음을 의식적으로 만들어 가는 것이다. "그러고 나서 어머니에 대한 분노를 인식하는데 따른 충격으로 살아가면서 사회적 맥락 안에서 이것을 어떻게 볼 것인지를 배워야만 한다." 확실히 모성-분노를 사회적 맥락 안에 두는 것은 전혀 맥락을 갖지 않는 것보다는 훨씬 낫다. 그러나 치료 세팅에서 여성들이 모녀의 상호작용이 그들을 둘러싼 다른 가족관계의 맥락 밖에 위치할 때 그 자신이나 다른 사람들의 긍정적이고 조화로운 경험을 얼마나 획득할 수 있을지는 알 수 없는 일이다.

"관계 속의 자아 치료" – 여성 발달의 새로운 모델

관계 속의 자아 치료는 Jordan과 Surray(1986)에 의해 주장되었다. 남성 중심의 모델에 기초하지 않고 최근 정신분석 이론의 재해석과 자아 발달의 원리에 대한 탐색에 기초한 가족 발달과 정체성의 새로운 모델로 제시된다. 이론의 주 내용 대신 중심 주제를 소개하면 "여성들은 그들의 정체감을 조직하고, 실존적 의미를 찾고, 응집성과 연속성을 성취하며, 실제적이고 현재적 관계 또는 내재화된 관계의 맥락 안에서 동기화된다."는 것이다(p.102). 다른 모델과 구분되는 점은 감정적 성숙의 지표로서 자율성과 분리를 성취하고자 하는 남성중심의 모델과는 대조적이라는 것이다. 남성중심의 모델은 여성의 독특한 경험에 맞추지 않는다. 관계 속의 자아 치료는 상호감정이입의 발달을 강조한다. 특히 어머니와 딸의 관계가 어머니-아들의 관계보다 더 부드럽고 문제가 없이 진행된다는 믿음 때문에 여성의 특별한 투자와 관계에 있어서의 편안함을 활용하도록 한다.

관계 속의 자아 이론은 Chernin의 이론으로 대표되기보다는 여성주의 사고의 한 노선으로 유형화된다. Chernin은 최근의 정신분석과 Klein의 이론과 명확히 분리하지는 않았다. 그보다는 여성의 삶에서 사회적이고 역사적인 요인의 영향에 주의깊게 주목하고 여기에 심리적 묘사를 덧붙이는 능력이 공헌점일 것이다. 반대로 Jordan과 Surray의 저술은 여성의 경험을 서술하는 새로운 개념과 언어의 발달을 주장한 Miller(1976)와 Gilligan(1982)의 전통에 따른다. 여기서 과제는 여성발달의 "결핍"모델을 넘어서면서 사회적 맥락을 설명하는 것이므로 단순하지는 않다. 대신에 Jordan과 Surray는 어머니-딸의 상호작용의 변천을 부정적이기보다는 긍정적으로 서술하고, 양육과 관계성의 전통적인 여성적 가치를 다시 시인하는 여성발달의 새로운 모델을 내놓았다. 그들의 긍정적인 어머니-딸의 초기 관계성의 서술은 Chernin의 공격성과 갈등의 기본적 특성으로 묘사되는 이인체계의 특성화와 대조된다.

저자 자신의 관점에서 관계 속의 자아 이론의 공헌은 다면적이다. 첫째, 새로운 이론의 구성화에서 저자들의 지적 용기와 통합뿐 아니라 여성에 대한 존중과 여성 스스로 목소리를 낼 수 있도록 함으로써 Miller(1976)가 이전에 선도한 이론들처럼 이론가와 실천가를 위한 모델로써 활용된다. 덧붙여 Jordan과 Surray는 정신분석 이론이 일반적으로 여성의 발달, 특히 어머니와 딸의 관계에 대한 병리화 경향에 치우쳐있음을 도전하고 있다. 관계 속의 자아 이론의 주요한 공헌은 어머니-딸 유대의 발달에 대한 긍정적인 재정의이다. 이는 어머니-딸 이인체계의 "좀 더 어두운 측면"에 우선적으로 초점을 둔 이론들(여성주의 이론들을 포함하는)에 균형을 제공한다.

그러나 어머니-딸 유대에 대한 저자들의 배타적 초점(또한 그 초점에 의한 이론적인 가정)은 문제가 있다. 관계 속의 자아 이론은 정신구조를 조직화함으로써 정체성과 자아를 설립하는 개념과 감정이입적 관계 능력과 관련된 관점을 확대하지도, 분리시키지도 않았다. 이러한 초점은 일찍이 어머니-아동의 상호작용의 맥락 내에서 발달한다. 초기 어머니-아동 상호작용의 맥락 안에서 발달한다. Jordan과 Surray는 분명하게 체계적이고 상호작용적 관점을 가치화하는 반면, 핵가족의 어머니-딸 관계를 특화시킨 모델은 아니라고 주장하고 있다(p.88). 이러한 폭넓은 전망은 이론 그 자체의 틀로 구체화되지 못했다. Chernin의 이론에서는 아버지와 기본적인 가족과정의 비가시성이 두드러진다. 이러한 문제는 모든 여성주의 정신분석적 사고를 통해 나타난다. 이는 아마도 발달에 영향을 주는 상호작용적 관계의 짜임을 평가하는 이념이 현실이 정신분석적 렌즈를 통해만 구성될 때는 이루어질 수 없기 때문이다.

예를 들면 Jordan과 Surray는 흐름과 파동, 상호연결을 강조하는 뉴턴 물리학이 정적인 구조와 분리되고 인접한(bounded) 물체를 강조하는"새로운 물리학" 양자이론 자리를 내어주었음에 주목한다. 저자가 명백하게 여성 발달의 이론에서 추구한 것은 과정과 관계, 상호작용에 대한 평가를 높여가는 것이다. 그래서 양방향의 상호작용을 강조하는 모델로 어머니들이 선형적인 방법으로 아동을 형상화한다는 과거의 발달에 대한 단일한 모델을 거부한다. 유사하게 그들은 "체계이론가들이 최근에 관계와 상호작용하는 단위의 세트 개념을 발달에 적용한 것"은 고려하지 않고 억제하고 분리된 단위로써 자아의 개념을 공식화하지 않는다. 그러나 저자들은 가족과정(가부장적 사회적 맥락뿐 아니라)으로부터 어머니-아동 이인체계를 고립시키고 있다. 또한 그것을 자아 이미지와 정체감, 동기, 자아 구조의 발달과 유지가 나타나고 있다는 점에서 구별되고 분리된 전체로써 취급하고 있다. 간략하게 성이론의 암시에 대해 논평하고

자 한다.

모성 초점과 성 이분법

체계적 관점에서 자아나 정체성의 발달과 감정이입적 관계와 관련된 능력은 가족에 새겨져 있는 문화적 맥락에 의해 영향 받은 복잡한 가족과정의 맥락에서 발달한다. 소년과 소녀가 같은 성의 부모를 남성이거나 여성의 모델로 보고 배우기는 하지만, 기본적인 정신구조는 고립된 이인체계를 통해서 형성되지 않는다. 그보다 관계 맺는 능력과 자아 구조는 주요한 가족 삼자관계와 부모간의 관계, 부모 각자의 원가족으로부터 받은 차별 수준과 아동과 감정적으로 밀접한 유대를 형성하는 부모의 능력을 포함하는 다양한 상호작용적 요인을 반영한다. 결혼의 이슈와 다른 관계와의 문제, 현재와 과거의 주제로부터는 비교적 자유롭다. 자아 분화와 다른 사람으로부터 자신을 구별해내는(주요한 가족 성원과의 감정적 연결을 유지하면서) 신생아와 아동의 과제에는 그들이 각각의 부모와 어떻게 다르거나 비슷하며 또 차이의 표현이 가족 내에서 어느 정도 수용되는지 정도가 어떤지에 대한 명확화를 포함한다. 체계적 관점으로부터 가족 성원들은 각자 다른 사람의 행동의 원인과 결과가 된다. 그리고 한사람 또는 두 사람의 가족성원들의 기능은 전체로부터 떨어져서 이해될 수 없다.

이러한 부분적이고 극단적인 요약은 단지 전오이디푸스기의 어머니-아동 이인체계의 우선성과 배타성에 대한 정신분석적 가정과의 비교나 근거가 된다는 것을 의미한다. 만약 발달의 핵심과정과 정체성 구조가 모와 아동 간에 발생한다고 본다면 성 차에 대한 확실한 일반화와 양극화된 가정은 자연스러운 것이다. 사실상 소녀들이 같은 성의 부모와 같은 과업을 진척시키고 있는 반면에 남성은 반대 성의 부모와 다른 구조의 자아를 차별화하고 발달시킨다. 여성주의 정신분석 이론가 중 일부는 이러한 핵심가정은 사회적으로 구조화된 가족과 노동생활의 구조에 기초한다고 보았다(성 평등과 양육의 양립에 직면한 변화와 함께). 다른 이론가들에게 이는 가부장제의 특별함과 성역할의 개념을 능가하는 것처럼 보인다. 또 다른 경우에는 양극화와 이분화된 남성다움과 여성다움의 관념을 따르고 있다. 성을 좋거나 나쁜 것의 경계를 가진 것으로 보는 것은 특정 이론가들의 관점이다. 예를 들면 Chdorow(1978)은 전오이디푸스기의 소녀는 "어머니 자신의 연장이거나 꼭 닮은 사람(double)(p.109)"으로써 보인다고 주장한다. 이는 "경계의 혼란과 세상과의 분리의식의 부족"(p.110)을 야기한다. 저자의 책에서는(1980) 또한 성적 동일성에 기인하는 차별과정을 경험하는데 있어 어머니와 딸이 겪는 특별한 어려움에 초점을 두었다. 반대로 Jordan과 Surray는(1968) 어머니와 딸의 동일성은 감정이입적 관계를 촉진하고 소녀의 관계성 능력을 높이도록 이끈다고 가정한다. 왜냐하면 남성은 반대 성의 부모와 정신구조를 발달시키는 것처럼 보이기 때문이다. 그들은 "기본적으로 관계가 분리된 입장이고 동일시의 부족"(p.90)이 특징적이다.

여성주의 이론의 대부분이(반여성주의 이론뿐 아니라) 동맹과 양육, 관계지향의 여성능력에 특별한 주목을 하는 반면에 Jordan과 Surray는 예외적인 민감성과 깊이와 관련된 주제에 접근한다. 불행하게도 그들은 남성-여성의 차이를 사회적 맥락 안에서 보지 않는다. 예를 들면 어머니와 딸 사이에 자연스러운 상호적인 세심함과 감정이입의 능력을 서술한 후에, 그들은 "소년들의 능력 발달과 비교하여 남성 환자의 아동기 경험이 "엄마의 목소리를 듣지 않도록 학습되었고 그래서 내 관심을 다른 데로 돌렸다"(p.89)는 것으로 서술하고 있다. 여기서 중요한 것은 저자가 이러한 예를 보여주는 개인과 가족, 문화적 역기능을 묘사하지 않았다는 것이다. 그보다는 남성 발달의 "다른" 과정을 묘사한다. 반면에 Miller(1976)는 성차를 성별 불평등과 주도적이고 종속적인 집단의 복합적인 특성과 연관지었으며, 또한 Kanter(1977)의 조사가 야망과 동맹에 대한 학습에 있어 직업의 맥락을 무시하고 있다는 것을 증명한다. 또한 Chodorow(1978)은 성별 성격 차이는 자본주의 산업화 사회에서 널리 퍼져 있는 특별한 가족 형태 내에서 일어난다는 것을 주장한다. Jordan과 Surray는 이러한 설명을 하지 못했다. 오히려 남성은 자율성과 분리에서 자신의 정체성을 연마하는 반면에 여성은 관계와 돌봄에서 의미와 동기를 찾는다는 중심적 주제는 Gilligan의 책(1982)에 영향을 주었다. 그 책은 이러한 성 차이는 보편적으로 주어진 유사한 것이라는 전제에 뿌리를 둔다. 따라서 양성 모두를 위해 노동과 사랑, "나"와 "우리"의 보다 적응적이고 융통성 있는 조화를 촉진할 수 있는 것은 사회개혁이나 가족구조, 노동의 삶의 재조직화가 아니다. 대신에 사회적 변화가 여성의 구별되는 발달적 경로와 우월한 양육능력을 인식하고, 정당성을 인정하고, 촉진하는 "분리된 그러나 동등한" 관점을 반영하여야 한다고 본다.

관계 속의 자아 모델은 특별히(여성 삶의 긍정적인 현실에 우리를 더욱 가까이 가도록 하는) 여성주의의 탐구정신과 내용 모두에 의해 이루어진 가치 있는 이론적 노선을 대표한다. 지금까지 인간 발달의 모든 모델들은 감정이입적 관계성의 질과 관계적인 자아의 서술을 과소평가 하였고, 상호적인 연계성의 맥락을 지속하는 범위 내에서 표명되며, 권한부여적임을 강조하였다. 그러나 Jordan과

Surray는 다른 정신분석 이론가들처럼 성 차이는 양극화되고 초기 양육의 우선성과 동성이나 교차성(cross-sex) 아동과의 상호작용이 다르다는 신념에 대한 암시적 가정에 의존하는 것처럼 보았다. 만약 그렇지 않다면, 발달적 경로가 달라질 것이다. 왜냐하면 Jordan과 Surray는 양육의 과정과 긍정적이고 적응적인 모녀관계의 측면에 주의 깊고 존경하는 관심을 기울이기 때문에 그들의 주장에 "모성-비난"이라는 낙인을 찍는 것은 지나치다. 게다가 그들의 이론적 공헌은 상당하다. 그러나 저자는 인과관계 또는 "발생한 곳"(사람들의 초점이 정상에 있든지 병리적 발달에 있든지 간에)에 중심을 두는 것은 우선적으로 초기 어머니-아동 이인체계 내에 존재하는 것으로 추측됨으로써 모성에 초점을 둔 비체계적인 틀은 은연중에 어머니의 책임을 강조한다. 대상관계이론에 의해 형성된 이러한 믿음은 아버지의 실재를 정당화하지 않고, 실제 가족 내의 사실적인 상호작용 패턴의 다양성과 복잡성도 정당화하지 않는다.

양극성에 대한 덧붙이는 글

최근 여성주의 문헌에서 남성다움과 여성다움을 이분법적으로 보는 관념, 남성과 여성을 극단적으로 다르게 보는 견해는 보다 비판적으로 검토될 필요가 있다. 그러나 이미 전통적인 여성의 속성이 경쟁적이고, 적대적이며, 남성 주도적인 사회에서 가치 저하되었기 때문에, 여성의 관계기술에 대한 재구상과 정당화는 여성 학자들의 공헌이 필수적이었다. 사회에서 측정과 이동은 매우 빈번하게 인간관계와 삶을 앞서간다. 그러나 최근의 여성 심리학 이론은 구체화하고 과학의 정확성과 인간경험의 다양성과 풍부함 모두를 훼손하는 방법으로 성의 잘못된 양극화를 이끌고 있다는 견해가 존재한다. 이러한 견해는 더 큰 가족과 사회적 맥락을 견지하지 않으면서 성 차를 과장한다는 것이다. "여성이기 때문에 자아는 관계성 맥락 내에서 발달하고: 남성이기 때문에 그로부터 분리됨으로써 발달 한다"거나 "여성은 그들의 사회적, 가족의 관계망을 통해 정체성을 정의하고; 남성은 개별화, 자율성, 성취의 과정을 통해 정체성을 정의해간다" 또는 "여성의 기본적인 지향은 돌봄이다"는 진술들은 이분화 되고 양극화된 사고에 깊이 뿌리박힌 인간적 경향성(여성주의자들도 예외는 아니다)을 대변하는 것이다.

관계 내의 자아이론에 근거하여 Jordan과 Surray의 여성이 정체성을 조직하고 사실적이거나 내재화된 관계의 맥락 내에서 의미를 발견한다는 믿음에 동의한다. 그러나 반대로 남성은 자아를 개발하지 않으며 관계의 맥락에서 의미를 찾지 않는다는 암시는 당황스럽다. 모든 사람들이 지속적인 가족 관계의 맥락 내에서만 발달하고, 또한 인간관계 없이 번영할 수 없기 때문이다. 유사하게, 성숙과 성공적인 친밀함은 개인적인 목표와 야망을 관계에서 분리하여 형성할 수 있는 각 배우자의 능력 뿐 아니라 높은 수준의 분화와 분리를 요구하기 때문에 동맹과 양육 대 자율성과 성취의 이분법적 특성은 명백한 개념적 혼란을 야기한다(예를 들면 "우리" 안에 있는 "나"를 정의하는 능력 같다). 또한 충분한 기회와 지위, 돈과 권력의 접근이 가능하다면 남성과 여성 모두 중요한 관계가 되기 위해서 개인적 야망은 억제할 것이다. 삶이 "조화롭게" 되어가는 것은 가정과 공적 영역에서 과중한 기능(overfunctioning)이나 기대에 못 미치는 기능(underfunctioning)의 순환과정이며, 긴 생애동안 양쪽 성 모두 노력해야 하는 것이다. 그리고 이는 상호적 순환 과정을 강화하여 훼손되지 않도록 이끈다.

물론 성의 이슈가 중요하지 않다거나, 성이 인간경험의 조직에서 중요한 변수라는 것을 부인하는 것은 아니다. 성의 차이에 대한 일반화를 막는 것도 아니다. 예를 들면 특정 커플에서 남성은 거리두기와 떨어지기를 통해 불안과 분노를 조절하고, 여성은 더 많은 함께함을 추구함으로써 반응한다는 것이다. 유사하게 더욱더 남성은 가족의 유대와 책임감을 희생하여 개인적이고 직업적인 목표를 발달시킬 것이며, 여성은 그 반대일 가능성이 많다. 그것은 또한 역사적 요인들이 각각의 성에 다르게 영향을 미치도록 하는 양육의 역할을 강조한 전통적 가족구조와 연합한 것이다. 예를 들면 많은 남성들은 신체적, 감정적으로 아버지에 대한 접근성이 떨어지고, 동시에 어디나 존재하는(omnipresent) 어머니에 의해(개인적 목표의 추구로부터 멀어진) 키워졌다. 어머니들은 재능 있는 남아를 내부적으로 거부하도록 유도되었다. 그러한 가족 구조는 확고한 남성정체성의 수립이나 친근함의 능력을 돕지 못한다. 결국 생물학적 차이가 그러한 특성을 더욱 가중시키는 것이다.

따라서 성차와 여성심리에 관심 있는 이들은 어려운 도전에 직면하였다. 일부 집단의 차이에 대한 연구는 많은 예외에 대한 일반화를 요구한다. 집단 내의 다양성을 모호하게 하고자 하는 것이 아니라 일반인들이 세계를 보는 다양한 필터를 평가하는 것이다. 불행하게 이러한 동일한 일반화는 고정관념을 만들고 사람들을 단순화시키는 경향이 있으며, 경험의 유사성과 일반성을 최소화하는 반면에 집단 간 차이를 강조하거나 과장하고, 자연적이고 건강하고 신이 부여한 "옳은", 또는 특별한 집단에 최선인 것이 무엇인지에 대한 정적인 관념을 창조하려는 경향이 있다.

그래서 성에 대한 일반화는 필연적이며, 본래적으로 문제가 많다. 예를 들어 Jordan과 Surray의 어머니는 딸에게 신중한 감정이입이 더 잘 드러나는 유대관계 안에서 더욱 편안하고 호감을 느낀다고 전제한다. 이들은 "남성이 되는 것은 어머니가 경험이 없기 때문에 어머니는 마치 남성처럼 행동하는 상상을 하거나, 남성들과 같이 활동하는 다른 사람들을 관찰함으로써 행동을 보여야만 한다." (p.88) 이러한 일반화는 단지 사람들이 실제로 특별한 이인체계 또는 가족 안에서 발생하는 사건과는 전혀 관계가 없다는 인식뿐만 아니라 고려할만한 가치가 있는 것이다. 예를 들면 원가족에서 남동생들의 누나인 어머니는 아마도 딸보다는 아들과 편안하게 지낼 것이다. 게다가 가족 역사의 특별함은 종종 성의 중요성을 무시한다.

예를 들면 최근 만성적인 증상이 있고, 부모의 간섭이 심하며, 엄격한 여성 환자를 치료하고 있다. 상대적으로 남동생은 가족투사과정으로부터 자유롭고 큰 문제없이 어린 시절과 젊은 성인기를 보냈다. 환자가 결혼을 하고 두 아이를 낳았을 때, 첫째 딸에게 부정적인 반응과 관심을 두게 되었다. 환자 자신의 열등한 언니와 딸을 혼동하였다. 초기에 아들과의 상호작용은 고요했다. 불안과 투사도 없었고, 정확한 감정이입과 아들에 대해 소원하거나 두려워하는 모습으로 보기보다 있는 그대로 인식하고 수용할 수 있는 능력을 갖고 있었다. 확실히 어머니와 아들 또는 어머니와 딸의 관계에 대한 정확한 차이를 예견하는 것은 완벽한 가족 가계도에 대한 연구와 가족력의 평가 작업을 필요로 한다. 정보는 또한 결혼관계와 아버지와 아동의 관계에 대한 것도 필요로 한다. 이는 어머니-아동관계가 부와 아동의 관계에 의해 형성되기 때문이다.

어머니와 딸의 관계에 대한 Jordan과 Surray의 중요한 가정에 대해 비판하지는 않는다. 이인체계 내에서의 긍정적으로 펼쳐진 상호작용에 대한 그들 자신의 주의 깊은 관심은 본질적이고 과도한 공헌을 갈구한다. 일반화가 집단 차이를 논의할 때 피할 수 없는 것이라는 것을 인식하면서 성에 대한 일반화의 속성을 강조하고자 한다. 일반화가 종속적인 집단 성원들에(흑인, 여성, 소수민족) 대해 형성되어질 때 일반화가 현상을 정당화하거나 강화하고 사회적 변화의 필요성을 모호하게 하는데 사용되어진다면, 이는 집단의 종속적 위치의 맥락 밖에서 제공되는 부가적 위험이다.

Gillian의 책에(1982) 그 문제가 묘사되었다. 조직과 실무적인 세미나 자문가로서 종종 Gillian의 조사가 일을 하는 여성이 우선적으로 사람들의 감정과 개인적 유대에 마음을 쓰고, 반면에 남성들은 이성적이고 논리적이며 추상적인 용어로 생각하고 우선적으로 과업중심이라는 것을 증명하는데 이용되는 것을 본다. 만약 그러한 불합리한 일반화가 사실에 근거한다면 분별 있는 고용주들은 조직의 우선적인 기능이 경제적 실용성을 확보하는 것이며 일을 완수하는 것이므로 여성을 고용하지 않을 것이다. 조직은 비록 이상적으로 촉진될 수는 있지만, 동맹적 유대와 피고용인간의 애착을 만들기 위해 존재하는 것이 아닌 것이다. Gillian 자신이 연구결과가 오래된 고정관념을 강화하는데 사용되는 데 대한 당황함을 표현하였으나, 일반화의 용어와 성간의 권력과 권위의 근본적인 불평등에 대한 성차와 연결된 연구의 실수는 두 성간의 차이를 극대화하고 유사성을 모호하게 하는 양극화에 공헌하고 문제가 되고 것이다.

따라서 성의 연구와 관련된 문제를 최소화하기 위해 무엇을 할 것인가? 첫째, 언어를 검토할 수 있다. "남성의 정체성이 성취와 자아개발에 뿌리를 두는 반면에 여성의 정체성은 양육과 돌봄에 뿌리를 둔다."고 말하는 것은 문제를 드러낸다. 만약 두 성을 비교하기를 원한다면 보다 정확하게 말해야만 한다. 예를 들어 "남자보다 여성들이 더 그들의 정체성을 양육과 돌봄에 뿌리를 두고 있다." 또는

"여성보다 더 많은 남성들이 친밀한 관계와 돌봄보다는 야심만만한 고투를 추구한다."고 말해야 한다.

두 번째, 성 간의 순환적 상호성을 인식할 수 있다. 그것은 상호적으로 여성의 관계와 돌봄에 있어서의 과도한 기능적 지위와, 남성의 이러한 영역에서의 저조한 기능 간의 차이를 강화하고 있다(Lerner, 1985). 유사하게 공적 영역에서 여성의 외부자로서의 위치와 남성의 가정 내 영역에서의 외부자로서의 위치 간의 순환적 상호관계가 있다. 체계관점으로부터 우리는 우리가 여성의 양육과 돌봄의 능력을 발달선상에서 "분리되었지만 평등한" 능력으로 계속해서 구체화하고 칭송하면 할수록 남성들은 점점 더 그들 자신의 이러한 영역에서의 능력을 동일시하고 활용하지 않을 것이다.

세 번째 성차는 주도적이고 종속적인 집단 성원 간의 관계를 포함하고 있음을 인식해야 한다. 항상 폭넓은 사회문화적 맥락에 기초를 두어야만 한다. 예를 들면 Gillian, Jordan과 Surray가 여성들에게 특화된 것으로써 라벨이 붙여진 특성, 행동들은 일부 집단의 특성을 보여주는 조사일 뿐이다. 만약 작업장에서의 맥락적 변수에 기초한 Kanter(1977)의 조사를 틀로 보거나 Hare와 Mustin(1987)의 권력과 위계에 초점을 둔 조사의 틀로 본다면 확실히 Gillian의 결론은 꽤 다르게 나올 것이다. 정신분석 집단 내에서 Miller(1976)의 고전적 책 "새로운 여성심리학을 향해서(Toward a New Psychology of Women)"는 여성심리학을 가치절하하지도, 칭송하지도 않는 조화로운 방법으로 여성의 관계적 측면의 강점을 지지하고 동일시하며, 주의 깊게 주도적이고 종속적인 집단 맥락 내의 여성의 강점과 문제를 살피는 관점의 탁월한 사례를 보여준다.

마지막으로 성 차이는 폭넓은 사회정치적 맥락뿐 아니라 가족 맥락 내에서도 이해될 필요가 있다. 성 차이는 모와 아동 이인체계의 협의의 관점이나 전체로부터 분리되어 이해될 수 있는 어떤 이인체계로부터 연구될 수 있다는 정신분석적 가정은 정신역동과 체계적 사고간의 양극성과 체계적 가족과정에 대해 극적으로 무시함으로써 문제를 일으킨다. 만약 조사평가를 계속하고 이론을 좁은 관점으로부터 세워나간다면 속담에서처럼 뒷골목에서 열쇠를 잃어버렸지만 불빛이 더 좋기 때문에 가로등 아래서 그것을 찾고 있는 남성처럼 될 것이다.

비록 문제에 대한 좋은 해독제가 정신분석적 여성주의자가 가족과정에 대해 진지하게 배우도록 하는 것이라고 하더라도 "가족치료자" 또는 "체계 사고가"의 자격증명은 정신분석가보다 더 많은 명확성과 복합성, 효능의 지위를 보장하기 어렵다(Luepnitz, 1984). Bogrard(1986)과 다른 가족 치료자들이 지적한 것처럼 종종 선형적 설명이나 순환적 인과관계나 귀납성을 숨기는 체계적 언어는 종종 모성 비난을 하기도 한다. 게다가 가족치료자들은 최근까지 사실상 성의 주제를 무시해왔다(Goldner 1985, Taggart 1985, Hare-Mustin과 Marecek, 1986). 그것은 간단히 정신분석주의자들의 강박적이고 축소적인 초점을 드러낸다. Hare-Mustin(1987)은 정신분석이론의 첫 번째(alpha) 편견(성차의 과장)과 체계적 이론의 두 번째(beta) 편견(성차를 최소화하거나 무시하는 것) 사이의 중간 지대를 발견한 사람이 별로 없음을 지적했다.

결국, 책상에서 꺼내서 풀어야 하는 한 가지 문제가 있다. 그동안 비판해온 연구들은 여전히 풀리지 않는 딜레마에도 불구하고 여성심리학에 있어 가치 있는 공헌을 하고 있다. Carter(1985) 간결하게 말한 것처럼 "어떻게 우리가 어머니들이 가족의 감정적 생활에서 수행하는 중심역할을 다룰 수 있는가? 만약 우리가 어머니를 무시하거나 면직한다면, 어머니의 노력과 중요성을 인식하는데 실패할 것이다. 또한 어머니를 지나치게 강조한다면 변화에 대한 책임성을 주장하면서 어머니를 비난할 것이다."(p.78) Chernin, Jordan, Surrey, Carter의 주장처럼 어머니들과 딸들은 가족의 감정적 삶에 중심축을 형성하고 이러한 관계는 바람직한 주목을 받지 못한다. 그러나 어떻게 아버지의 역할, 상호 연관된 관계의 복잡성과 문화와 여성의 종속적 지위의 영향을 최소화하거나 모호하게 하지 않으면서 동시에 가족과정의 관점을 유지하면서 그 관계에 참여할 수 있을 것인가? 그리고 어떻게 성차이를 논의하거나 고정관념을 구체화하거나 기껏해야 감소시키고 최악의 경우에는 관례적인 이분법적 성을 따르지 않으면서 "여성심리학"을 발전시키도록 하는 언어를 만들어갈 것인가? 확실한 답이 있는 것은 아니다. 그 답은 모두의 협력적 노력을 지속함으로써 전개될 수 있다고 믿는다. 또한 정확한 질문을 해야 할 것이다.

참고문헌

Bernard, J. (1974). *The Future of Motherhood.* New York: Dial.

Bograd, M. (1986). A feminist examination of family therapy: what is woman's place? *Women in Therapy* 5(2/3):95-106.

Carter, B. (1985). Ms. intervention's guide to "correct" feminist family therapy. *Family Therapy Networker* 9(6):78-79.

Chernin, K. (1984). *In My Mother's House: A Daughter's Story.* New York: Harper & Row.

——— (1986). *The Hungry Self: Women, Eating and Identity.* New York: Perennial Library.

Chodorow, N. (1978). *The Reproduction of Mothering.* Berkeley: University of California Press.

Chodorow, N., and Contratto, S. (1982). The fantasy of the perfect mother. In *Rethinking the Family: Some Feminist*

Questions, ed. B. Thorne and M. Yalom, pp. 54–75. New York: Longman.

Friday, N. (1977). *My Mother/Myself*. New York: Dell.

Gilligan, C. (1982). *In a Different Voice*. Cambridge: Harvard University Press.

Goldner, V. (1985). Feminisim and family therapy. *Family Process* 24(1):31–47.

Hare-Mustin, R. T. (1987). The problem of gender in family therapy theory. *Family Process* 26(1):15–27.

Hare-Mustin, R. T., and Marecek, J. (1986). Autonomy and gender: some questions for therapists. *Psychotherapy* 23(2):205–212.

Herman, J. L., and Lewis, H. B. (1986). Anger in the mother–daughter relationship. In *The Psychology of Today's Woman: New Psychoanalytic Visions*, ed. T. Bernay and D. W. Cantor, pp. 139–168. Hillsdale, N.J.: The Analytic Press.

Jordan, J. V., and Surrey, J. L. (1986). The self-in-relation: empathy and the mother–daughter relationship. In *The Psychology of Today's Woman: New Psychoanalytic Visions*, ed. T. Bernay and D. W. Cantor, pp. 81–104. Hillsdale, N.J.: The Analytic Press.

Kanter, R. M. (1977). *Men and Women of the Corporation*. New York: Basic Books.

Lerner, H. G. (1980). Internal prohibitions against female anger. *The American Journal of Psychoanalysis* 40(2):137–148.

——— (1985). *The Dance of Anger: A Woman's Guide to Changing the Patterns of Intimate Relationships*. New York: Harper & Row.

Lerner, S., and Lerner, H. G. (1983). A systemic approach to resistance: theoretical and technical considerations. *American Journal of Psychotherapy* 27(3):387–399.

Luepnitz, D. (1984). Cybernetic baroque: the hi-tech talk of family therapy. *Family Therapy Networker* 8:37–41.

Miller, J. B. (1976). *Toward a New Psychology of Women.* Boston: Beacon Press.

Papp, P. (1983). *The Process of Change.* New York: The Guilford Press.

Rich, A. (1976). *Of Woman Born.* New York: W. W. Norton.

Taggart, M. (1985). The feminist critique in epistemological perspective: questions of context in family therapy. *Journal of Marital and Family Therapy* 11:113–126.

Women's Project in Family Therapy. (1982). *Mothers and Daughters.* Monograph Series 1(1). See also (by same authors) *Mothers and Sons, Fathers and Daughters* (1983). Monograph Series 2(1). Washington D.C.: The Women's Project.

찾아보기

ㄱ

가계도 147
가부장적인 편견-성차별(sexism) 19
가족체계적 관점 146
개별화 87
거세 컴플렉스 55, 61, 68
게임의 법칙 107
경계 105
경계선 30
계통학(phylogenesis) 27
관계 속의 자아 치료 286
관계지향성 265
구순적 분노 201

ㄴ

남근 선망 27, 23
남성성 104
내적 금지 79

ㄷ

다세대적 죄의식 221
대상 표상 18

ㄹ

로샤 지각 56

ㅁ

모계가족 153
모권주의 272
모유수유 175

ㅂ

방어기제 125
방어적 변환 71
방어적 철회 82
배고픈 자아 279
백인 자유주의자들 159
부부 체계 210
분노 내재화/분노 표출 258
분리-개별화 81
분리-개별화 이슈 92
분리불안 84, 85

ㅅ

사회화 과정 80
성 규정 30
성 도착 73
성 역할 고정관념 30, 34, 99
성 정체성 104
성격장애 132
성애화 155
성에 대한 탈극화 109
수동-의존적 행동 194
수유관계 184
순환적 상호성 297
신경증 125
신경증적 문제 80

ㅇ

양가적 태도 218
양극성 182
여성 해방 운동 23
여성성 104
여성의 수동-의존적 행동 202
여성주의 99
역동 124
역전이 164
역할 모델 128
역할전도 153
역할혼동 153
오이디푸스 컴플렉스 24
오이디푸스 컴플렉스적 17
오이디푸스적 삼각관계 39
오이디푸스적 이슈 234
우울증 239, 265
원가족 243
원초적 투사 83
원초적 환상 90
웩슬러 지능검사 126
유방선망 29
융합(fusion) 87
음문(vulva) 56

음순(labia) 56
의료 모델 172
이인체계 218
이인화 106

ㅈ

자기경험-원형적 표현 82
자기애적 환자 30
자기희생 243
자아분화 정도 172
전오이디푸스기 48
전이-역전이의 이슈 202
정신분석학 17
조직적 효과 73
질(vagina) 56
질문기법 222

ㅊ

초기 모계사회 42
초기 오이디푸스 48

ㅋ

클리토리스 60

ㅌ

탈신비화 159

ㅍ

페미니스트 하위문화 106
평등주의 치료 모델 159

ㅎ

하위체계 190
학습금지(learning inhibition) 증후 48
해리현상 135
현상학적 경험 85
현실왜곡 투사 91
희생양 185
히스테리성 성격 123, 124

역 자 약 력

▲ **한 인 영**

이화여자대학교 사회복지전문대학원 교수

〈저 서〉

의료사회복지실천론, 사회복지실천론 학교와 사회복지실천, 위기개입

▲ **박 영 희**

그리스도대학교 사회복지학부 교수

〈논문 및 역서〉

편모가족 개입 모델 개발에 관한 연구

이혼가정 자녀를 위한 심리치료 연구

통일시대에 대비한 남북한 연구

여성 심리 치료

초판인쇄일	2006년 9월 10일
초판발행일	2006년 9월 20일
저 자	Harriet Goldhor Lerner, Ph. D.
역 자	한인영 · 박영희
펴 낸 이	오 무 근
펴 낸 곳	도서출판 하나의학사
출판등록	1988년 4월 1일 제 2-541호
주 소	서울시 종로구 홍파동 13-4
전 화	02) 730-2555, 2556
팩 스	02) 730-2557

정가 16,000원

저자와 합의로 인지 생략

ISBN 89-92141-08-4-12330

※ 잘못된 책은 구입처에서 교환해 드립니다.